居家康复指导丛书

肿瘤居家康复指导

丛书主编　燕铁斌
主　　编　王晓稼
副 主 编　卢丽琴　罗建文　龚黎燕

电子工业出版社
Publishing House of Electronics Industry
北京·BEIJING

未经许可，不得以任何方式复制或抄袭本书之部分或全部内容。
版权所有，侵权必究。

图书在版编目（CIP）数据

肿瘤居家康复指导 / 王晓稼主编 . —北京：电子工业出版社，2020.7
（居家康复指导丛书）
ISBN 978-7-121-38720-3

Ⅰ . ①肿⋯　Ⅱ . ①王⋯　Ⅲ . ①肿瘤 – 康复　Ⅳ . ① R730.9

中国版本图书馆 CIP 数据核字 (2020) 第 039695 号

责任编辑：汪信武
印　　　刷：中国电影出版社印刷厂
装　　　订：中国电影出版社印刷厂
出版发行：电子工业出版社
　　　　　北京市海淀区万寿路 173 信箱　　邮编：100036
开　　本：720×1000　　1/16　　印张：19　　字数：310 千字
版　　次：2020 年 7 月第 1 版
印　　次：2020 年 7 月第 1 次印刷
定　　价：96.00 元

凡所购买电子工业出版社图书有缺损问题，请向购买书店调换。若书店售缺，请与本社发行部联系，联系及邮购电话：（010）88254888，88258888。
质量投诉请发邮件至 zlts@phei.com.cn，盗版侵权举报请发邮件到 dbqq@phei.com.cn。
本书咨询联系方式：QQ 20236367。

居家康复指导丛书

《肿瘤居家康复指导》编委会名单

主　编　王晓稼
副主编　卢丽琴　罗建文　龚黎燕
编　者　（按姓氏笔画排序）
　　　　丁群芳（中国科学院大学附属肿瘤医院）
　　　　于红英（浙江省人民医院）
　　　　王　蓓（浙江省中医院）
　　　　王晓稼（中国科学院大学附属肿瘤医院）
　　　　卢丽琴（浙江省人民医院）
　　　　吕晓皑（浙江省中医院）
　　　　吕章春（永康市中医院）
　　　　刘　坚（杭州市第一人民医院）
　　　　米虽才（厦门市中医院）
　　　　江子芳（中国科学院大学附属肿瘤医院）
　　　　许沈华（中国科学院大学附属肿瘤医院）
　　　　李　妍（浙江省中医院）
　　　　李　娟（杭州市肿瘤医院）
　　　　何向明（中国科学院大学附属肿瘤医院）
　　　　谷建钟（浙江省中医院）
　　　　邹德宏（中国科学院大学附属肿瘤医院）

沈　霞（中国科学院大学附属肿瘤医院）
张　峰（永康市中医院）
张鹏海（永康市中医院）
陈　超（中国科学院大学附属肿瘤医院）
陈　韵（浙江省人民医院）
罗建文（厦门市中医院）
周利群（中国科学院大学附属肿瘤医院）
周琴飞（中国科学院大学附属肿瘤医院）
赵永明（义乌天祥医疗东方医院）
俞新燕（中国科学院大学附属肿瘤医院）
贾　勤（浙江省人民医院）
高文仓（浙江省新华医院）
郭　勇（浙江省中医院）
龚黎燕（中国科学院大学附属肿瘤医院）
睢明红（华中科技大学协和深圳医院）
覃　晶（中国科学院大学附属肿瘤医院）
楼寒梅（中国科学院大学附属肿瘤医院）
蔡凌旸（厦门市中医院）
廖小方（衢州市人民医院）
潘月龙（杭州市第一人民医院）
瞿　丽（杭州市第一人民医院）

漫　画　龚黎燕（中国科学院大学附属肿瘤医院）

总　序

现代康复医学起源于20世纪40—50年代,那时的世界正处于动荡期,战争及其随后爆发的各类疾病给人类带来了巨大的伤害!即使医护人员全力救治,也只能留住患者的生命,大量生存者遗留了各种身心方面的功能障碍,严重影响了病、伤、残者的生活自理及其正常回归家庭和社会。因此,医疗先驱们在救治病伤员的同时,开始关注救治对象的功能恢复和改善,并积极尝试采用不同的治疗方法,以期最大限度地帮助患者正常回归家庭和社会。为此,催生了一门新的临床医学学科——康复医学(rehabilitation medicine)。

进入21世纪以来,随着全球经济的发展,国际康复医学进入了发展的"快车道",与临床各学科相互渗透、融合,涉及几乎所有疾病的全过程,从发病早期就介入的重症康复,到疾病恢复期的社区康复和居家康复,以及生命终结期的康复(国内称之为"临终关怀"),可谓是全生命周期的覆盖了。

对比西医,中医康复的理念历史悠久。早在2000多年前的《黄帝内经》中就提出了今天神经康复领域中推崇的"阴阳平衡"理念;而《吕氏春秋》中提到的"流水不腐,户枢不蠹"的动静结合观点,更是对今天"生命在于运动"的完美诠释。但从理念和体系上与西方医学模式比较一致的现代康复,则起源于20世纪80年代中期。其里程碑标志是当时的卫生部要求在全国高等医学院校的临床医学专业中开设康复医学课程,普及现代康复医学知识。彼时,各类《康复医学》教材及书籍成了普及现代康复医学的最好载体。

进入21世纪后,特别是"十三五"规划以来,随着国内经济的发展、全民医疗的实现,以及慢性病、老年人口的增加,康复对象不断增多,康复市场不断拓展。而党和各级政府对康复的重视,进一步推动了国内康复的全面提速发展。此外,分级诊疗模式下的医院-社区-居家康复一体化的出现，使得康复理念已经开始从医院延伸到社区、家庭。患者及其家属越来越不满足传统的院内康复，渴望能了解康复、参与康复。因此，迫切需要一些能指导病、伤、残后康复的专业知识科普化的书籍。

为了适应当前急需了解康复知识的市场需求，在电子工业出版社有限公司的大力支持下，我们组织了国内一批从事临床康复的专家，编写了这套《居家康复指导丛书》。本套丛书的编写宗旨一是普及康复理念，让患者及其家属能比较容易地找到适合自己病情的康复方法；二是介绍一些常用的可以在社区及家庭开展的适宜康复技术，方便患者及其家属在社区和家庭开展自我康复。

本套丛书在内容编排上力求文字简洁，通俗易懂。为了方便家庭使用，每本书还尽可能配了一些简单易学的插图；同时，采取的是一本书针对一种(类)疾病的居家康复，希望每一本书都能成为一个独立的家庭康复医生。

将专业人员容易理解的枯涩的专业知识转化为普通群众(病患者及其家属)易于理解，且在家中可以为其提供指导的科普康复书籍，并非容易之举！远较编写学术专著更难。本套丛书从选题到定稿历时2年，后续还将根据临床需要推出新的分册。丛书的读者对象主要为病、伤、残者及其家属，同时也可以作为社区医护人员了解康复的入门读物。

虽然各分册主编及全体参编专家竭尽所能用通俗易懂的语言来介绍专业知识及技术，但仍恐遗留不足，尚祈读者阅读时不吝赐教，以便再版时修订。

最后，感谢参加本套丛书编写的全体专家及工作人员为本套丛书的顺利出版所付出的辛勤劳动。

谨以此为序！

中山大学孙逸仙纪念医院

2019年5月

序

随着恶性肿瘤诊疗技术日益精进，精准治疗手段不断提升，恶性肿瘤患者生存期明显延长。因此，大量肿瘤患者的居家康复需求增长。在康复期间有的患者热衷于他人介绍、各种口口相传的"偏方"，有的患者面对各种似是而非的"肿瘤康复"信息不知如何操作，以讹传讹，大量的伪指导信息反而使广大癌友以及爱护和关心他（她）们的家人、朋友无所适从，甚至加重了病情。由此可见，这一方面的知识迫切需要由专业人士进行指导。为此，浙江省康复医学会组织了国内肿瘤界的知名专家，集体编写这本《肿瘤居家康复指导》。这些专家多年来致力于恶性肿瘤的治疗，经验丰富，一直在我国各种媒体平台上为广大患者答疑解惑，消除癌症认知误区，他们的经验积累以及全心投入是本书得以出版的基础。

本书针对肿瘤患者在康复过程中出现的常见问题进行了指导，如中医治疗指导、饮食与营养指导、心理健康指导、社交与职业指导、居家环境指导、运动指导、整形与美容指导、旅游指导、养生指导、疼痛居家康复指导、家庭用药指导、就医指导以及机体功能康复指导和各系统（如消化道、肺、心血管、神经、泌尿生殖，等等）功能康复指导。

全书从专业的角度出发，以通俗易懂的语言，结合图片深入细致地解答了广大肿瘤患者在康复治疗过程中的常见问题。内容上系统全面，可信度高，并且具有可操作性；语言上深浅适中，非常适合非医学专业背景的广大肿瘤患者以及他（她）们的家人、朋友阅读参考。

本书是集体智慧的结晶，在此一并感谢所有参与编写的专家和工作人员，希望本书的出版能提高肿瘤患者的生活质量，能为我国恶性肿瘤康复事业贡献一份力量，为大众健康谋一份福祉！

乐作此序！

浙江省康复医学会会长

中国科学院大学附属肿瘤医院党委书记

2019 年 11 月

前　言

　　20世纪下半叶以来，我国癌症发病人数呈现快速上升势头，尤其是20世纪70年代以后，癌症发病率以每年3%的速率递增。2017年3月，国家癌症中心发布了中国最新癌症数据：全国每天约1万人被确诊为癌症。如此庞大的癌友群，几乎都要面对一个非常重要的问题：在完成初步的治疗（如手术以及放、化疗）出院后，只表示病情得到了缓解和控制，离完全治愈还需要一个相当长的过程！这一过程称为康复治疗过程，主要在家庭中完成，这个康复治疗过程既离不开医护人员的指导，也离不开广大癌友自身的努力和家人的理解与配合。

　　在康复治疗过程中，有些问题是共性的，例如：肿瘤患者到底该怎么吃才是合理的？手术治疗后还能像以前一样去上班吗？肿瘤患者到底该不该去健身？肿瘤患者需要服用的药物较为特殊，在家用药该注意些什么？妇科肿瘤患者术后还能生育吗？为什么肿瘤患者脾气会变得这么差？由于相关专业知识的不足，癌友们无法通过阅读专业书籍（如教科书）来获得康复相关的指导，各种专业性极强的词汇给患者带来了理解上的困难。而临床医生们日常工作繁忙，也难以反复回答患者一些重复率极高的问题。在这样的背景下，《肿瘤居家康复指导》一书应运而生，本书旨在从专业角度出发，用通俗易懂的语言，指导肿瘤患者居家进行康复治疗并回答一些常见问题。本书简明地介绍了肿瘤相关的一些常识，从中读者可以客观、清晰地认识肿瘤常见的治疗模式和药物，以及可能带来的一些并发症，并正确面对。这些因疾病需要的各种治疗是人生的一段旅程，接纳并适应它，保持良好的体力和精神状态是战胜疾病的关键。

　　读者可以根据自身需要针对性选读本书的不同章节。如肿瘤相关的饮食管理；了解肿瘤术后如何解决生育、美容问题；康复治疗期间如何处理工作问题和心理问题；针对呼吸（肺）、消化（消化道）、循环（心血管、淋巴）、神经等系统的功能康复指导均有篇幅讲述；对于需要长期服用抗肿瘤药或镇痛药的患者，本书在家庭用药和疼痛管理上特地详细讲述了相关常识,等等。

  诚然,以世界医学知识更新速度之快,本书内容难免有疏漏,欢迎广大读者批评指正!我们的编者也会与时俱进,不断更新知识点。愿以此书,与广大读者携手,帮助肿瘤患者战胜疾病,享有高品质的生活!

2019 年 12 月

目　录

第一章　肿瘤居家康复概论
　　第一节　概述 …… 1
　　第二节　肿瘤患者居家康复所涉及的主要方面 …… 2
　　　　一、心理康复 …… 3
　　　　二、身体与功能康复 …… 3
　　　　三、生活、社交与职业指导 …… 4
　　　　四、带瘤生存 …… 4
　　　　五、维持治疗 …… 5
　　第三节　肿瘤患者康复展望 …… 6

第二章　肿瘤患者的中医治疗指导
　　第一节　概述 …… 8
　　第二节　围手术期 …… 9
　　第三节　辅助治疗期 …… 11
　　第四节　随访观察期 …… 14
　　第五节　晚期姑息治疗期 …… 16

第三章　肿瘤患者的饮食与营养指导
　　第一节　概述 …… 23
　　　　一、生命的物质基础——蛋白质 …… 24
　　　　二、人体燃料——碳水化合物 …… 24
　　　　三、加油站——脂肪 …… 25
　　　　四、润滑剂——维生素 …… 25

XI

五、人体宝藏——矿物质 …………………………………… 26
　　六、肠道清洁工——膳食纤维 …………………………… 26
　　七、生命之源——水 ……………………………………… 26
第二节　肿瘤患者营养指导 …………………………………… 27
　　一、术后患者的饮食 ……………………………………… 28
　　二、放、化疗后患者的饮食 ……………………………… 29
　　三、消瘦患者的饮食 ……………………………………… 30
　　四、管饲患者的饮食 ……………………………………… 31
第三节　如何合理安排三餐 …………………………………… 32
　　一、营养早餐 ……………………………………………… 32
　　二、平衡的中餐 …………………………………………… 34
　　三、合理的晚餐 …………………………………………… 34
第四节　肿瘤患者忌口问题 …………………………………… 34
　　一、因证忌口 ……………………………………………… 35
　　二、因病忌口 ……………………………………………… 35
　　三、因症忌口 ……………………………………………… 36
　　四、因治忌口 ……………………………………………… 36
　　五、正确认识"发物" …………………………………… 36
第五节　肿瘤患者如何选用保健品 …………………………… 37
　　一、保健品的概念 ………………………………………… 37
　　二、保健品的功能 ………………………………………… 37
　　三、保健品分类 …………………………………………… 38

4　第四章　肿瘤患者的心理康复指导

第一节　概述 …………………………………………………… 43
第二节　肿瘤患者常见的心理问题和表现 …………………… 44
　　一、情绪障碍 ……………………………………………… 44
　　二、精神障碍 ……………………………………………… 46

　　　　第三节　肿瘤患者心理问题的干预措施 …………………48
　　　　　　一、社会心理干预 …………………………………48
　　　　　　二、常用的药物治疗 ………………………………51

5 第五章　肿瘤患者的社交与职业指导
　　　第一节　概述 …………………………………………………56
　　　第二节　肿瘤患者的社交困惑及社交指导 …………………57
　　　　　　一、影响社交的几种常见心理状态 ………………57
　　　　　　二、肿瘤患者的家庭支持 …………………………58
　　　　　　三、肿瘤患者融入社会的方式 ……………………59
　　　第三节　肿瘤患者的职业指导 ………………………………61
　　　　　　一、时机选择 ………………………………………62
　　　　　　二、工种选择 ………………………………………63
　　　　　　三、如何兼顾工作和身体 …………………………63

6 第六章　肿瘤患者的居家环境指导
　　　第一节　卧室布置：明亮温馨亲情深 ………………………67
　　　第二节　室温调节：冬暖夏凉温如春 ………………………68
　　　第三节　开窗通风：病菌灭踪不感冒 ………………………70
　　　第四节　凉台养花：赏心悦目心情好 ………………………71
　　　第五节　厕所防滑：安全措施要周到 ………………………73
　　　第六节　厨房除烟：科学烹饪营养高 ………………………75
　　　第七节　客厅接待：谢绝二手烟 ……………………………76
　　　第八节　常洗衣服常洗澡，常晒被褥疾病少 ………………77

7 第七章　肿瘤患者的运动指导
　　　第一节　概述 …………………………………………………80
　　　第二节　肿瘤与行走 …………………………………………80

第三节 肿瘤与气功 …………………………………… 82
第四节 肿瘤与瑜伽 …………………………………… 84
第五节 肿瘤与太极拳 ………………………………… 85
第六节 肿瘤与其他运动 ……………………………… 86
第七节 几种常见的恶性肿瘤的康复运动指导 ……… 87
    一、肺癌 ……………………………………………… 87
    二、前列腺癌 ………………………………………… 88
    三、乳腺癌 …………………………………………… 88
    四、肝癌 ……………………………………………… 89

第八章 肿瘤患者的整形与美容指导

第一节 肿瘤整形：超越生存，选择生活 …………… 91
第二节 乳腺肿瘤整形 ………………………………… 92
    一、美与伤：乳腺肿瘤整形的意义与现况 ………… 92
    二、鱼与熊掌：选择合适的乳腺肿瘤整形方式 …… 93
    三、治与养：在院靠医生，出院靠自己 …………… 97
第三节 头颈部肿瘤患者的整形美容 ………………… 103
    一、头颈部肿瘤整形手术的目的与意义 …………… 103
    二、头颈部肿瘤整形手术的选择 …………………… 104
    三、头颈部肿瘤整形术后恢复的注意点 …………… 108

第九章 肿瘤患者的旅游指导

第一节 旅游的概念、旅游对康复的意义 …………… 111
第二节 旅游前的准备 ………………………………… 112
    一、自身评估 ………………………………………… 112
    二、旅游交通工具的选择 …………………………… 113
第三节 旅游的注意事项 ……………………………… 114
    一、怎样预防晕车、晕船 …………………………… 115

二、"水土不服"怎么办 ·················· 115

　　三、旅途中外伤的处理 ·················· 115

　　四、旅游饮食指导 ······················· 116

第四节　不同肿瘤患者的个性化旅游 ········ 116

　　一、肺癌康复期患者 ···················· 117

　　二、乳腺癌康复期患者 ·················· 117

　　三、食管、胃肠道肿瘤康复期患者 ········ 117

　　四、大病初愈患者 ······················· 118

　　五、小结 ······························· 118

10　第十章　肿瘤患者的养生指导

第一节　顺应四季规律，防治各有侧重 ········ 120

　　一、《黄帝内经》中调节情志及生活方式的四季

　　　　规律 ······························· 120

　　二、春夏养阳、秋冬养阴 ················ 121

第二节　万物生长如"肝木"，一年营养可在春 ··· 122

第三节　夏阳如火要静心，清暑防汗慎丢营养物质 ··· 123

　　一、规律饮食，注意补充营养物质 ········ 123

　　二、炎热夏天一定要补充足够水分 ········ 123

　　三、严防中暑 ··························· 123

　　四、保持乐观的心情 ···················· 124

　　五、注意家庭护理 ······················· 124

　　六、改善睡眠 ··························· 124

　　七、注意心脑血管健康 ·················· 124

第四节　金秋干燥宜滋润之品，丰收之季远离"悲秋"

　　　　之心 ································· 124

　　一、立秋 ······························· 125

　　二、秋分 ······························· 125

三、金秋 125
　　四、入秋 126
　第五节　保暖养阳气，寒冬宜温补 126
　　一、精神调养 127
　　二、饮食调养 127

第十一章　肿瘤患者的疼痛居家康复指导
　第一节　概述 130
　第二节　疼痛的分类和评估方法 131
　　一、疼痛的分类 131
　　二、疼痛的评估方法 132
　　三、疼痛控制的标准 133
　第三节　疼痛的治疗方法 134
　　一、疼痛治疗的时机 134
　　二、癌痛的治疗方法 135
　　三、目前常用的镇痛药物 135
　　四、止痛药物的副作用和注意事项 136
　第四节　疼痛患者居家镇痛治疗指导 137
　　一、注意预防及观察药物的相关副作用 137
　　二、备用短效阿片类药物预防暴发痛 138
　　三、若有异常，应及时就医 138
　　四、芬太尼透皮贴剂使用注意事项 138
　　五、止痛药物的剂量调整 138
　　六、疼痛患者就医准备工作 139
　第五节　疼痛患者家属在治疗中的作用 139

第十二章　肿瘤患者的家庭用药指导
　第一节　概述 141

一、肿瘤患者家庭护理的五大原则 ·················· 141
　　二、肿瘤患者家庭用药应注意的问题 ·············· 142
　　三、不留存药品的八大原则 ·························· 143
　　四、肿瘤患者服药知识 ································ 143
　　五、肿瘤患者家庭用药须做记录 ···················· 144
　第二节　癌痛患者家庭用药指导 ························ 145
　　一、癌痛用药的误区有哪些 ························· 145
　　二、癌痛用药七点需谨记 ···························· 146
　第三节　肿瘤患者常见口服化疗药、靶向药的家庭
　　　　　用药指导 ··· 147
　第四节　乳腺癌患者家庭用药及用药注意事项 ······ 151

13 第十三章　肿瘤患者的机体功能康复指导

　第一节　肿瘤患者的自我评估 ·························· 154
　　一、什么是肿瘤 ··· 154
　　二、肿瘤形成的原因有哪些 ·························· 154
　　三、良性肿瘤与恶性肿瘤有哪些区别 ··············· 155
　　四、怎样判断是否得了恶性肿瘤，该做哪些检查 ··· 155
　第二节　肿瘤患者的居家健康管理 ····················· 158
　　一、肿瘤患者怎样保持良好的心理状态 ············ 158
　　二、肿瘤患者长期卧床要预防哪些并发症 ········· 158
　　三、家庭护理中如何处理肿瘤常见症状 ············ 159
　　四、肿瘤患者日常保健有哪些注意事项 ············ 161
　第三节　肿瘤患者常见躯体功能失调的处理 ········· 162
　　一、肿瘤患者为什么容易便秘，怎样预防和处理 ··· 162
　　二、什么是潮热，发生潮热怎么办 ················· 163
　　三、肿瘤患者出汗多是否正常，怎么护理 ········· 164
　　四、腹泻了该怎么办 ··································· 164

五、生了口疮该怎么做 …………………… 165
　　六、出现荨麻疹怎么办 …………………… 165
　　七、癌性疲乏怎么应对 …………………… 166
　　八、什么是手足综合征，该怎么处理 …… 167
　　九、化疗后脱发还会再长吗 ……………… 167
　　十、什么情况下可能得外周神经炎，要注意什么 … 168
　第四节　肿瘤患者躯体和肢体功能康复　　168
　　一、运动康复有哪些方法 ………………… 169
　　二、怎样最大限度地恢复残留功能 ……… 169
　　三、如何保持良好的形体外貌 …………… 169
　　四、头颈部恶性肿瘤患者应进行哪些康复活动 … 170
　　五、乳腺癌根治术后怎么康复 …………… 172
　　六、恶性骨肿瘤术后如何进行肢体功能康复 …… 173
　　七、结直肠癌根治、造瘘术后康复指导 ……… 175

第十四章　肿瘤患者的消化道（含肝、胆、胰）功能康复指导

　　一、消化系统的概念 ……………………… 179
　　二、消化系统的生理功能 ………………… 179
　　三、肿瘤患者常见消化道功能异常临床处理及康复
　　　　建议 ……………………………………… 180
　　四、肝、胆、胰相关异常注意事项及建议 …… 186
　　五、小结 …………………………………… 188

第十五章　肿瘤患者的肺功能康复指导

　第一节　概述 ……………………………… 194
　第二节　肺功能康复治疗 ………………… 195
　　一、宣传教育 ……………………………… 195

二、一般治疗 ⋯⋯⋯⋯⋯⋯⋯⋯⋯⋯⋯⋯ 195
　　三、药物治疗 ⋯⋯⋯⋯⋯⋯⋯⋯⋯⋯⋯⋯ 196
　　四、长期氧疗 ⋯⋯⋯⋯⋯⋯⋯⋯⋯⋯⋯⋯ 196
　　五、运动训练 ⋯⋯⋯⋯⋯⋯⋯⋯⋯⋯⋯⋯ 197
　　六、呼吸肌锻炼 ⋯⋯⋯⋯⋯⋯⋯⋯⋯⋯⋯ 197
　　七、呼吸道分泌物廓清技术（呼吸道卫生疗法）⋯ 197
　　八、营养治疗 ⋯⋯⋯⋯⋯⋯⋯⋯⋯⋯⋯⋯ 198
　　九、心理与行为干预 ⋯⋯⋯⋯⋯⋯⋯⋯⋯ 198
　第三节　肺癌术后患者常见并发症的治疗与康复 ⋯ 198
　　一、术后咳嗽 ⋯⋯⋯⋯⋯⋯⋯⋯⋯⋯⋯⋯ 199
　　二、术后疼痛 ⋯⋯⋯⋯⋯⋯⋯⋯⋯⋯⋯⋯ 200
　　三、术后乏力 ⋯⋯⋯⋯⋯⋯⋯⋯⋯⋯⋯⋯ 201
　第四节　呼吸系统并发症的治疗与康复 ⋯⋯⋯⋯ 202
　　一、胸腔积液 ⋯⋯⋯⋯⋯⋯⋯⋯⋯⋯⋯⋯ 202
　　二、阻塞性肺炎 ⋯⋯⋯⋯⋯⋯⋯⋯⋯⋯⋯ 204
　　三、呼吸道梗阻 ⋯⋯⋯⋯⋯⋯⋯⋯⋯⋯⋯ 205
　　四、放射性肺炎 ⋯⋯⋯⋯⋯⋯⋯⋯⋯⋯⋯ 206
　　五、药物性肺毒性 ⋯⋯⋯⋯⋯⋯⋯⋯⋯⋯ 208

16 第十六章　肿瘤患者的心血管功能康复指导

　第一节　心脏功能康复 ⋯⋯⋯⋯⋯⋯⋯⋯⋯⋯ 212
　　一、化疗药物对心脏的损伤 ⋯⋯⋯⋯⋯⋯⋯ 212
　　二、靶向药物对心脏的损伤 ⋯⋯⋯⋯⋯⋯⋯ 213
　　三、免疫检查点抑制剂对心脏的损伤 ⋯⋯⋯ 214
　　四、心脏损伤的监测和预防策略 ⋯⋯⋯⋯⋯ 214
　第二节　肿瘤相关静脉血栓栓塞症的预防与康复 ⋯ 215
　　一、概述 ⋯⋯⋯⋯⋯⋯⋯⋯⋯⋯⋯⋯⋯⋯ 215
　　二、肿瘤相关静脉血栓栓塞症的诊断、治疗和

预防 ………………………………………… 216

第三节　使用 PICC 和 PORT 患者的居家护理 …… 219

　　一、了解人体血管的一些知识 ……………… 220

　　二、了解什么是化疗 ………………………… 220

　　三、化疗药物对血管有哪些损害 …………… 221

　　四、静脉化疗时选择哪些静脉较好 ………… 221

　　五、了解 PICC 患者居家护理要求 ………… 222

　　六、了解 PORT 患者居家护理要求 ………… 224

17 第十七章　肿瘤患者的神经功能康复指导

第一节　概述 …………………………………… 227

第二节　肿瘤患者常见的神经损伤及功能障碍 …… 227

　　一、神经系统肿瘤直接侵犯导致功能障碍 ……… 227

　　二、肿瘤间接导致神经系统损害 …………… 229

　　三、神经系统副肿瘤综合征 ………………… 230

第三节　肿瘤患者常见神经功能康复治疗及用药
　　　　指导 …………………………………… 231

　　一、疼痛康复 ………………………………… 231

　　二、感觉异常 ………………………………… 232

　　三、癫痫发作 ………………………………… 233

　　四、恶心、呕吐 ……………………………… 234

　　五、语言障碍 ………………………………… 235

　　六、吞咽障碍 ………………………………… 235

　　七、认知障碍 ………………………………… 236

　　八、大、小便障碍 …………………………… 236

第四节　肿瘤患者神经功能损伤症状护理 ……… 237

　　一、安全照护 ………………………………… 237

　　二、记忆及认知障碍照护 …………………… 237

三、睡眠障碍照护 ······ 238

四、饮食照护 ······ 238

五、大、小便管理 ······ 238

六、癫痫先兆症状的识别 ······ 239

七、头痛照护 ······ 239

18 第十八章　肿瘤患者的泌尿生殖功能康复与生育指导

第一节　肿瘤患者泌尿系统功能康复与男性生育指导
······ 241

一、肿瘤患者泌尿系统功能康复 ······ 241

二、男性肿瘤患者生育指导 ······ 242

第二节　乳腺癌患者生育保护与生育指导 ······ 245

一、患者应意识到生育保护 ······ 246

二、乳腺癌治疗对生育能力的影响 ······ 246

三、保护生育能力的方案 ······ 247

四、乳腺癌患者治疗后多久可以怀孕 ······ 248

五、妊娠对乳腺癌的影响 ······ 249

六、乳腺癌对胎儿的影响 ······ 249

七、怀孕时得了乳腺癌怎么办 ······ 250

第三节　女性生殖系统肿瘤患者生育保护与生育指导
······ 252

一、女性生殖系统肿瘤的治疗对患者生育功能的影响 ······ 252

二、女性生殖系统肿瘤治疗后适宜的生育时机 ······ 257

三、良好的生活习惯有助于备孕 ······ 258

四、适时向医生求助 ······ 259

五、妊娠过程中患者的注意事项 ······ 260

六、选择恰当的分娩方式，迎接健康宝宝 ······ 261

19 第十九章　肿瘤患者的肢体淋巴水肿防治指导

一、淋巴水肿发生的原因及发病情况 …………… 264

二、淋巴水肿的诊断及检查 …………………… 266

三、淋巴水肿的治疗 …………………………… 268

四、淋巴水肿的预防及康复 …………………… 270

20 第二十章　肿瘤康复期患者的就医指导

第一节　概述 ………………………………… 274

第二节　不同科室的不同特点及就医建议 ……… 275

一、肿瘤外科患者康复期指导 ………………… 275

二、肿瘤内科患者康复期指导 ………………… 276

三、肿瘤放疗科患者康复期指导 ……………… 278

四、医学影像科室的康复就医指导 …………… 278

五、检验科肿瘤标志物意义解读 ……………… 279

六、中医治疗在肿瘤康复期患者中有非常重要的优势

……………………………………………… 280

第一章 肿瘤居家康复概论

第一节 概 述

恶性肿瘤是全球重大公共卫生问题之一，严重威胁着人类的健康，是21世纪人类健康的第一杀手。近几十年来，发展中国家的肿瘤发病呈现快速上升趋势，面临着更大的疾病负担。我国作为一个发展中大国，恶性肿瘤发病的形势也愈发严峻。国家癌症中心2016年报告的2012年我国恶性肿瘤发病与死亡数据显示，全年新发恶性肿瘤病例约358.6万例，死亡病例218.7万例，从0~74岁的累积发病率为21.82%。城市地区肿瘤发病率为277.17/10万，农村地区肿瘤发病率为251.20/10万，城市地区肿瘤发病率高于农村地区。这提示我国尽管是一个发展中国家，但是肿瘤已经成为我国民众的常见病与多发病，严重威胁着国民的身体健康和生命。

尽管恶性肿瘤是一种不治之症，但是，随着科学技术的不断发展、人们对疾病的认识不断加深，众多科学的防癌、治癌手段被广泛应用，人类坚信最终将战胜癌症。回顾人类的抗癌历程，人们逐渐认识到了癌症确实可防可治，大部分早期肿瘤可以治愈，如子宫颈癌、皮肤癌、甲状腺癌、绒癌、部分白血病和淋巴瘤、乳腺癌和结直肠癌等。另外，很多恶性肿瘤尽管不能根治，但是通过综合治疗可以使患者长期生存，即带瘤生存。

肿瘤是一种严重威胁国民健康的致死性疾病，数十年来，国家大力推进肿瘤防治工作，各省相继成立了肿瘤防治办公室，甚至于近年成立了国家癌症中心。1995年，中国抗癌协会倡导发起了全国肿瘤防治宣传周，简称"4·15全国肿瘤防治宣传周"，定在每年的4月15日—21日。届时，各省(市、自治区)抗癌协会、肿瘤医院、各专业委员会及各位理事、各界人士通力合作进行多种形式的肿瘤防治知识宣传，使广大人民群众提高了防癌意识、增加了科学知识，从而进一步推动了我国抗癌事业和科普工作的健康发展。目前，"4·15全国肿瘤防治宣传周"已被国家卫健委纳入每年的正式卫生宣传日活动，深受各地党政领导和各界人士的欢迎。

而且，每年的肿瘤防治宣传周都有独立的宣传主题，如第一届、第二届（1995年、1996年）的主题是："提倡科学、文明、健康的生活方式；人人参与抗癌防癌活动；癌症可防可治；癌症不等于死亡。"第二十三届的主题是"科学抗癌，关爱生命"，副主题为"加强健康教育，远离不良习惯"。活动响应《中国防治慢性病中长期规划（2017—2025年）》要求，通过主流媒体和新媒体开展形式多样的癌症防治宣传教育，提升公众对癌症核心知识的知晓率，普及科学防癌的理念，引导公众远离不良生活习惯，建立健康的生活方式，实现对癌症的有效防控。

因此，随着医学科学及相关学科的快速发展，恶性肿瘤的早期发现、早期诊断与早期治疗，以及诊治水平不断增高，患者较长期存活机会大大增加，甚至逐步走向治愈。一些患者在临床治疗的同时或之后，均需要进行必要的康复治疗，使其尽快完全自理，正常回归家庭与社会。临床上常常通过手术、放疗和化疗等，即综合治疗手段，尽可能把肉眼能见的肿瘤完全清除，或达到完全缓解，但是也很难保证日后不再复发或转移。而科学的临床治疗无疑是治愈疾病的关键措施，每个肿瘤患者出院后需要尽快恢复健康，防止复发和转移，回归家庭和社会等，这些都涉及肿瘤康复的问题。

第二节　肿瘤患者居家康复所涉及的主要方面

世界卫生组织从成立时就提出："健康是一种在身体上、心理上和社会上的完满状态，而不是没有疾病和虚弱的状态。"因此，肿瘤患者尽管病情严重，但是只要他们身上的肿瘤得到有效控制，并有机会长期生存，我们就有义务帮助他们回归家庭和社会。现今的医学模式已从单纯的生物-医学模式转变为生物-心理-社会医学模式。因为疾病是人的心理、生理和环境（自然的和社会的）体系中所有相关因素相互作用的结果。因此，在实施疾病防治和促进健康的时候，我们应该全面考虑疾病是由生物、心理和社会诸多因素共同作用的结果。

肿瘤患者居家康复所涉及的主要方面包括心理康复，身体与功能康复，生活、社交与职业指导，带瘤生存，维持治疗等。

一、心理康复

人一旦患了肿瘤，心理会承受多重的打击，会产生严重的心理问题，或者加重其原有的心理疾病。这类患者从最初的拒绝承认自己得了癌症，到最后被迫接受事实和进入绝望状态，他们会一直生活在"癌症是不治之症"的阴影中，心理状态极其复杂，对生活、家庭、社会的态度经常发生变化。

由此可见，肿瘤患者的心理疏导十分重要，希望医院、有关机构和医护人员给予一定的重视。如何加强这方面的工作，帮助肿瘤患者心理康复，应该从下列方面着手：医护人员应尽量多与患者充分沟通，增强患者及家属对癌症的认识；让患者认识到肿瘤并不可怕，现代医学已经可以解决大多数肿瘤问题；动员社会力量，共同帮助肿瘤患者，让他们树立战胜肿瘤的信心。

二、身体与功能康复

肿瘤患者是否需要营养支持众说纷纭，多数的患者或家属，甚至医护人员认为肿瘤患者营养支持反而加速肿瘤生长，常常建议肿瘤患者控制食物，特别是忌口现象严重，导致患者营养不良，身体所需的重要营养物质缺乏，耽搁或者延误了抗肿瘤治疗。实际上，健康饮食对任何个体都至关重要。对于肿瘤患者，健康营养的饮食补充有利于患者顺利完成各类治疗，并保持体能和体力，重建机体与器官抵抗感染的能力。大多数有良好饮食营养补充的患者能更好地克服肿瘤治疗过程中产生的毒副作用，并能耐受较大剂量抗肿瘤药物和放疗。在完成肿瘤治疗后，营养良好的肿瘤患者，可以获取足够热量和蛋白质以促进其身体和功能的快速恢复，改善生活质量。

三、生活、社交与职业指导

肿瘤患者作为一个特殊的社会群体,应该让他们早日回归家庭和社会,尽可能与正常人一样生活、社交,甚至工作,这也是肿瘤患者康复训练的最终目标。肿瘤患者的一个重要心理特点,就是不愿生活在他人的同情、怜悯中,更怕别人把他们当成另类,甚至误认为肿瘤会"传染"给他人,因而疏远了原有的社交圈,即社交回避问题。所以,建立一个新的社交圈来帮助肿瘤患者恢复自信至关重要。目前较常见的组织是各种"病友群""康复协会"和"沙龙"等,帮助患者逐步融入社会,取得认同感、归属感,这也是让患者迈出回归社会的重要一步。这些组织的任务就是科学地引导和帮助患者康复,这是家庭和医疗机构无法替代的。这些组织的人群通过交流疾病治疗和康复心得,逐步发展到在各方面互相帮助,包括重新就业、重新学习、调整人生目标等。

在上述组织中,"抗癌明星"是成功的范例,他们的榜样作用激励着广大肿瘤患者。所谓"抗癌明星"是那些不愿向命运屈服,勇敢地与顽症抗争,在科学的医疗干预下取得胜利的肿瘤患者。为了让肿瘤患者和社会知道,癌症并不等于死亡,肿瘤患者需要康复治疗,总结交流肿瘤康复的经验,宣扬"抗癌明星"的事迹,激励肿瘤患者振作精神,坚持不懈地与肿瘤做斗争,呼唤社会各界对肿瘤患者给予同情、支持和关怀,改善肿瘤患者的治疗环境,探索符合我国实际的肿瘤康复之路,促进肿瘤康复事业的发展,让更多的肿瘤患者活下来,重返社会。自20世纪90年代以来,全国各地先后开展"抗癌明星"评选活动,这些"抗癌明星"大多数为中晚期肿瘤患者,并生存5年以上,甚至长达几十年。有些患者在病愈后还为社会做出了很大贡献。这使得更多的肿瘤患者对治疗充满信心,最终康复并回归社会。

四、带瘤生存

"带瘤生存"是肿瘤治疗中的特殊阶段或目标,肿瘤是一种致死性疾病,早年的时候,得了恶性肿瘤就意味着死亡,所以一直以来人们谈癌色变。近30年来,世界范围内的肿瘤诊断和治疗水平明显提高,使得三分之一的肿瘤患者可以被早期诊断与治疗,并得到治愈;三分之一的肿瘤患者可以得到有效控制,并长期生存;三分之一肿瘤患者可以通过有效治疗改善症状、并延长生存时间。因此,"让肿瘤患者和家属接受'带瘤生存'的理念至关重要,对于治疗中晚期肿瘤患者而言,这是一种比较务实的方法。"特别是一些生长缓慢的肿瘤,如肾癌、孤立性转移癌、单纯骨转移癌等。尽管目前人类还无法使用药物来根治肿瘤,或将体内的癌细胞"赶尽杀绝",但是,实现患者的长期"带瘤生存",与肿瘤"和平共处"对于中晚期患者而言也是一种务实的策略,将肿瘤治疗当成高血压、糖尿病、冠心病等慢性病一样去理解,消除患者的过度担心甚至是恐慌,更有利于治疗。

"带瘤生存"并不是不治,有肿瘤在身体内,病情随时都有可能恶化,其实"带瘤生存"是肿瘤治疗中肿瘤和机体的一种暂时平衡或者相持状态。因此,"带瘤生存"不是听之任之,而是选择适合自己的治疗模式,这符合从"循证医学"发展而来的"个体医学"的理念。首先,世界卫生组织早已经把肿瘤列为一种慢性病,因为,人类征服肿瘤的梦想还没有实现,其病情发展有一个过程,不能治愈,终身存在,跟糖尿病、高血压、冠心病一样。其次,如果过度积极治疗也是对机体的一种伤害,临床上经常会遇到一些老年肿瘤患者,儿女们常常选择不惜一切代价治疗,反而没有获得好的效果,因为,对于老年人或者有较多合并症的患者,身体各种功能都已经退化或者不全,根本无法耐受手术和放、化疗。此时完全不必去考虑消灭肿瘤,可以选择单独放疗或其他治疗,从而做到"带瘤生存"。再次,倡导"带瘤生存"并不意味着保守等待不治疗,可以选择良好的时机进行外科切除、放疗等方法控制肿瘤,甚至治愈。

五、维持治疗

目前,肿瘤维持治疗已不再是一个陌生的概念,这一概念最初来源于结核病治疗的经验,后续在白血病的治疗中得到了很好的应用。目前很多实体瘤治疗中都会应用维持治疗的概念,在乳腺癌、肺癌、结直肠癌等实体肿瘤中已经成为共识。肿瘤维持治疗是指肿瘤患者接受若干个疗程(一般是6~8个)联合治疗后疾病无进展,为巩固疗效而采取的进一步治疗。

经典的模式是保留其中一种药作为维持治疗直至疾病有进展，另一种方式是换药维持。维持治疗的目的是控制肿瘤更加持久，但是可能需要以更多的毒副作用为代价。因此，选择维持治疗的策略必须谨慎。乳腺癌治疗中，即使是内分泌治疗，也可能产生广泛的毒副作用，如潮热、抑郁、失眠、烦躁、骨质丢失、心血管及血脂异常、妇科疾病等，会长期困扰患者的日常生活，因此，进行全程、全方位的毒性管理，促进患者的身心康复十分重要，否则会造成患者中断治疗，使得肿瘤控制不佳。

第三节 肿瘤患者康复展望

在肿瘤康复事业迅速发展的今天，康复的概念和范畴不断延伸，对于那些已经治愈的肿瘤患者，康复的重点是促使他们的身体、功能、心理等方面的全面康复，其目标是走出家庭，走向社会，甚至回归社会，重返工作岗位，再次为社会做贡献。对于部分早期肿瘤患者，这样的目标似乎并不难实现。但是，恶性肿瘤患者这样的称呼，作为一个巨大的阴影常常笼罩着他们的工作与生活，影响其工作与生活的信心以及社交信心与能力等，一些患者还需要长期的抗肿瘤治疗，如乳腺癌内分泌治疗等。

除了带瘤生存的患者外，一些患者肿瘤控制不佳，剩余的生存时间较短，无有效的抗肿瘤治疗手段，只能通过对症与支持治疗改善症状、延缓生存，通常称为"姑息治疗"，但是，该名称在一定程度上阻碍了姑息治疗的实施（尤其是非终末期推行的"早期姑息治疗"）。因为，此时患者及医护人员大都会认为这代表了一种消极疗法。一些专家意见一直存在争议，2012年《柳叶刀·肿瘤学》发布了《亚太地区姑息治疗指南》，其中也讨论了姑息治疗命名之争的问题。认为狭义的姑息治疗是针对晚期及终末期肿瘤患者的，而广义的"姑息治疗"则包含三个方面：支持治疗，即针对所有肿瘤患者，贯穿于诊疗全程的活动；姑息治疗，针对晚期肿瘤患者；临终护理，针对终末期肿瘤患者的临终关怀、善终服务。

任何的肿瘤康复，最重要的都是要建立医生、家庭及社会支持体系，并重视肿瘤患者的心理治疗。肿瘤患者不仅忍受着身体上的痛苦，而且忍受着极大的精神上的痛苦。在治疗期间他们完全丧失家庭及社会适应性，即使到了康复期，仍需要一个较长的疗养和恢复阶段，不能参加正常的家庭建设、工作、学习和其他社会活动。患者一旦得到了心理上的支持，熟悉治疗和康复方面的知识，就会情绪高涨，增强其战胜疾病的信心。研究证实，通过给肿瘤患者进行健康教育、社会心理治疗，对于改善患者生活质量、延长生存期、提高疗效有非常重要的作用。由此看来，肿瘤患者的全面康复，不仅需要医生的直接治疗，还需要家庭及社会的辅助治疗。

肿瘤康复是一项系统工程，需要医生、家庭及社会建立支持系统，其中医生无疑起着最为重要的作用，因为患者住进医院接受治疗，最信赖的是医生，把一切希望也都寄托在医生身上。国内外专家为此制订了一系列指南与共识，如《化疗及放疗相关的恶心呕吐防治指南（2016）》《发热性粒细胞缺乏症防治指南（2016）》《癌症治疗相关的口腔及胃肠黏膜损伤防治指南》《中心静脉导管置入与管理指南》《化疗药物的血管刺激及外渗问题的防治指南》《化疗与靶向治疗及放疗相关性心血管毒性防治指南》《绝经后早期乳腺癌患者血脂异常管理的中国专家共识》《癌痛诊疗指南》《促红素治疗癌性贫血指南》《促血细胞生长因子应用指南》《肿瘤患者骨健康指南》《晚期癌症姑息治疗计划指南》《肿瘤患者妊娠及不育问题指南》《呼吸困难处理指南》《终末期难治症状的镇静治疗指南》等。从这些指南和共识的名称与内容不难看出，支持治疗工作的重心和特点更侧重于抗癌治疗不良反应的防治及症状的控制上。

（王晓稼）

第二章 肿瘤患者的中医治疗指导

第一节 概 述

中医治疗是从整体出发、重点关注"人",且以临床疗效为评价指标的医学体系。其在人类文明发展史上不断被认知、完善,凝聚了中华民族独有的、完整的理论基础和临床实践经验。在现代医学背景中培养出来的中医肿瘤医生心中,"肿瘤患者"不单单是"人得了肿瘤",更重要的是"得了肿瘤的人"。在现代科学技术进步带来的一个个创新性治疗过程中,比如"根治性手术""分子靶向治疗""免疫治疗",肿瘤被切除了或缩小了,患者却开始"吃不下""睡不着""拉不出"了,甚则出现肿瘤复发。因此,患者有必要了解中医治疗在肿瘤患者治疗全过程中不同的身份、角色,明确中医治疗作为现代肿瘤不同阶段的辅助治疗的地位,从而配合医生来实现最佳的中西医结合治疗。

在以患者为中心的肿瘤全程管理模式中,有诸多问题可能会影响患者顺利接受规范化的现代治疗,从而影响患者的预后,这其中包括:围手术期治疗阶段(如肠癌患者肠道手术所致肠功能紊乱,很多肠癌手术的患者术后大便次数明显增多,另外如果患者术前体弱,不仅影响患者本身恢复,可能还会耽误术后辅助化疗的治疗时机);辅助治疗阶段(辅助化疗、放疗所致的不同程度的血液学毒性、消化道毒性等可能影响根治性辅助化疗、放疗通过率的问题);随访观察阶段(包括前期治疗带来的毒性问题、最值得注意的是随访过程是现代医学治疗的盲区,尚没有推荐可用于预防复发转移的药物治疗方式);晚期患者治疗阶段(包括晚期放疗、化疗毒性问题,患者生活质量和治疗强度权衡的问题,以及恶病质、肿瘤相关疲劳、肿瘤相关抑郁、癌痛等症状问题)。这几个阶段中出现的问题,是可以通过中西医结合的方式使患者相关的症状得到一定的改善的。而中医治疗确实能使肺癌术后患者的 2 年复发转移率下降 6%。

我们想强调的是，中医治疗可以作为辅助现代治疗的方式治疗肿瘤，通过"扶正、健脾理气"来"调和阴阳"，强调"整体观"和"辨证论治"。在"整体观"方面，中医治疗注重人瘤关系，肿瘤是全身疾病的一个局部表现，强调人对基本需求的调整；在"辨证论治"方面，重点在于中医药通过影响证候来影响疾病预后。肿瘤患者不可规避的要在现代治疗的基础上配合辨证论治的中医治疗，如何来进行具体的配合呢？我们将从以下"四个阶段"——围手术期、辅助治疗期、随访观察期、晚期姑息治疗期，来说明每个阶段中的中西医结合治疗。

第二节　围手术期

围手术期是指从患者确定手术治疗时起，直至与这次手术有关的治疗基本结束为止。手术是目前根治或减少肿瘤负荷的最直接方法，然而围手术期由于麻醉、手术及心理创伤等因素，极易造成患者失去原本的阴平阳秘状态。中医治疗与手术的配合可提高患者接受手术治疗的可能性，提高患者术前体力状态，从而确保患者对手术的耐受性及安全性，减少手术对机体的创伤和术后并发症的发生。总的来说，通过改善患者术前或术后体能状态来减小手术对患者体能的影响。

中医治疗在围手术期配合现代手术治疗主要从以下几个方面进行。

诊断初期：恶性肿瘤患者一经确诊后一般都会出现怀疑、否认、抑郁、焦虑、恐惧等负面情绪，现代医学认为恶性肿瘤是一种典型的心身疾病，可通过各种"心理 – 神经 – 免疫 – 内分泌 – 细胞因子网络"机制影响恶性肿瘤的发生、发展、预后和转归，从而直接关系到肿瘤患者的生存质量。中医学认为情志内伤是疾病发生发展的常见病因之一。因而患者此时大多以肝气郁结为主要病机，治宜疏肝解郁，调畅气机。肝脏疏泄功能正常，则气机调畅，血的运行、津液的输布代谢及脾胃的运化功能正常，气滞、瘀血、痰浊自消，从而起到治疗恶性肿瘤的作用。除了中药治疗之外，中医还可通过五色疗法、耳穴疗法等调畅患者情志，消除患者负面情绪，使患者保持乐观心态，增强患者对恶性肿瘤治疗的信心，从而为后续的治疗提高保障，提高肿瘤治疗效果。

术前：中药的运用以提高患者对手术的耐受性为目的，为手术的成功进行提供保障。如许多消化道恶性肿瘤的患者在术前存在不同程度的营养不良，此时进行手术往往会导致患者术后恢复不良，甚至诱发或加重原发肿瘤、出现较严重的并发症、引起患者的心理问题等严重后果，从而影响手术的治疗效果，降低患者的生活质量及总生存时间。在中医辨证施治的前提下，以"扶正"为原则，运用四君子汤、八珍汤、保元汤、生脉饮等随症加减，可改善患者营养状态及体力评分，增强应激能力，提高患者对手术、麻醉等操作的耐受性。

术后：中医认为恶性肿瘤手术切除过程破坏了人体的整体平衡，因此术后患者往往出现恢复慢、并发症多等情况，如低热、多汗、食欲不振、神疲乏力、脘腹胀满、大便不通等，影响了患者的生存质量及后续治疗的实施。因此，术后机体的康复时间、康复程度成为能否及时进行后续治疗的关键。术后患者在西医常规处理的基础上尽早采用中医辨证干预对提高机体免疫力、恢复脏腑功能、促进手术创口愈合、减少术后并发症的发生有显著疗效。癌毒之邪易损阴液，手术创伤耗气伤血，术后发热耗散阴津，以致术后出现潮热盗汗、头晕耳鸣、神疲乏力、口燥咽干、手足心热、夜寐不安等气阴两虚症状，此时可运用益气补血、养阴生津的中药改善重要脏器的血供，改善微循环，保护骨髓造血功能，提高机体细胞的免疫功能，从而促进术后机体尽快康复。术后早期由于手术本身对脏器的刺激、麻醉，术后近期不能摄食等原因使得肠壁内源性运动活性的神经性抑制，胃肠道推进性蠕动消失，导致气机郁滞，脏腑传导不利，升降失司，表现为脘腹胀满、大便不通、恶心泛呕、不思饮食等症状，在此期间使用理气通腑、行气导滞之中药治疗，使得脾运得健、气机调畅、升降有序，则胃肠功能快速康复，诸症缓解。手术恢复后长期服用中药，除改善体质外，还可以提高患者免疫功能，从而确保患者顺利接受进一步治疗。

第三节 辅助治疗期

辅助治疗期是指从根治性手术完成后，进行标准化方案辅助治疗以防止术后复发转移的治疗阶段，包括辅助化疗、辅助放疗、辅助内分泌治疗（乳腺癌）。对于早中期可手术切除的肿瘤患者，辅助治疗（辅助化疗、辅助放疗等）有利于降低术后复发率，延长患者无瘤生存时间。已有的研究表明，现代治疗，尤其化疗、放疗可作为"病因"来影响患者中医证候，如辅助化疗可使患者产生脾虚或加重脾虚证；放疗被中医学认为是一种热毒之邪，可损伤机体的津液致阴虚内热；乳腺癌的内分泌治疗可使机体产生阴虚内热（如三苯氧胺）或肾阴不足（如 AI 制剂）。因而，此阶段中医治疗配合辅助化疗、辅助放疗、辅助内分泌治疗的目的是为了增加辅助治疗的通过率，减轻辅助治疗所致的毒性反应，解决患者治疗期间基本的生活质量需求，以间接延长无瘤生存时间。

中医治疗在辅助治疗期配合现代辅助化疗、辅助放疗、辅助内分泌治疗主要从以下几个方面进行。

辅助化疗：从中医的角度来看，化疗的毒性作用较为复杂，近期多以脾胃伤为主，继则耗气伤血，两者相互影响。胃肠道毒性作用常见恶心、呕吐、腹泻、口腔溃疡或肝功能损害等。此时中药的应用应注意顾护胃气，以理气健脾、降逆止呕为主。药用太子参、白术、茯苓、陈皮、半夏、薏苡仁、山药等；舌苔厚腻酌加清热理气化湿之品，如苍术、黄连、青蒿等；若口腔溃疡，兼舌质红绛，则加养阴清热之品，如玉竹、沙参、麦冬、玄参等；腹痛加白芍、佛手片等。此时尤其要重视气机通畅，要做到养阴而补脾胃，理气而不伤阴，补气而不壅堵，才能使脾胃健运。同时，在化疗中也不排斥西药对症支持治疗，认为此时应增加补液，加快排毒，积极应用止吐药物以保护脾胃，有助于患者体质恢复。血液系统毒性反应以白细胞、血红蛋白、血小板减少为常见。临床表现以气虚为主，兼见血虚。可见头晕乏力、多汗、面色苍白等症状，应用补气养血法，方以四君子汤为主，加黄芪、山药补气生血；加鸡血藤、当归、仙鹤草、丹参、大枣等养血。用药时不可滋腻碍胃，可酌加陈皮、佛手使中焦气机流畅。尤以鸡血藤等补血兼行血之品,使血得补而又不留邪。必要时(Ⅲ度及以上血液学毒性)应用西药,如集落刺激因子,以帮助患者度过化疗反应期,使化疗得以顺利进行。

辅助放疗:放疗所引起的副作用包括全身反应和局部放射性损伤。全身反应包括放疗期间所表现出的乏力、食欲减退、骨髓抑制、肝肾功能损害等。局部放射性损伤包括对脑、脊髓、唾液腺、肺、胃和肠、膀胱、肾脏、皮肤以及黏膜反应,如口干、皮肤溃疡或坏死等。远期毒性反应尚有放射性食管炎、放射性肺炎、出血性膀胱炎、直肠炎等,治疗手段较少,病情棘手。放疗损害主要为损伤阴精,有时气阴两伤。因此在放疗过程中常配合应用滋阴之品。同时根据病变种类和部位不同,以及个体差异,用药各有偏重。如头颈部肿瘤放疗后常发生口腔炎、咽喉炎等,予养阴生津清热,药用生地黄、麦冬、天冬、天花粉、石斛及金银花、山豆根、桑叶、连翘等。肺癌患者放疗后多见肺阴亏耗,见干咳、气急等症状,予南北沙参、杏仁、百合、枇杷叶等养阴润肺,加五味子敛肺;兼见咳痰可加浙贝母;发生放射性肺炎者,除予以沙参、麦冬、天冬、玉竹、石斛、百合等养阴生津之品外,应加丹参、红花等活血化瘀之品。放疗毒性反应多表现为脏腑多系统反应,症状错综复杂,但总体仍不离阴虚内热。重视辨证与辨病的结合(头颈部肿瘤辨病用药:山豆根、大青叶),重视保护脾胃之气,维持脾胃功能正常运化,结合清热药的应用,注意益气养阴,调理气机,使攻邪而不伤正,在扶正的基础上祛毒攻邪。结合放疗情况,根据治疗特点不同,毒性反应不同酌情治疗。对于临床疗效的辨证要点,主要考虑三点:临床症状的改善;体重、饮食、治疗疗效及毒性情况、患者整体体能评分情况;大小便、舌脉及证候的变化。

关于放射性肺炎,在进行可能产生的肺毒性的放疗治疗阶段,西医治疗采用药物预防为主,并采用先进的放疗技术减轻非组织的损伤,在这个阶段,患者尚未出现肺毒性相关临床表现,中医药治疗应以"治未病"为原则,放疗多以耗损气阴为病,正气虚弱,邪气直中而进一步发病,故在这个阶段中药治疗应适当养阴益气,巩固卫表为主。在急性损伤期,患者临床表现为正气虚损,夹感发作,此时肺毒性处于急性发作,易进一步传变,导致重症发生。本阶段的患者中医病机为虚实错杂,应辨明患者正虚

第二章 肿瘤患者的中医治疗指导

邪实的轻重，治疗以祛邪扶正并举，根据实际情况决定扶正与祛邪的比重，同时注意加用顾护脾胃之品，以防治较大剂量糖皮质激素治疗时所产生的不良反应。在肺毒性发展至慢性损伤期，肺部炎症迁延反复，肺纤维化逐渐加重，病情较重。中医辨证多属于虚喘范畴，治疗以补益脾肾，兼以祛邪为主要原则，组方中可酌情加入具有对肺纤维化有治疗作用的药物。肺与大肠相表里，在降气过程中，可辅以适当润肠通便药物。

辅助内分泌治疗：进行辅助内分泌治疗的患者，由于其治疗时间至少5年，因此这部分患者也归属于随访期。对于绝经前使用三苯氧胺内分泌治疗的乳腺癌患者，三苯氧胺可能导致患者的脂代谢异常，甚至血栓形成，在中医辨证施治过程中，考虑其湿浊的病因，兼以化湿，适当酌情化瘀。对于绝经后使用芳香化酶抑制剂内分泌治疗的乳腺癌患者，芳香化酶抑制剂可导致骨密度下降，可能出现骨质疏松、骨痛、筋脉拘急不适等副反应。在中医辨证施治过程中，在考虑主要病机背景下，可适当加用疏经通络的药物，同时顾护脾胃功能。在对激素受体阳性患者使用内分泌治疗过程中，中医治疗是否可采取补肾的治疗原则，是值得关注研究的问题。

另外，一些日常饮食会在一定程度上影响患者的内分泌水平，在进行内分泌治疗时，患者及家属也应加以关注。如甲状腺癌术后患者在服用优甲乐时，饮食方面应注意控制高碘食物的摄入量，如海带、紫菜、虾皮等，以及含碘量高的调味品如碘盐等。除中药复方饮片、泡脚方外，针灸及穴位贴敷法亦可通过健脾和胃，益气生血，舒经活络，通络止痛，达到减轻辅助治疗期间出现的毒副反应，增强治疗效果，提高患者生活质量，延长患者无瘤生存时间的目的。

第四节 随访观察期

随访观察期是指经过根治性手术及辅助治疗完成后，尚没有复发的证据，直至出现新发病灶的阶段。现代医学对随访观察期的肿瘤患者一般采取观察的手段而没有推荐的药物干预治疗，而此阶段肿瘤的复发率较高，这个阶段是现代医学治疗过程中存在的盲区。中医治疗在此有较大的发挥余地。以期通过调理体质、辨证施治等方式改善患者的内环境，达到减少肿瘤的复发及转移的目的。

中医治疗在随访观察期配合现代定期随访复查主要从以下几个方面进行。

在随访观察阶段的早期：患者在经历根治性手术和（或）辅助放、化疗来根治肿瘤的同时，治疗相关不良反应会一直延续，以至于患者日常生活受到不同程度的干扰，如消化道肿瘤术后消化道重建导致胃肠功能紊乱、奥沙利铂辅助化疗所致周围神经毒性、希罗达辅助化疗所致手足综合征、辅助放疗所致放射性肠炎等。该阶段的中医治疗以减轻毒性反应、"清余毒"、改善患者生活质量为主。如头颈部肿瘤患者接受放疗后，患者临床常常表现为口干、咽喉干痛、吞咽困难等一派阴虚内热之象，因而根据不同的证型给予养阴生津，益气活血清热，兼以顾护脾胃。手足综合征为临床中常见的使用化疗药物（卡培他滨、奥沙利铂、长春瑞滨等）引起的一类周围神经毒性反应，表现为手足部皮肤出现红斑、水肿、水疱、脓疱、色素沉着、皮肤皲裂等皮肤损害，并伴有疼痛、麻木感等自觉症状的一系列症状，不仅降低患者生活质量，还会限制化疗用药剂量。中医辨证中，肿瘤总属"本虚标实"之证，而化疗药物乃大毒之品，治疗肿瘤则是以毒攻毒之法，故化疗时加重了正气的损伤，导致气虚血瘀，气滞湿阻，血行不畅，脉络瘀滞，气血不能达于四末，肌肉筋脉失于濡养，出现肢体疼痛、麻木和感觉异常等症。故手足综合征以正虚为本，血瘀为标。在治疗过程中，配合以益气活血的中药（鸡血藤、虎杖根、威灵仙、络石藤、桂枝、川芎、玫瑰花、红花）外洗，可达到益气行气、补血活血、养血息风、祛瘀止痛的功效。

在随访观察阶段的后期：人体的正气水平即免疫状态是决定疾病预后的关键因素。手术和辅助放、化疗后患者本身肿块已切除，从患者的角度来说，已处于无瘤状态，邪气已去，理论上已不需要治疗，但60%~70%的患者仍会复发、转移，说明人体正气水平即体质状态是肿瘤复发、转移，特别是手术放、化疗后的肿瘤患者复发、转移的决定因素。因而，对于随访观察阶段已完成根治性手术和放、化疗的患者，临床上已处于无瘤状态。中医治疗的目的是预防复发、转移，这时运用中药治疗主要以调理体质为主，通过调整患者不平衡的体质，提高其正气，使肿瘤失去复发、转移的基础来达到目的，治疗周期长，同时考虑到体质的稳定性，应在辨体的基础上注意守方。用药时用量宜轻，药味宜少，以15~20味为佳，注意避开毒性药物的应用，以防对身体产生损伤。在调理体质期间，如果因内外环境的影响出现相关证候时，可临时转为以治疗证候为主，药性药量和药味根据需要加减，一般证候在4周左右可以得到纠正，借此与病理体质相区别，在此基础上，仍辅以调体质药物控制证候的转归。同时，考虑到中药的毒性和长期服用可能引起的毒性反应，应当注意中药服用的时间。因为术后1~3年往往是肿瘤复发、转移的高发期，因此笔者认为中药的术后应用一般不要超过3年，如果用药期间体质转为平和体质，可考虑停服中药，如果用药后体质仍有偏颇，可适当延长治疗时间。

由于患者有体质的差异（王琦九体论），随访观察期患者的证候情况较为复杂，需要我们辨病与辨证相结合，运用中药辨证施治，以预防肿瘤复发、转移。随访观察期的治疗原则从另一个角度还体现为古人的"治未病"思想，具体为"既病防变"，即预防肿瘤的复发、转移，这与现代医学肿瘤的"三级预防"有相似之处。有研究支持中药持续治疗可以作为术后无瘤生存期的独立保护因素，接受中药治疗时间越长，则越有利于延长患者的术后无瘤生存期。但是要注意的是切忌运用猛药以攻补，尤其是针对老年患者、手术、放疗和化疗后患者，由于其脏腑气血虚弱，治疗过程中要顾护胃气。若进行猛攻猛补，急功近利则会使机体承载能力急剧下降。在随访观察期，肿瘤患者也要重视饮食营养，将饮食与中药相结合，取长补短，防止肿瘤的复发与转移。适量运动可以调畅气血，扶助正气。

第五节 晚期姑息治疗期

晚期姑息治疗期患者包括两类：一类是体力状态良好，PS评分0~2分，可接受晚期一线二线化疗、放疗或靶向治疗的患者；另一类是体力状态不佳，PS评分>2分，仅能接受最佳支持治疗的患者。晚期姑息治疗期患者病程属较晚期，临床症状较复杂，有因疾病治疗过程中所产生的治疗相关不良反应；又有伴随着疾病进展而相继出现的多种并发症，如肿瘤相关抑郁、肿瘤相关营养不良、疼痛、癌性发热等。中医治疗在晚期姑息治疗期配合现代治疗的目的是通过中医治疗的辅助作用，协助靶向治疗或放、化疗取得最佳效果，改善患者基本的生活需求，减轻肿瘤晚期患者的相关并发症，提高其生活质量，延长生存时间。

中医治疗在晚期姑息治疗期配合现代治疗主要从以下几个方面进行。

（1）对于体力状态良好，可接受晚期一线二线化疗、放疗或靶向治疗的患者：由于肿瘤局部晚期或已有远处转移，以化疗、放疗或靶向治疗等抗肿瘤治疗为主，中医治疗的配合主要起到改善治疗相关不良反应，使患者有好的体力状态继续接受现代抗肿瘤治疗，从而延长患者的疾病控制时间的目的。近年来，随着分子靶向药物的研发和临床运用，分子靶向治疗在肺癌、肝癌、肠癌等的治疗中越来越受到重视。从临床研究的不良事件发生数据以及临床实践来看，这些药物的毒副反应并不容忽视。例如肺癌患者服用EGFR-TKI类药物可能出现不同程度的皮疹、腹泻、乏力等不良反应，给患者额外增加治疗相关的痛苦。关于分子靶向药物所致的皮疹，多根据皮疹的程度轻重、病邪深浅，参考温病卫气营血理论中斑疹性病变进行辨证施治。靶向药物所致皮疹属中医学"药疹"范畴，由阴虚血燥、毒邪结聚所致，治疗上以养阴清热为基本法则，佐以疏风、化湿、凉血、解毒、益气等药物，常以沙参麦冬汤、生脉饮、益胃散、六味地黄汤、五味消毒饮、消风散、清营汤等加减。除口服汤剂外，必要时还可配合使用清热解毒、活血化瘀的中药外洗，常用的药物有苦参、蛇床子、白鲜皮、野菊花、金银花、当归、红花、鸡血藤等。西医治疗常局部使用氢化可的松软膏或红霉素软膏等，严重者联合全身治疗，若合并皮肤感染者，可同

第二章　肿瘤患者的中医治疗指导

时给予抗生素治疗，虽然有疗效，但存在一定的局限性。尽早融入中医治疗，可显著减轻皮疹的症状，让靶向治疗无"后顾之忧"。此外，配合中医药膳食疗法，熬制金银花、鲜白茅根、生薏苡仁、竹蔗、荸荠，煮水温服以清热解毒、滋阴祛湿。关于分子靶向药物所致消化道反应，尤其素体脾胃虚弱患者，从健脾、理气、疏肝等为治疗原则出发，辨证施治，通常患者腹泻、疲倦、乏力可有改善。

（2）对于体力状态欠佳，仅接受最佳支持治疗的患者，由于此类患者本身体力状态欠佳，以解决"癌痛、癌性发热、肿瘤相关营养不良、肿瘤相关抑郁"等基础的内科治疗为主。中医在治疗这些肿瘤常见并发症上，不同时机均有其独到之处。

（3）关于中医配合治疗癌性疼痛：癌痛是指恶性肿瘤、肿瘤相关性病变及抗肿瘤治疗所致的疼痛，是晚期恶性肿瘤最常见的伴随症状之一，严重影响患者的生活质量。癌痛对肿瘤患者的身体、心理、社会、家庭等多个方面产生不良影响，因此控制癌痛，对于提高肿瘤患者的生活质量极为重要，应将控制癌痛作为推动姑息治疗的切入点。目前，临床上常用"三阶梯药物止痛法"控制癌痛，临床疗效确切，但其不良反应不容忽视，影响患者整体的生活质量。临床上在使用西药止痛的同时配合使用中药，可明显减轻阿片类药物引起的恶心、呕吐、便秘、尿潴留等症状，进而起到减毒增效的作用。如阿片类药物引起的恶心、呕吐病机多属本虚标实，以健脾和胃为基本治疗原则，佐以降逆、祛湿、化痰、理气、养阴、益气等；便秘者根据"六腑以通为用"的法则，采用润肠通便、宣肺下气、泻下通便、行气通便、温补脾肾、温阳开结等治法；尿潴留者以通利小便为主，辅以清热利湿、温补脾肾、疏利气机、活血化瘀之法。中药不仅可以减轻癌痛治疗产生的不良反应，还可以控制癌痛本身。中医学将癌痛的基本病因病机归纳为"不通则痛""不荣则痛"。"不通则痛"是指机体五脏六腑、周身经络的气血运行不畅而发生的各种实证疼痛，一般采用疏肝理气、活血化瘀、清热解毒、化痰散结、祛风除湿等治法。"不荣则痛"是指机体脏腑经络失去温煦和濡养而导致的虚证疼痛，采用益气养血、填精助阳、养血柔肝等治法。另外还可以运用针灸、中药外敷等方法止痛。

（4）关于中医配合治疗癌性发热：癌性发热是指肿瘤患者出现的直

接与恶性肿瘤有关的非感染性发热，常以低热为主，或自觉发热，而体温测试显示体温升高，血常规中白细胞、中性粒细胞多数正常，抗感染治疗效果不佳。现代医学对癌性发热的原因尚不明确，临床上常采用物理降温、非甾体抗炎药、糖皮质激素等，虽能迅速降温，疗效确切，但停药后体温又回升，且长期服用副作用较多。中医治疗癌性发热虽不如西药见效快，但副作用小，能避免服非甾体抗炎药大汗淋漓所致气阴更虚之弊，且作用持久，停药后体温不易回升，同时能兼顾其他伴随症状。本病属中医学"内伤发热"范畴，可分为虚实两类，实证以气滞、血瘀、痰湿为主，虚证以脏腑气血阴阳亏虚为主，临床上常出现虚实夹杂之证，伴随着多个致病因素，如气滞血瘀、气血亏虚、阴虚夹痰湿等。针对癌性发热产生的原因分别采用养阴清热之青蒿鳖甲汤、甘温除热之补中益气汤、利湿清热之八正汤、活血化瘀之血府逐瘀汤、疏肝解郁之丹栀逍遥散等。

（5）关于中医配合治疗肿瘤相关营养不良：肿瘤恶病质是一组以脂肪、肌肉组织等的丢失，营养状况进行性恶化为主要特征的症候群，临床表现为进行性消瘦、食欲不振、全身乏力以及糖类、蛋白质代谢紊乱等，是晚期恶性肿瘤最常见的临床综合征之一，据统计50%~80%的晚期肿瘤患者发生了恶病质，是导致肿瘤患者体质虚弱和死亡的主要原因之一。属中医学"虚劳"范畴，本病的治疗强调"虚则补之，损则益之"，临床上多选用扶正固本、补益虚损的药物，如黄芪、党参、淮山药、薏苡仁、茯苓、白术、当归、地黄、麦冬、沙参等。中医学常说"脾胃为后天之本，气血生化之源"，故在恶病质的治疗中以调理脾胃最为关键，应贯穿治疗的始终。同时少佐活血化瘀、清热解毒、行气化痰、软坚散结等祛邪之剂。此外，住院患者还可以配合使用康莱特注射液、参芪扶正注射液、黄芪多糖等静脉制剂，最大限度地改善恶病质，增强机体免疫力，提高患者的生活质量。

（6）关于中医配合治疗肿瘤相关抑郁：由于晚期肿瘤无法根治且并发症较多，使得患者常常产生负性心理，如焦虑、恐惧、抑郁、孤独、烦躁等。长期受负性心理影响，会使机体的内环境稳态遭到破坏，免疫力下降，进而加速肿瘤的发生、发展；与此同时，恶性肿瘤又可以反过来影响人的心理状况，对疾病的治疗产生负面影响，故心理因素对肿瘤的转归既是一种促进剂、又是一种诱生剂。在晚期姑息治疗期，重视患者心理状况的调节，不仅可以改善机体的内环境，增强患者免疫力，强化疾病治疗效果，还可以提高患者的生活质量。中医学认为"善医者，必先医其心，而后医其身"，这句话正是对调节患者负性心理的精辟概括。中医在调节情志上具有丰富的经验，可以应用中药加以调理，解除不良情绪，通常选用疏肝解郁、养心安神、理气活血等中药，如柴胡、郁金、八月札、枳壳、香附、玫瑰花、玳玳花等。根据患者负性心理的临床表现，可归中医学的"郁病"范畴，此病最常见的类型为肝气郁结、肝血不足，日久可累及心肾，导致水火不济、心肾不交、心神失养等，可选用逍遥散、柴胡疏肝散、天王补心丹、甘麦大枣汤、交泰丸等方剂加减，以调节患者的不良情绪，有利于疾病的正向发展。

小 结

中医治疗恶性肿瘤应避免的误区：①不切实际盲目追求中医治疗的高疗效，想以中医治疗替代手术、放疗、化疗、靶向治疗等现代治疗手段，最后延误患者的治疗机会，使病情恶化。至今没有任何一个证据证明单用中药可以治愈肿瘤，中医只能与其他治疗方法配合应用，不可本末倒置，喧宾夺主。②违背科学原理追求中医治疗肿瘤的"特效药"。③因现代科学技术的进步，肿瘤学科正日益飞速发展，民间肿瘤治疗医生大都不了解、不熟知肿瘤的现代治疗手段，片面夸大疗效，不合理使用同样具有抗肿瘤作用的动物或植物类药材，耽误患者接受最佳治疗的时机。④不讲科学性的大杂烩治疗，造成医疗资源浪费，又引起医源性损害。⑤早期不用中药，到了晚期西药也无法医治的时候才想到用中药单枪匹马试试。以上常见误区应当避免。

肿瘤治疗是一个慢病管理的过程，在恶性肿瘤的全程管理过程中，中医治疗可在不同阶段发挥不同的辅助作用，个体化的综合治疗，尤其是中西结合的方式，可能是我国目前最佳的肿瘤治疗方式。现代医学对肿瘤治疗的盲区和弱点正是中医治疗良好的切入点。通过中医对肿瘤治疗的"五观论"：即中医思维的本质观、创新理论的现代观、阶段分期的现实观、治疗实践的操作观、清化治则的核心观来落实中医治疗肿瘤的策略，明确其在肿瘤治疗的不同阶段的目的、身份、角色，最后达到清浊肃邪、化生气血、化通气机的目的。总的来说，我们要熟知现代肿瘤治疗的方式，重视肿瘤治疗的阶段特点，在以"辨证施治""整体观"为核心，贯穿"脾胃乃后天之本"的"健脾、理气、清化"治疗原则下，使得中西医结合治疗肿瘤达到最佳效果。

小问答

1. 中药一般什么时候开始服用，服用多长时间？

肿瘤患者从诊断为肿瘤至肿瘤治疗过程中，人体本身健康状态的平衡已被打破，中医是通过四诊、辨证施治，使患者恢复新的"阴平阳秘"状态，即从整体的角度上调整人的生理病理过程。因而，在患者被诊断为肿瘤、肿瘤的手术切除、切除后的辅助放疗和化疗、随访到晚期复发后的治疗整个过程中，中医均可参与治疗，并起到不同的作用。术后配合中医可加快患者体力状态的恢复，调理气血生化；辅助化疗、放疗阶段配合中医以减轻化疗、放疗相关不适反应，增加患者接受辅助治疗的通过率；随访阶段配合中医以调和阴阳为原则，恢复患者平衡状态，维持患者内环境稳定，延长患者无瘤生存时间；晚期治疗阶段配合中医以减轻药物相关毒副反应以及疾病相关并发症。无瘤状态时中医以平和的中药调和阴阳为主，有瘤状态在调和阴阳的基础上增加抗肿瘤中药。服用时间3~5年，不同的肿瘤复发风险相对不一，在3~5年的平均复发风险时间内，建议持续中药维持守方治疗，使患者在基本生活需求如"饮食、睡眠、大小便"满足的情况下，身心舒畅。

2. 服用中药期间是否应忌口？

中医辨证为"热证"的患者，多有口干、唇燥、便秘、咽喉红痛、消瘦、舌质偏红、少苔或剥苔等症状，在服用清化的中药汤剂时，不宜吃辛辣及热性的食物（如菠萝、荔枝、榴梿、杧果、桂圆、韭菜、辣椒、葱、蒜、牛羊肉等），以避免辛辣及热性的食物抵消清热或养阴药物的作用。中医辨证为"脾胃虚弱"的患者，多有口淡、大便溏薄、舌质淡红、苔白或厚腻等症状，在服用健脾化湿的中药汤剂时，不宜食生冷食物，尤其舌苔厚腻的患者不宜自行添加养阴的鲜石斛等。饮食原则是维持正常体重，营养

第二章 肿瘤患者的中医治疗指导

均衡，荤素搭配，饥饱适度，食谱要广，烹调得当。

3. 哪些患者适合使用膏剂？

膏剂，又称膏方，属于中医学里丸、散、膏、丹、酒、露、汤、锭八种剂型之一。在中医学理论里，膏剂是一种具有高级营养滋补和治疗预防综合作用的中成药。它是在大型复方汤剂的基础上，根据人的不同体质、不同病症而确立的不同处方，经浓煎后再加入某些辅料，如冰糖或蜂蜜以及胶类等收膏而制成的一种制剂。对于肿瘤患者应慎用膏剂，膏剂是一种治疗方式，并非食品或一般的保健品，需经过专业的中医肿瘤医生根据不同个体进行客观评价决定。肿瘤患者存在不同程度的正气亏虚的情况，但对于肿瘤有许多未明机制，故并非所有肿瘤患者都适合服用膏剂。在我国肿瘤患者中，尤其与膳食有密切关系的消化道肿瘤，如胃癌、肠癌，根据不同肿瘤的情况，各种现代医学的治疗手段，或手术，或放、化疗，或生物治疗等，这些治疗均可造成消化道吸收功能障碍，若加以膏剂服用，阿胶、龟甲胶等高脂厚味之品，势必加重消化道负担，从而适得其反，甚至加重病情。而对于其他肿瘤，如肺癌、鼻咽癌、卵巢癌等与饮食无关的肿瘤患者，出现虚证或以虚证为主的证候，可以考虑服用膏剂，以调整体内阴阳平衡，补养正气，提高机体免疫力。

4. 对肿瘤患者来说，哪里进行中药治疗比较靠谱？

肿瘤学是一个在现代科学技术指导下飞速发展的学科，手术、放疗、化疗、靶向治疗、免疫治疗均在改变着患者的肿瘤治疗策略。因此熟知肿瘤专业现代治疗并有系统的中医思维的中医肿瘤医生，能更好地帮助患者在肿瘤治疗的全过程中进行中西医结合治疗。患者需要走出盲目的"与瘤共存""特效药""只用中药治疗"等误区。

5. 哪些人是中医治疗的受益人群？

中医自古就不主张所有患者都需要服药治疗，《素问·脏气法时论篇第二十二》提出"毒药攻邪，五谷为养，五果为助，五畜为益，五菜为充"，药石用于攻邪，然而并非所有患者都可以归于有邪的范畴，五谷、五果、五畜及五菜等可用于无须用药物治疗患者的调养。方书中记载的许多方剂都会附上一句"中病即止"之类的论述，仅少量根据病情决定需要长期治疗的病例会强调守方治疗。任何治疗方式的最终目的都是给患者带来益处，中医治疗肿瘤亦然。肿瘤患者依据对中医治疗的受益情况可分成三类。①中医治疗受益的患者：在中医肿瘤的临床观察中，大部分的肿瘤患者接受中医治疗后病情能够有不同程度的改善，包括症状缓解、肿瘤负荷减轻、肿瘤指标下降、生活质量提高及生存期延长等。②中医治疗受益不明确的患者：部分完成根治性治疗而无明显不适的肿瘤患者，无明显中医治疗切入点，或经治疗基本达到阴平阳秘状态的患者，是否需要继续中医治疗也存在争议。③中医治疗有害的患者：中医治疗具有一定的毒性反应，某些体质特殊的患者存在中药过敏的现象。当前在群众中存在一个误区：中药没有毒性反应。中药制剂的毒性反应总体较西药为弱，但也有一定的毒性反应，近年国内文献报道，药物性肝损害病例中，中药所占的比例为11.13%~28.68%，在考虑中医治疗受益人群问题时，也应充分考虑中药的毒性，即使是平补之品，长期服用也可能产生不良反应。

（李　妍　郭　勇）

第三章 肿瘤患者的饮食与营养指导

第一节 概 述

"营"在汉字里是谋求的意思,"养"指的是养生,两个字组合在一起应当是"谋求养生"的意思。也就是说用食物中的有益成分谋求养生。食物中对人体有用的部分称为营养素。人体需要的营养素有碳水化合物、脂肪、蛋白质、维生素、矿物质、膳食纤维和水七大类,这些营养素在人体内有三方面的作用:一是供给人体参与各种活动所需要的能量;二是提供人体的"建筑材料",用于构成和修补身体组织;三是调节机体的生理功能。如果把人比作一栋大楼,那么营养素就是钢筋、水泥、砖块等材料,没有这些材料,大楼就盖不起来。营养素是生命的源泉,从人的胚胎形成到人生命结束,营养素始终在滋养着人的生命,有了营养素,人体才能进行新陈代谢,全身各器官、系统功能才能正常运行。肿瘤的治疗是一个复杂而漫长的过程,在以手术、放疗和化疗等现代医学为主要治疗手段的今天,很多人不重视饮食调养,认为无所谓,或者是不知道怎么合理补充营养,乱吃,盲目忌嘴,都会导致营养不均衡。各种针对肿瘤的治疗手段在杀灭肿瘤细胞的同时,也会损害人体的正常细胞,导致人体正气亏损,免疫功能差,康复就会比较慢。俗话说:"三分治,七分养",调养很关键。采用一些合理健康的饮食,可以促进肿瘤患者康复,防止肿瘤复发。

人活着,时时刻刻都在消耗能量,心跳、呼吸、思考、日常活动、消化食物等,任何一样生命活动都需要能量。就像汽车,没有燃油,车子就无法启动。那么人类需要的能量来自哪里呢?我们不是植物,会利用阳光来获得能量,也不是机器,插上电源就能运转,我们的能量来源只有靠食物！食物中的蛋白质、脂肪、碳水化合物被称为"三大产能物质"，每克蛋白质产能4千卡，每克碳水化合物产能4千卡，每克脂肪产能9千卡。如果人体每天摄入的能量大于消耗，多余的能量就会变成脂肪储存在皮下，造成人体超重或肥胖，诱发"三高"、脑梗死等；如果人体长期消耗大于摄入，身体就会过度利用脂肪甚至肌肉，有很多肿瘤患者就是因为长期摄入的蛋白质能量不足，造成消瘦，继而发生恶病质。

一、生命的物质基础——蛋白质

蛋白质占人体重量的16%，它能给人体提供多种氨基酸；帮助身体制造新的组织替代坏死组织；通过血液向细胞输送氧和各种营养物质；调节体内的水、电解质平衡；为免疫系统制造对抗细菌和感染的抗体；促进伤口愈合。人的肌肉、心、肝、肾等组织器官含有大量蛋白质，指甲中含有角蛋白，可以说没有蛋白质就没有生命。蛋白质在人体内处于不断合成与分解的动态变化中，因此，人每天要从饮食中补充足量的蛋白质。蛋白质的来源主要是瘦肉类、鱼虾类、蛋类、奶类和奶制品、豆类和豆制品、禽类，饮食中最好动、植物蛋白合理搭配，这样可以提高蛋白质的利用率。

小问答

既然蛋白质那么重要，我多吃蛋白质可以吗？

蛋白质虽然重要，但也不是吃得越多越好，吃多了会加重肝、肾负担。肿瘤患者的蛋白质摄入要比常人高一些，一般以每千克体重1.2~1.5克为宜，例如一个体重50千克的患者，每天所需蛋白质是60~75克，只要一天饮食中保证有120~180克鸡、鸭或鱼、肉，一个鸡蛋，250~300毫升牛奶或羊奶，300克左右主食，25~50克大豆或者坚果，基本就能达到要求。有些偏食、消瘦、术后、吃得少的患者可以适当补充蛋白粉或乳清蛋白粉。

二、人体燃料——碳水化合物

碳水化合物也称糖类，我们平时吃的五谷、糖类食物等，都是碳水化合物的来源，是提供能量最经济的营养素，它进入人体后转化为葡萄糖被身体利用。人的大脑和红细胞只能靠葡萄糖供能，稳定的血糖才能使神经系统正常工作。因此，饮食中主食不能少，如果碳水化合物摄入不足，身体会把摄入的蛋白质分解来提供能量，甚至动用人体肌肉供能来维持血糖稳定。有些患者住院时因为吃得过少，一段时间后就明显消瘦，皮肤松弛，就是因为体内碳水化合物供能不足导致体内脂肪和蛋白质被过度消耗造成的。当碳水化合物供能充足的时候，人体可以较好地利用蛋白质，让蛋白质发挥应有的作用。

三、加油站——脂肪

脂肪我们称它为备用油箱，它的作用是提供热量，参与体内某些激素的合成，维持体温，保护和固定内脏，提供必需脂肪酸，增加饱腹感，改善食物的感官性状，促进脂溶性维生素吸收等。但是脂肪又与肥胖、高血脂、动脉粥样硬化等有千丝万缕的关系，有人喜欢有人厌恶，肿瘤康复期患者要根据自己的情况来定。肥胖或有"三高"的患者，要控制脂肪摄入；消瘦的人，要适当增加脂肪摄入。生活中脂肪的来源主要是食用油，如各种调和油、橄榄油、山茶油、亚麻籽油、菜籽油、动物油脂等。

四、润滑剂——维生素

维生素就像润滑剂，它不产生热量，人体需要量较少，但是对人体有着十分重要的作用。维生素分水溶性和脂溶性。缺乏维生素会发生疾病，甚至发生肿瘤。据研究，几种有抗氧化作用的维生素与肿瘤关系密切。大量的流行病学和实验研究表明，维生素A和肿瘤具有密切关系，多吃含类胡萝卜素的食物，对肺癌、食道癌、喉癌、卵巢癌和胃癌等患者具有保护作用，可降低肿瘤的发生。维生素A主要来源于各种动物肝脏、蛋黄，另外，胡萝卜、沙棘、杧果、葡萄、杏、柑、番石榴是维生素A较好的来源。维生素E能降低某些恶性肿瘤发生的危险性，主要来源于小麦的胚芽、棉籽油、大豆油、花生油及芝麻油等。此外，坚果类也含较多的维生素E。维生素C具有很强的抗氧化、抗癌作用，富含维生素C的果蔬有新鲜山楂、鲜枣、番茄、沙棘、橘子、橙子、柠檬、猕猴桃等。B族维生素（B_1、B_2、B_6、B_{12}、叶酸、生物素、泛酸等）在物质代谢中有重要作用，缺乏B族维生素就会发生症状，如食欲不振、舌炎、口角炎、贫血等，B族维生素的食物来源有谷类、肉类、酵母、动物内脏、豆类、坚果等。

五、人体宝藏——矿物质

人体含60多种矿物元素，其中21种为人体所必需，包括常量元素和微量元素，也是人体组织构成和维持正常生理功能所必需的。如构成骨骼和牙齿，维持人体的水、电解质和酸碱平衡，维持神经肌肉兴奋性，维持正常血压，调节新陈代谢等。人体中含量大于体重的0.01%的称为常量元素，有7种，钙、磷、钾、钠、硫、氯、镁；微量元素包括铁、铜、碘、锌、硒、锰、钼、钴、铬、锡、钒、硅、镍、氟14种。矿物质来源较广，存在各种食物中，比如牛奶、虾皮、豆制品含钙丰富，猪肝、瘦肉含铁较多，海产品含碘较多，食盐含氯、钠较高，贝壳类含锌较高，毛豆、香蕉、橘子含钾较多，因此，日常饮食中食物一定要多样化，才能得到多种矿物质。

六、肠道清洁工——膳食纤维

膳食纤维主要存在植物细胞壁中，豆类、谷类、新鲜的蔬菜和水果中含量较多，它能调节餐后血糖，提高胰岛素的敏感性，增加粪便体积，缩短食物残渣在大肠内存留的时间，降低大肠癌的发病率。日常饮食中只要有足量的蔬菜、水果、全谷类食物，就能有效防癌、抗癌。

七、生命之源——水

水是构成细胞和体液的重要组成部分，占人体重量的60%~70%。人如果断食而只喝水可生存数周；如果断水，只能生存数日，若失去全身水分的10%就可能死亡，可见水对于生命的重要性。水参与新陈代谢，排毒，调节体温，润滑关节、器官等。很多人平时没有喝水的习惯，等到口渴了再喝水，其实体内已经到了缺水的地步，正确的喝水是有规律地少量多次，晨起一杯温水非常重要，润滑黏膜，稀释血液，补充夜间丢失的水分。上午9时多，11时，下午3时，5时，8时都可以适量喝水，但不提倡饭前喝太多水，以免冲淡胃液，导致消化不好。另外，夏季出汗多时要随时补充水分，空调房待着也要多喝水。

第二节　肿瘤患者营养指导

肿瘤患者发生营养不良的比例非常高，患者经常会有厌食、恶心、呕吐等症状，一方面是吃得太少，另一方面是体内代谢紊乱，内脏和肌肉组织中的蛋白质合成降低，分解增加，呈负氮平衡，加上肿瘤细胞本身的大量繁殖，也会使体内的营养素被消耗，而手术、放疗和化疗等治疗手段会加重营养缺乏。因此，肿瘤康复期患者的饮食原则是：高能量、高蛋白、高维生素，快速补充营养，促进康复！

人每天需要的营养素有几十种，而这些营养素不在同一种食物里面，因此，肿瘤患者每天的食谱要更换，品种要多，才能得到充足的营养。最好每天摄入12种以上食物，每周25种以上。《黄帝内经》有记载："五谷为养，五果为助，五畜为宜，五菜为充，气味合而服之"。谷类是我们人类最合理、最经济的能量来源，对能正常吃饭的患者来说每天吃粮食（全谷类）不能少于250~300克。蔬菜、水果作为日常饮食中的两大类，虽然在营养成分和健康功效方面有些类似，但还是有区别，不能相互替代，新鲜蔬菜每日不少于500克，水果不少于200克。动物性食物的饮食内容包括：每天100~150克鸡、鸭或鱼、肉（同类食物，可以替换），200~300毫升牛奶或羊奶，鸡蛋1~2个。每天吃点坚果、菌菇类，烹调用油30~35克，食盐6克左右。保证蔬菜、水果、全谷类及豆类占到每餐餐盘的2/3。多选择深色的蔬菜、水果，如西红柿、西兰花、芦笋、草莓、蓝莓、胡萝卜和哈密瓜等;避免含糖饮料,限制高能量密度的食物(如甜食、腊肠、肥肉、油炸食品);限制腌制食品的摄入(如咸菜、泡菜、咸肉),不喝酒,少吃加工食品(香肠、腊肉、快餐面、膨化食品、罐头食品、火腿肠、贡丸、蜜饯等)。

一、术后患者的饮食

术后患者多数会有气血亏虚,比如乏力、头晕、贫血等,可吃些山药、红枣、桂圆、核桃、莲子、鱼、红糖、鸡蛋、奶类等食物,如山药炖排骨、红枣莲子羹、火腿老鸭煲、红糖桂圆鸡蛋、莲子红枣白木耳羹、补气鲈鱼汤、黄芪炖鸡、人参乌鸡汤、人参老鸽煲、红枣枸杞炖乌鸡等,以补气养血,加快恢复。不同的病种有不同的要求,例如胃癌、食道癌患者,主食可以选择米粥、馄饨、水饺、面条、馒头、软饭,副食选择水蒸蛋、肉丝豆腐、清汤肉圆、清蒸鱼、千张包子、土豆泥等,蔬菜尽量挑选叶子菜,避免纤维过多的笋、芹菜等。水果也不能少,一定要少量多餐,食物宜细、软、易消化,避免煎炸熏烤和油腻食物。

肺癌患者术后常常会有咳嗽、多痰的症状,可以吃一些萝卜、笋、荸荠、梨、蜂蜜、白木耳等止咳、化痰。也可以吃猪肺汤、西芹百合、白果炖鸭、虫草鸭煲、荸荠笋丁。一些性质平和的食物都具有养肺生津的作用,如用白木耳或黑木耳炖冰糖服用;黑芝麻炒熟、研末,用蜂蜜调服;白萝卜,以痰多、咳嗽者较为适宜;百合,以熬粥、煮水饮效果较好;而绿豆适宜内火旺盛的人;荸荠能清热生津,生吃、水煮都可以。

结直肠癌患者术后要避免芹菜、毛笋、藕等纤维高的食物,应从少渣、软质食物开始,主食选稀饭、面条、馄饨、馒头等,搭配水蒸蛋、黑鱼豆腐、清蒸鲫鱼、清蒸草鱼、盐水明虾、清蒸泥鳅、鲈鱼煲、清蒸鲑鱼、泥鳅豆腐、清汤鱼圆、红烧鱼头等,蔬菜用叶子菜或瓜类蔬菜,如茄子、葫芦、青菜、丝瓜、冬瓜,都要切细,减少对肠道刺激。应注意少用高脂食物,以低脂优蛋白为首选,肠道功能不太好的患者更适合吃酸奶,酸奶中含双歧杆菌和乳酸杆菌,能加强肠道功能,增加有益菌群。做到品种多样,一日多餐,这样才能得到体内所需的各种营养素。避免辛辣食物,辣椒、胡椒等食物对肛门有刺激作用,尽量少吃或不吃,戒酒。

术后气血虚亏、贫血的患者可以吃什么？

补血"五红汤"，补血又养颜

材料：红豆、红皮花生、红糖、红枣、枸杞子。

方法：红豆、红皮花生、红枣洗净，用干净的冷水浸泡1小时，放锅里煮半小时，放入适量红糖，然后让它焖一会儿，吃之前再放点枸杞子。

这个配方常吃能补充气血，促进血液循环，增加血小板，改善贫血。

富含铁的食物：动物肝脏、蛋黄、猪血、鸭血、红枣、黑芝麻、红糖、菠菜、红色肉类、黑木耳，饮食中可以多安排点。贫血严重的人可以补铁剂，如叶酸铁片，搭配富含维生素C的蔬菜、水果，效果更好。

二、放、化疗后患者的饮食

患者接受放疗后，很多人会出现口唇干燥、舌红少苔，味觉、嗅觉减轻，食欲低下等津液耗损的现象，这时可多吃些滋阴生津、润肺的甘凉食品，如藕、荸荠、萝卜、绿豆、冬瓜、芦根、百合等；主食可以用软饭、小米粥、面条、馄饨、麦片，搭配细软的蔬菜，水果可以吃香蕉、葡萄、西瓜、猕猴桃、杨梅、山竹、火龙果、梨、柚子等，平时可以吃百合红枣粥、小米薏仁粥、萝卜子排、花旗参炖老鸭、虫草炖鸭、冰糖燕窝、山药排骨、蜜汁藕丝、春笋烧河蚌、葱油花蛤、鱼头豆腐、黄瓜拌海蜇等。阴虚症状严重的人建议吃新鲜铁皮石斛，煎汤或嚼服；也可以把枫斗磨成粉或用水煎服，能改善阴虚症状。

化疗后，由于药物在杀伤肿瘤细胞的同时，难免会使正常的细胞受到一定损害，产生相应的毒副反应，如免疫功能下降，白细胞减少，消化道黏膜溃疡，脱发等。这时应以理气和胃、化湿止呕为原则，常用食物有生姜、柑橘、陈皮、白萝卜、山楂、薏仁、白扁豆、山药、大枣、牛奶、蜂蜜、神曲等，如陈皮粥、山药莴笋片、鲜山楂；当疗程结束，患者食欲开始恢复，可以根据个人情况，逐步增加自己喜欢的高蛋白质食物，如牛奶、羊奶、酸奶、豆奶、豆腐脑、豆腐、素鸡、瘦肉、动物肝脏、带鱼、黄鱼、鲳鱼、泥鳅、鲈鱼、鲑鱼、墨鱼、牛肉、鸭肉、鸽子、蛋等，有助于升高白细胞。

保证每天有主食，足量的蔬菜和水果，让蛋白质发挥应有的作用。化疗后若有骨髓抑制的，可以多吃山药枸杞子排煲、桂圆蛋、红皮花生红枣汤、黄豆猪骨、当归薏仁炖猪尾巴、蜜汁排骨、炒猪肝、鸭血豆腐、清蒸甲鱼等。

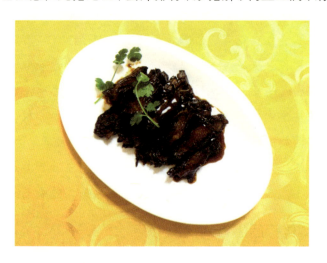

三、消瘦患者的饮食

消瘦是指人体能量的消耗大于摄入，表现为皮下脂肪少，人单薄、瘦弱，体质指数低于18。体质指数的计算方法是：体重（千克）÷身高（米）的平方。结果在18~24为正常，男性以20~24为宜。消瘦原因有遗传因素，也有后天饮食因素，疾病、挑食、偏食等都可能引起消瘦。对于肿瘤康复期患者来说，疾病是主要原因，手术前后禁食，放疗和化疗期间食欲减退、恶心、呕吐等都会造成营养摄入不足。正常情况下，人每天摄入的能量和消耗的能量保持平衡，则体重变化不大，如果一段时间摄入过多，消耗少，多余的热量转化为脂肪存起来，体重就会增加；反之体重就会减少。消瘦的人要调整饮食结构，调理脾胃功能，食物要精工细做，以平衡膳食为基础，增加坚果类，适当增加油脂的摄入，餐次增加，让多余的能量变成脂肪储存起来。平时多吃健脾开胃的食物，如小米、山药、山楂、陈皮、猪肚、莲子、薏苡仁、红枣等。根据个人情况也可以选择全营养配方食品或预消化全营养配方食品，额外补充维生素、矿物质制剂，促进消化吸收功能，只有消化吸收能力增强了，体重才会上来。当然，适当的体力活动也是必要的，不提倡耐力运动，而是提倡抗阻运动，如举哑铃、公园里的器械运动等。

四、管饲患者的饮食

有一部分患者,因为病种的原因,如头颈部肿瘤、食管癌、鼻咽癌、口腔癌,喉癌放疗后充血、水肿,严重口腔黏膜炎的人,不能经口正常饮食,或者吃得太少,必须借用工具把食物打碎,或者用特殊医用食品,把食物以流质的状态通过鼻饲或造瘘管进入人体来获得营养,维持正常代谢。这类患者在医院的时候往往用过肠内营养制剂,出院后要继续带管生活一段时间,但很多患者出院后不知道怎么来配营养液,在这里给大家介绍一些方法。

1. 匀浆膳

匀浆膳是由天然食物经过加工混合搅拌而成的匀浆,可以作为患者唯一营养来源,适用于消化吸收功能正常或接近正常的患者。可以用牛奶、煮熟的蛋、稀饭、去刺的鱼、煮熟的瘦肉、燕麦、熟虾仁、煮熟的蔬菜等,加适量熬熟的油,盐适量,用食物高速粉碎机搅拌,黏稠度以不堵管子为宜。每次150~200毫升用针筒注入或口服,也可以滴注。这种膳食只要搭配合理,每日保证有动物蛋白、植物蛋白、碳水化合物,再加适量油和盐,注意餐次,基本能满足每日的营养需求。

2. 聚合膳

聚合膳是由酪蛋白、大豆分离蛋白等做氮源,加脂肪、糊精等制成的制剂,口感较好,含有充足的维生素和矿物质。适用于消化功能较好的患者。

3. 要素膳

要素膳是由游离氨基酸或短肽提供氮源,由不需要消化或很容易消化的碳水化合物、脂肪提供能量,含丰富的维生素、矿物质,它的特点是稍加消化就能吸收,没有残渣。适用于肠道消化功能严重障碍,肝、胆、胰有问题但不能耐受整蛋白的患者。

4. 其他

另外还有一些特定营养配方食品如精氨酸、核糖核酸、ω-3多不饱和脂肪酸、中链脂肪酸等,这些特殊营养素能从不同角度提高机体的免疫功能。

以上肠内营养制剂各大医院都有,可以在临床医生或营养师的指导下合理使用,必定有助于康复。

第三节 如何合理安排三餐

一、营养早餐

调查发现,约有90%以上的胆结石患者是不吃早餐或很少吃早餐的,长期不吃早餐,会导致自主神经功能紊乱、胃炎、肥胖、内分泌失调等,给身体带来伤害。吃好早餐,对肿瘤康复期患者尤其重要。

早晨是阳气升发的时候,一份温暖的早餐能让脾胃"苏醒"过来,让人从内到外都充满活力。所谓营养早餐,就是食物种类多,营养均衡。它必须符合四要素:包含谷类或豆类、蛋类、奶类或奶制品、蔬菜水果类。

营养素要求:富含碳水化合物、蛋白质以及多种维生素、矿物质、膳食纤维等。干稀搭配,荤素搭配,早餐最好不要太油腻,清淡的早餐更容易被胃肠所接受。

早餐举例:

(1)纯牛奶配馒头,炒青菜香菇腐皮,煮鸡蛋1个,橙子适量。

(2)糯米小米红枣粥配发糕加煮鸡蛋,炒香蒿,苹果。

(3)豆腐脑配千层饼,核桃肉,蒜泥生菜,香蕉。

(4)五谷豆浆加花卷,茶叶蛋,火龙果。

(5)白米粥加包子,花生适量,炒花菜木耳,鹌鹑蛋4只,猕猴桃。

(6)桂圆枸杞红糖鸡蛋加馒头,水果适量。

(7)牛奶配粗粮面包,坚果适量,水果适量。

(8)片儿川加鸡蛋,拌莴笋丝,水果适量。

(9)酸奶木瓜奶昔加黑米糕,坚果适量。

(10)五谷杂粮粥(黑米、核桃、芝麻、薏苡仁、红枣、莲子、芡实等),搭配小笼包,炒娃娃菜豆腐皮,水果适量。

每个人只要掌握原则,按照自己的情况决定食量。牛奶可以天天喝,也可用奶粉、酸奶、羊奶替换,豆腐脑和豆浆替换,各种粥替换,保证品种就行。

第三章　肿瘤患者的饮食与营养指导

二、平衡的中餐

中餐讲究平衡，充足的热量和各种营养素摄入能快速补充上午的消耗，也能为下午储备能量。主食要有米饭、面条、馒头等100~150克，搭配鱼虾类125克或肉类40克，豆制品每天要适量，蔬菜250克，油脂10~15克。很多患者主食只吃稀饭或馄饨、水饺，同时也要搭配荤菜和豆制品，蔬菜也不能少，这样营养摄入才会充足。有些人只吃一份馄饨就算完事了，这样的中餐缺乏蛋白质、维生素和矿物质、膳食纤维，总热量也不够，长期下去会影响康复。水果是膳食的重要组成部分，每天要保证，最好在餐前半小时或两餐之间吃。

三、合理的晚餐

晚餐不宜吃得过饱、过于油腻，但是我们很多家庭的习惯是早餐随便应付，中餐食堂或快餐打发，晚餐一家团聚，才隆重地吃一顿。大鱼大肉等荤菜都安排在晚上，导致大量的热量无法消耗，以脂肪的形式储存在皮下，日积月累，肥胖、高血脂、高血糖就找上门了。有些老年患者，早餐经常泡饭、腐乳，品种单调，营养缺乏，中午也是简单吃一点，甚至吃前一天的剩饭、剩菜，长此以往，体质就会越来越差，康复会变得很慢。早餐要吃得像皇帝，中餐吃得像大臣，晚餐吃得像平民，宜清淡，吃六七分饱即可。但是清淡并不是指吃素，内容包括主食、蔬菜、豆制品、适量鱼虾，如果主食以小米、燕麦、大米等煲粥，更易消化。蛋白质以低脂优质蛋白为主要来源，如泥鳅、黑鱼、鲑鱼、包头鱼、鲈鱼、带鱼、鲳鱼、明虾、沼虾、基围虾、河虾，烹调方法以清蒸、水煮为好，用量约125克。搭配少量豆制品，如豆腐、腐竹、素鸡等，少用油，避免煎炸熏烤。新鲜蔬菜200~250克。

第四节　肿瘤患者忌口问题

古谚云："病从口入"，现代医学也有充分证据显示人类恶性肿瘤的

第三章　肿瘤患者的饮食与营养指导

发生与食物中的某些成分或不当的饮食习惯有关。人的饮食合理，则可以养生，延年益寿，甚至防病治病。民间一直流传有肿瘤患者忌食发物的说法，如公鸡、老鹅、无鳞鱼、虾、螃蟹、猪头肉、韭菜、狗肉、牛肉、羊肉等都属忌口之列。这就给许多肿瘤患者带来困惑，肿瘤患者是否需要"忌口"？请看下面的内容。

一、因证忌口

中医饮食忌口原则是以阴阳、寒热、五行原理为根据的。疾病有阴阳、寒热、虚实、五脏六腑之别，食物也有阴阳、寒热、酸苦甘辛咸之别。一般来说，热性疾病的人宜食凉性食物，寒性疾病的人宜食温热性食物，忌凉性食物。

肿瘤患者根据症状、脉象、舌象，大体可以分成几种类型，常见的有实证、虚证以及虚实夹杂证，不同证型的患者忌口范围也有所不同。

实证如气滞证，常常有腹部胀满或疼痛、胸闷等症状，宜吃容易消化的食物，不宜吃油腻、油炸的食物，不宜吃人参。血瘀证的特点是舌质黯淡，舌下有瘀斑，宜吃山楂、玫瑰花等。湿滞证主要表现为食欲差、可有胸闷不适，舌苔白腻，忌吃"助湿"的食物，如甜食、油腻食物、酒及茶，也不宜吃凉性的食物，像西瓜、绿豆之类。湿热证患者除上述湿滞证忌食的食物外，还要忌热性和香燥的食物，如鸡肉、羊肉、辣椒、胡椒、大蒜、洋葱等。热证常表现为癌性发热，不宜吃热性的食物。

虚证有脾虚证或气虚证，表现为乏力，大便烂，舌质淡，宜补气、健脾为主，忌吃生冷的瓜果、冷饮、冰箱里的冷食物。气血虚弱证患者除乏力外，还有面色苍白的症状，饮食应以补充含铁、蛋白质高的食物为主。阴虚证表现为舌红无苔、手足心热、口干舌燥等症状，饮食应以滋阴润燥的食物为主，如百合、芹菜、藕、莲子、梨、山药、蜂蜜、铁皮石斛等，忌吃热性、香燥的食物，如羊肉、狗肉、鹿肉、黄鳝、辣椒。阳虚证可表现为形寒肢冷、小便清长，要少吃梨、鸭肉、河蚌、西瓜、螃蟹等寒凉性食物。

二、因病忌口

肿瘤患者如果合并哮喘，别吃易致敏的食物，如鱼、虾、蟹等；如果是胃癌患者，应忌食熏制食物、刺激性调料及油炸、生冷食物等；食管癌患者不能吃太热的饮料和煎炸熏烤食物，不能饮酒；肝癌患者应忌食油炸、刺激性食物；胆囊癌患者忌食高脂肪食物；肠癌患者忌食加工肉食；前列腺癌患者忌食含雄激素的食物，如海马、鹿茸等。

三、因症忌口

治疗中如有出血，不要食用人参、鹿茸、花椒、肉桂、茴香、狗肉、鹿肉等温燥食物；如有水肿或积液，不要吃太咸的食物；如果患者痰多，应避免食用西瓜、冬瓜、苦瓜、鸭肉、螃蟹等。

四、因治忌口

放、化疗及手术可致阴血亏损，产生内热，不少患者出现口干舌燥等不适。在饮食上不要食用辛辣、煎炸的食物，也不要多用肉桂、茴香、花椒、肉蔻等调味品，以免加重病情。

服中药忌口，有些食物与药物的不当配伍能加速药物失效，或产生不良反应，故在服用某些药物时，应暂忌这些食物，例如在服地黄、首乌、土茯苓及其他含铁制剂等药物时应忌茶；服用人参、地黄、首乌等药物时应忌萝卜；服鳖甲忌苋菜；服桔梗、乌梅忌猪肉。另外，凡是服用中药的患者，不可同时吃肥腻的肉类，也不要多吃生蒜、胡荽、生姜等食物。

五、正确认识"发物"

中医有"发物"一说，所谓"发物"是指食后能诱发某种生理或病理变化甚至加速病情发展的食物。有三类，一是能发奶的食物如鲫鱼、猪蹄；二是食后引发风疹、哮喘等病变的食物，如鱼、虾、海鲜；三是能"助邪发病"的食物，如公鸡、老鹅、猪头肉等。肿瘤患者要忌的实际上主要就是第三类，除此以外其他的食物都可以吃。而蔬菜类，一般不作禁忌，葱、姜、蒜性虽然偏热，但作为调料，用量较少，一般也不必禁忌，除非阴虚症状严重的人。而对前两类"发物"，只要不是特定的人群，是不需要忌口的。鱼类尤其是深海鱼含有丰富的锌、钙、硒、碘等元素，有利于抗癌；海参含有海参多糖，对肉瘤有抑制作用；而菇类富含多糖类，具有防癌抗癌的作用，经常食用对肿瘤患者有一定的好处。

小问答

肿瘤患者能吃鸡和鸡蛋吗？

从营养学上讲，鸡属于禽类，禽类的蛋白质含量较高；鸡蛋的蛋白质很容易被消化吸收，它的氨基酸模式与人体更接近，生物学价值高达95%，是最理想的天然优质蛋白质来源。从食物性质来讲，鸡和鸡蛋温中补气，适合肿瘤患者。

第五节 肿瘤患者如何选用保健品

一、保健品的概念

保健品是保健食品的通俗说法。保健食品也称为功能食品，是指在医学或营养学上有特殊要求、特定功能的食品。能调节人体功能，适用于特定人群食用，不以治疗疾病为目的。

二、保健品的功能

（1）改善生长发育。

（2）增强免疫力。

（3）抗氧化和延缓衰老。

（4）辅助改善记忆。

（5）降低血糖。

（6）辅助调节血脂。

（7）辅助降血压。

（8）改善胃、肠道功能。

（9）美容、减肥。

（10）增加骨密度。

三、保健品分类

（1）以现代营养学为依据分为氨基酸、维生素及矿物质，如蛋白质粉，乳清蛋白质粉，牛磺酸，维生素A、B、C、D、E，钙、铁、锌、硒等。

（2）以中医药学为依据分为两类。

①药食两用类：大枣、山药、薏苡仁、茯苓、龙眼肉、百合、黑芝麻、枸杞子、山楂、桃仁、红花、花椒、杏仁、白果、莲子、酸枣仁、淡竹叶、乌梅、生姜、菊花、薄荷、胖大海、金银花、鱼腥草、佛手、莱菔子、陈皮、木瓜、赤小豆、罗汉果、沙棘、决明子、芦根、荷叶、葛根、银耳、花粉、灵芝、猕猴桃、葡萄、菌菇等。

②中药类：人参、黄芪、白术、刺五加、阿胶、地黄、玉竹、石斛、麦门冬、鹿茸、冬虫夏草、淫羊藿、三七、川芎、五味子、山茱萸等。

（3）以生命科学理论为依据分为：SOD、黄酮类、酚类、精氨酸、谷氨酰胺、ω-3多不饱和脂肪酸、麦芽油、大蒜素、双歧杆菌及双歧因子、螺旋藻，其他如小麦胚芽、茶多酚、食物纤维、甲壳质等。

这么多保健品如何选择？首先还是要保证每天的正常饮食，在此基础上，根据个人实际情况来挑选，例如：术后气虚乏力者，可以多喝黄芪红枣汤。放、化疗后咽干舌燥、手心热、大便干结的人可以吃点西洋参、铁皮石斛，有很好的滋阴清热、生津止渴的作用；反之，大便烂，不喜欢喝水，舌质偏白的人不适合。冬至过后，体质偏热的人可以吃山参，体质偏寒怕冷的人吃高丽参，都要分次服用，可以大补元气，有助于康复。日常饮食吃得过少，抵抗力差的患者，可以加点蛋白质粉或乳清蛋白质粉，温水冲服或加在稀饭里服用，饭后再补充多种维生素、矿物质片剂，以促进消化，增加免疫功能。心脑血管不好的患者，可以选择有降压、降脂、软化血管作用的保健品，如ω-3多不饱和脂肪酸、磷脂、黄酮类、多酚、红曲、大蒜素等。肠道功能弱的人，可以添加益生菌颗粒或酸奶、益生菌饮品。经常便秘的患者可以多选择含膳食纤维的蔬菜、水果，也可补充膳食纤维、螺旋藻，以利于排便。缺钙的人，除了多食用奶类和奶制品，饮食中要多安排豆制品、虾皮水蒸蛋，还要多晒太阳，再适当补充含钙保健品（骨头汤里含钙并不多，而且脂肪含量高，喝多了容易胖）。总而言之，不要盲目相信保健品，毕竟它不能替代日常饮食。

第三章 肿瘤患者的饮食与营养指导

小问答

1. 肿瘤患者合并糖尿病时怎么用保健品？

肿瘤患者合并糖尿病的营养要求是：适量能量、低脂肪、高纤维、优质蛋白质、高维生素，加入微量元素和活性物质，避免葡萄糖和蔗糖摄入。常用含有活性多糖的食物有老南瓜、荞麦、燕麦、薏苡仁，补充维生素C、维生素B_6、微量元素铬等，用功能性甜味剂代替蔗糖，如大豆低聚糖、木糖醇、麦芽糖醇等。

2. 肿瘤患者该吃什么样的水果？

食物有寒、凉、温、热性状，人也有寒体、热体之分，那么肿瘤患者究竟该怎样选择水果呢？

（1）依据体质选择水果：中华中医药学会将体质分为9类，平和质、气虚质、阳虚质、阴虚质、痰湿质、湿热质、血瘀质、气郁质、特禀质。

平和质适宜吃苹果，因为它味甘酸、性凉，入肺、胃经，有消炎、润肺、生津止渴等功效；其他水果如李子、菠萝、葡萄、柠檬、山楂、橄榄、橘子、杨梅等都可以选择。气虚质适宜吃大枣，大枣性味甘温，入脾、胃经，具有补脾和胃，益气生津等作用，有利于气虚体质的人调补脾胃。阳虚质适宜吃菠萝，因为菠萝味甘酸，性平，生津和胃，比较适合阳虚的人补充阳气，也可以选择荔枝、龙眼、樱桃、杏、榴梿等。阴虚质适宜吃西瓜，西瓜性寒、味甘，有清热解毒、生津止渴、利尿除烦的作用，又称"天然白虎汤"，阴虚内热的患者非常适合；其他水果如桃子、山竹、葡萄、杨梅等也可以选择。痰湿质适宜吃荸荠，荸荠皮色紫黑，肉质洁白，味甜多汁，清脆可口，自古有"地下雪梨"之美誉，性寒、味甘，入肺、胃经，有清热、止渴、利湿、化痰，消食除胀气等功效，其他水果如山楂、橘子、橄榄等也可以选择。湿热质适宜吃山楂、橄榄、橘子、葡萄等。血瘀质适宜吃山楂、圣女果、橄榄等。气郁质适宜吃柑橘、金橘、葡萄、橄榄等。特禀质适宜吃橘子、葡萄、杨梅、桂圆、荔枝、大枣、苹果、桃子等，避免容易引起过敏的水果，如杧果、菠萝等。

（2）根据症状选择水果：咳嗽痰多可以多吃鸭梨、雪梨；大便干燥、便秘者可吃香蕉、火龙果、苹果；神经衰弱者，宜常吃有补益作用的荔枝、龙眼等。心力衰竭和水肿严重的患者，不宜吃水分含量高的西瓜、椰子和波萝蜜；腹泻的患者不宜吃滑肠的香蕉和梨、西瓜等水果。

3. 适合肿瘤患者的食养饮品有哪些？

（1）绿茶：取适量放入茶杯，倒入热水100毫升，加盖摇一摇，30秒后把水倒掉，这是"洗茶"。再加沸水泡一会，滤渣趁热喝。绿茶有抗衰延年、清肝明目、防癌抗癌、抗氧化、降血压、消炎等作用。肿瘤康复期患者可以多喝茶。但是茶叶含有咖啡因，睡眠不好的患者睡前不要喝浓茶，贫血的患者不要喝茶。

（2）黄芪红枣枸杞汤：黄芪30克，红枣15克，枸杞子12克。所有材料洗净加水1000毫升，入锅合煮，大火煮沸转小火再煮20分钟，滤渣饮用。此汤有补气健脾作用，适用于气虚乏力的患者。

（3）鱼腥草红枣汤：鱼腥草（干品）40克，小红枣15粒。将鱼腥草洗净，红枣切开留核，二者加水3000毫升合煮，大火烧开后小火煮20分钟，滤渣当茶饮。鱼腥草可以增加白细胞的吞噬能力，有提高免疫力、抑菌、抗病毒等作用，还有抗肿瘤的作用。

（4）小麦草苹果汁：小麦草80克，苹果1个。小麦草洗净用榨汁机榨取原汁，苹果洗净去皮切块，用榨汁机榨出原汁，二者一起混合拌匀，趁鲜饮用。小麦草含有天然的叶绿素，可以清除身体累积的毒素，帮助净化血液，改善血糖问题，同时还有抗癌的作用。

（5）胡萝卜苹果汁：胡萝卜200克，苹果200克，二者洗净去皮切块，用榨汁机榨出原汁，趁鲜饮用。常喝能改善视力，增加抵抗力、抗氧化、抗癌。

（6）土豆苹果汁：土豆100克，苹果200克。土豆洗净，挖掉表面芽眼，切记不要挑发芽的，因发芽的土豆有毒性。用榨汁机榨出原汁，沉淀3分钟，倒掉底部的沉淀；苹果洗净去皮切块，榨出原汁，与土豆汁混合一起饮用。此饮品有很好的抗癌作用。

（7）五汁饮：苹果100克，大黄瓜100克，苦瓜50克，圆椒50克，西芹50克。苹果、黄瓜去皮切块，苦瓜、圆椒、西芹洗净切块，所有材料用榨汁机榨出原汁，现榨现喝。"五汁饮"富含酵素，清热退火，利尿排毒，适合高血压、脂肪肝、高血糖、体质偏热的肿瘤患者。

4. 什么是抗癌药膳？

肿瘤的中医治疗法则可分为扶正和祛邪两大类。祛邪又包含清热解毒、活血化瘀、软坚散结、以毒攻毒四类；扶正包括补气、补血、补阴、补阳四类。

与清热解毒法配合的食材有：苦瓜、牛蒡子、莴苣、鱼腥草、蒲公英、夏枯草、绿豆、荷叶、冬瓜、西瓜、萝卜等，这一类食物性凉，能够增加清热解毒的作用。代表药膳有绿豆雪梨饮、夏枯草瘦肉汤、苦瓜瘦肉排骨汤、鱼腥草田鸡粥等。需要注意脾胃虚弱、纳差、腹胀、便溏的患者慎用，必要时辅助健脾补中的药物。

与活血化瘀法配合的食材有：当归、赤小豆、桃仁、益母草、月季花、凌霄花、山楂、田七等，这一类食物能够增加活血化瘀法的活血行气作用。代表药膳有田七炖鸡、益母草煲猪骨、当归红枣煲鸡爪、桃仁鲑鱼、桃仁山楂露、当归黄花瘦肉汤等。但食用这一类食物要注意，有出血倾向时慎用或在医生指导下应用。

与软坚散结法配合的食材有：夏枯草、昆布、海藻、紫菜、贝母、牡蛎肉、丝瓜等，代表药膳有夏枯草白蜜膏、紫菜牡蛎汤、猪胰干贝海带汤、海参丝瓜汤、夏枯草煲白鸽汤等。此类食物有消除良性肿瘤的作用。甲状腺癌患者，海藻、紫菜慎用。

与以毒攻毒法配合的食材：如黄药子、葵树子、核桃楸皮、田七、蝮蛇、蟾酥、半边莲、蛇六谷、蜈蚣、全蝎、斑蝥等。代表药膳有葵树子煲猪肉、黄药子乌骨鸡、蝮蛇田七羹、蟾酥瘦肉粥、斑蝥煮鸡蛋等。此类食物具有一定的毒性，必须掌握适应证，并且一定要在有经验的医师指导下应用。

与扶正补虚法相配合的食材有：补气类如人参、黄芪、山药、扁豆、大枣、太子参、党参等；补血类如当归、熟地黄、阿胶、龙眼肉；补阳类如鹿茸、冬虫夏草、蛤蚧、胡桃肉、黑芝麻、韭菜、牡蛎、羊肉等；补阴类如沙参、石斛、玉竹、百合、龟、鳖等。代表药膳有人参老鸽煲、虫草水鸭汤、红枣木耳汤、花旗参银耳炖燕窝等，可根据自身情况选用。

（周利群　高文仓）

第四章　肿瘤患者的心理康复指导

第一节　概　述

肿瘤是一类复杂而且常见的疾病，严重威胁着人类的健康和生命。目前恶性肿瘤的发病率和死亡率在世界范围内均呈上升趋势，且发病年龄日趋年轻化。如何对肿瘤进行合理有效的治疗、提高患者的生存质量和延长生存时间，是全世界医学家及科学家不断努力的方向。

肿瘤的发生是在多种因素作用下，经多个步骤逐渐发展的结果。心理社会因素是其中的重要因素之一。在恶性肿瘤的发生、发展过程中，躯体疾病与心理问题共存且相互作用。由于肿瘤患者治疗时间长，费用较高，治疗后易出现并发症及丧失劳动能力等原因，患者一旦被确诊为恶性肿瘤后，会出现各种心理问题，产生强烈的情绪反应和各种心理异常，如焦虑、恐惧、抑郁、绝望等，严重者可引起精神障碍。上述心理问题对癌症治疗和康复产生了不良影响，与肿瘤复发、扩散相关。因此，在肿瘤的防治工作中，不能忽视患者的心理问题。

传统的治疗手段在癌症的治疗和康复过程中起着相当重要的作用，但人类仍不能攻克癌症。肿瘤医生和科研人员逐渐意识到肿瘤的治疗和康复不仅需要各种科学的医疗手段，还需要积极干预患者的心理问题，以及家庭、亲友的配合、理解、关心和爱护。

目前肿瘤治疗已经进入个体化综合治疗的时代，现代医学强调根据患者的具体情况，合理地进行个体化综合治疗，其中肿瘤心理康复治疗就是综合治疗的一部分。肿瘤心理康复治疗的实质是从患者心理社会因素着手，帮助患者消除因心理问题引起的身心反应，提高生存质量，从而促进患者的康复。

第二节 肿瘤患者常见的心理问题和表现

肿瘤患者往往会出现强烈的负面心理问题,这些不良心理问题对癌症治疗和康复产生了严重的不良影响。不同疾病阶段的肿瘤患者心理问题有各自的特点。例如:确诊前,患者关心各种与诊断相关的信息,担心医疗费用和工作问题,以及对患病后可能出现的疼痛、治疗、死亡等的恐惧;确诊后,部分患者否认自己患有肿瘤,患者往往会产生愤怒、焦虑、抑郁、恐惧和绝望等情绪;治疗期患者担心治疗效果不佳及副作用,担心复发,害怕疼痛与死亡;复发阶段,患者状态类似确诊后阶段,部分患者对治疗失去信任,四处求医及试用各种偏方,可有严重的抑郁;终末期的患者常见的情绪反应是绝望及对死亡的恐惧。肿瘤患者的心理问题除会造成抑郁、自残、自杀等影响自身治疗和康复的后果之外,也可对社会造成相关后果,如个别患者可能会产生杀人、自杀、毁掉一切的想法和行为。对于患者的上述心理问题,家属和医护人员应采取恰当的方法及时进行干预,如健康教育、情绪疏导、环境支持、药物治疗或联合干预,减轻患者的负面情绪和精神障碍,增强抗癌信心,提高生活质量,促进患者康复。

一、情绪障碍

有研究报道肿瘤患者抑郁和焦虑障碍的发病率分别为54.90%和49.69%,表明肿瘤患者易发生情绪障碍。情绪障碍的发生与患者年龄、家庭社会因素、文化程度、职业、病种及治疗手段等密切相关。针对不同原因,及时干预和治疗,是改善患者情绪的关键。

1. 焦虑、恐惧

焦虑是个体在预料可能发生的不良后果时做出的一种复杂的心理反应。焦虑主要表现为紧张不安、心烦、睡眠紊乱、易怒等。肿瘤患者焦虑的主要原因是肿瘤引起的疼痛、对生命的威胁、治疗可能带来的痛苦、经济损失、对工作和前途的影响等。焦虑的程度会随着个体对不良后果的感知情况而变化,与患者的心理素质、教育程度、成熟程度以及应对能力有关。另外,还与患者对病情的了解程度、治疗和副作用知识的了解、工作和前途的影响以及患者自身新陈代谢的紊乱程度相关。调查表明，对病情越了解，患者的焦虑症状越轻。

严重的焦虑会发展为恐惧。恐惧心理普遍存在于恶性肿瘤患者中，由于对肿瘤片面的认识，很多患者认为身患肿瘤意味着可能面对死亡，亦要面对病情的折磨和治疗所带来的副作用，而且还要面对失去工作、社会地位和经济来源等。常见的恐惧有对疼痛的恐惧、对孤独的恐惧、对肿瘤复发和转移的恐惧、对死亡的恐惧。而恐惧又将使患者增强紧张、失眠、食欲不振等不良心理反应，进而影响机体免疫力，患者不能积极配合治疗，形成恶性循环，影响治疗效果及生活质量。

2. 抑郁

抑郁是一种持续时间较长的、身不由己的悲伤、沮丧、苦闷和失望的情感，常伴有焦虑。多数患者认为身患恶性肿瘤意味着可能丧失生命，并要承担疾病和治疗带来的痛苦。因此，肿瘤患者往往会产生悲伤和抑郁情绪，表现为情绪低落，对周围事物的兴趣降低，反应及思维缓慢，烦躁不安。有资料显示，肿瘤患者抑郁症的发病率是正常人群的2~4倍，其发生往往被认为是对患肿瘤的心理反应，大多数都没有得到重视和治疗，因此给患者的生活带来不利影响。在晚期，特别是伴有疼痛的肿瘤患者中，抑郁是一种常见的症状。一般认为，抑郁情绪能加速癌症转移。因此，对肿瘤患者抑郁情绪的干预和治疗是十分重要的。积极有效地控制患者的抑郁症状不仅可以延长患者的生命，更重要的是能够提高患者的生活质量。

3. 易激惹

癌症治疗失败，复发或转移，会使患者灰心丧气，并且容易被激怒。易激惹是一种反应过渡状态，包括烦恼、急躁或愤怒。这是一种剧烈但持续较短的情感障碍。患者一遇到刺激或不愉快的情况，即使极为轻微，也很容易产生一些剧烈的情感反应，表现为因为小事而激动、愤怒、悲伤、大发雷霆等。

4. 绝望

绝望是指完全失去了生活的信心。患者往往经历了多次的失败和重大打击，失去自信心，导致最终的绝望。绝望属于负面情绪的一种。肿瘤患者的绝望情绪往往由错误观念引起，例如患者认为得了肿瘤就意味着死亡、目前的治疗方法对癌症都无效且副作用显著，以及患者对肿瘤复发或转移后产生的对治疗失去信心的绝望情绪。

5. 自杀

肿瘤患者的自杀率明显高于一般人群，有多种原因导致患者从恐惧、绝望发展到自杀。具体有以下几种：①患者心理状态，患者被确诊后出现恐惧、抑郁等情绪，若治疗失败、病情恶化，以及亲情不足、社会角色的不断退化，会使患者陷入绝望，进而选择自杀。②癌痛，癌痛是晚期肿瘤患者最常见的症状。癌痛的折磨是常人无法想象的。有研究表明，癌痛患者的自杀率远远高于无癌痛患者。③经济因素，癌症治疗时间长，费用昂贵，一般家庭难以承受。尤其是患者知道自己治疗无望后，怕拖累亲人，往往会选择自杀。

二、精神障碍

肿瘤患者情绪障碍未引起重视，没有得到积极的心理引导和治疗时，可导致部分患者出现精神障碍。肿瘤患者相关性精神障碍也包括颅内肿瘤所导致的精神障碍。

1. 感、知觉障碍

感觉障碍包括感觉过敏和感觉减退。在恶性肿瘤诊断初期，患者往往不能接受这一事实，处于逃避、否认、焦虑状态，此时就可能对外界一般强度的刺激感受性增高，例如觉得普通的灯光特别刺眼，或者感受性降低，对外界刺激十分淡漠。而在肿瘤治疗结束的随访期，患者往往担心肿瘤复发，导致产生各种不舒适或者异样的感觉。知觉障碍包括错觉、幻觉，幻觉根据感受器官的不同进一步可分为幻听、幻视、幻嗅、内脏性幻觉等，而其中以幻听最常见。幻听的内容常常是对患者的辱骂、斥责，故患者往往为之苦恼，因而影响患者的思维、情感和行为。

2. 注意障碍

通常所指的注意是指由外界刺激引起的主动注意，注意障碍可以有注意增强、注意涣散、注意减退、注意转移等多种表现。当肿瘤患者所有治疗结束后，患者往往担心肿瘤复发，而对身体的各种细微变化过分关注。相反，部分患者因疾病导致躯体不适而终日郁郁寡欢，神经衰弱，注意的广度缩小、同时稳定性也下降。

3. 思维障碍

思维障碍的临床表现多种多样，主要包括思维形式障碍及思维内容障碍。在思维形式障碍中，强迫性思维比较具有代表性。患者脑中反复出现某种相同内容的思维，明知没有必要，却无法摆脱，或者强迫性的穷思竭虑。在临床工作中，常常表现为对医生护士的不信任，同一问题反复追问不同医生、护士或者于多家医院不断重复检查。在思维内容障碍中，被害妄想最为常见并具有代表性。肿瘤手术，长时间的化疗、放疗等治疗使得患者内心变得多疑而敏感，将家人无意间的疏忽放大，认为被家人嫌弃甚至放弃治疗，邻居、病友私下的聊天被认为在谈论甚至嘲笑自己的病情。患者受妄想的支配可表现出拒食、自伤甚至伤人行为。

4. 记忆障碍

记忆障碍可表现出病态的记忆增强，对病前不能回忆的事情都能回忆起来，而神经衰弱者则可能更多表现为记忆困难。部分患者可能因为不愿回忆起某一特定阶段的不愉快经历而出现界限性遗忘。由于遗忘，患者也会以自己臆想的经历或事件来填补记忆的缺失。

5. 精神运动性兴奋

精神运动性兴奋分为协调性和不协调性，协调者表现为精神活动与行为的一致性，从患者的情感活动可以看出其行为是可以被理解的，多见于躁狂症。而非协调者往往行为紊乱无动机，与情感活动不协调，多见于谵妄者。

6. 精神运动性抑制

精神运动性抑制包括木僵、蜡样屈曲、缄默症、违拗症。木僵表现为表情呆滞、不言不语、不动不食，程度轻者在无人时会自主进食，大小便可自解，严重者大小便潴留。蜡样屈曲在木僵的基础上出现，患者虽意识清楚，但任人摆布不做反抗。缄默症表现为不言语，但可以有动作，多见于癔症患者。违拗症是指患者对医生提出的要求不执行甚至做出相反的行为，比如医生要求局部食管肿瘤性狭窄的患者忌食大块食物，但患者仍擅自进食大块食物导致食管异物梗阻。

7. 谵妄

谵妄表现为意识清晰度下降，同时伴有大量幻觉，其中以幻视多见，患者往往因幻视的内容而感到恐惧,出现恐惧的情绪反应,有部分患者则表现为两手不自主地摸各种管道或床沿,自言自语等,并且往往夜间症状明显。

8. 原发性脑肿瘤或肿瘤脑转移所导致的精神障碍

无论原发性脑肿瘤或还是脑转移,均可引发癫痫发作及精神症状出现。颅内肿瘤所致的精神障碍中以智能障碍最为常见,轻者表现为记忆减退、思维迟缓,重者则可表现为痴呆。枕叶肿瘤可引起幻视觉,颞叶肿瘤则常常导致颞叶癫痫发作,而额叶肿瘤则更容易出现人格改变,例如做出一些非常幼稚、愚蠢的事情,随地大小便,哭笑无常,性放纵,甚至做出一些反社会行为。

第三节 肿瘤患者心理问题的干预措施

一、社会心理干预

肿瘤患者的社会心理干预是指医护人员及患者家属等相关人员在心理学理论指导下,有计划、按步骤地对肿瘤患者的心理活动、个性特征或心理问题施加影响,使之发生指向预期目标变化的过程。

"百病皆生于气""万病源于心",治病要治心。恶劣的情绪、忧郁的精神状态,对人健康的损害甚至比病菌、病毒厉害得多。情绪可以杀人,也可以救人。

因此对癌症采取单纯常规的治疗是不够的,还需要从"心"入手,唯有从"心"入手,基本的癌症治疗才可以产生更积极的效果。如何通过"心"的努力让躯体更健康,就变得更重要了。很多人在这个过程中找到了内在的力量,一种真正能够转化生命品质的力量。

下面从肿瘤患者心理干预的要点和技巧、肿瘤患者心理干预的效果评价及意义、肿瘤患者心理干预的相关问题这三项具体分析。

1. 肿瘤患者心理干预的要点和技巧

肿瘤患者心理干预分为急性期干预和慢性期干预。患者及家属应积极

第四章 肿瘤患者的心理康复指导

接受专业的健康指导、心理教育及心理支持。具体干预要点和技巧如下。

（1）急性期干预要点

1）给予充分的情感支持，让患者感到不孤独。

2）稀释或淡化癌症的恐怖性及后果的可怕性。

3）要善于倾听与理解。若是情绪敏感者，可帮助患者宣泄情感，甚至诱导其痛哭一场。多一些理解，多与患者接触、沟通。

4）专业医生应适时地为患者解惑、释疑。

5）帮助患者解决实际困难，让患者能感受到家属及医护人员的真诚和善意。

6）经常与情绪障碍者会面、交流、沟通。可及时提供相关的专业信息（患者文化层次较高时有此需要，一般人士不一定有此需求）。给患者一个联系方式和承诺。

7）帮助联系与他有过类似经历的患者，找出"榜样"。或者组织开展肿瘤患者康复俱乐部等集体干预形式的活动，促进病友间交流，增加患者的抗癌认知和信心。

8）若患者已被确诊为癌症或已肯定转移复发，舒缓压力同时，帮助他接受现实，面对现实。

（2）慢性期干预要点

1）调整期望目标。

2）找出"榜样"。

3）指明路在何方。

4）帮助设定近期最低目标。

5）借助各种方法，缓解症状。

6）帮助患者理解生命的真正含义。

（3）癌症心理障碍干预的技巧

1）形式轻松、自然（圆桌诊疗），不可以说教形式进行。

2）前后一致性（医、护、员工、家属等，切忌不统一）。

3）不经意中透露最有意义的信息（在他没有启动心理防御机制的情况下）。

4）因人而异。

5）寻求同盟（巧妙请榜样患者支持）。

6）需要信息交流与权威支持。

7）需要道具、工具（网络、书籍）。

8）讲究全过程、全天候（可由助手、组织、榜样患者相助）。

9）重视社会支持。

10）建议患者积极回归社会，参与相关的非正规组织（建立康复的非正规组织，建议参与）。

2. 肿瘤患者心理干预的效果评价及意义

（1）对免疫的影响：心理治疗是一种自身的调节，它可以调节人的心理状态，使之处于一种良好状态，从而调动各种生物因子共同作用产生一种良好的内环境，一定程度上增加细胞免疫水平，增强人体的抗肿瘤能力，从而达到有效抑制肿瘤细胞甚至杀灭肿瘤细胞的效果。例如一些对激素免疫敏感的恶性肿瘤如恶性黑色素瘤、乳腺癌和一些病毒诱导的恶性肿瘤如子宫颈癌等进行心理治疗会起到更好的疗效。

（2）对疼痛的影响：心理教育、支持性心理治疗和认知行为干预均能减轻癌性疼痛。尽管多种方法可缓解与治疗相关的疼痛，但并非同等有效，类似催眠的方法如放松、暗示和转移性想象等效果最好。音乐有助于改善晚期肿瘤患者的疼痛和痛苦症状。

（3）对存活期的影响：对患者心理问题进行有针对性的、积极的干预，能改善肿瘤患者的存活期并提高生活质量。

3. 肿瘤患者心理干预的相关问题

（1）告知坏消息应注意三个适当：即适当时候、适当方式、告知适当部分。

（2）知情权问题：90%以上的肿瘤患者希望被告知他们的病情和治疗的可能性。起决定性的并不是告知本身，而是处理告知时的情感支持。好的情感支持可以达到变"事后干预"为"事先控制"的目的。

（3）告知患者诊断的提示

1）询问患者和家属对治疗了解了多少，提供该病的详细信息和治疗选项。

2）要注意患者和家属的情绪反应，不要只注重事实，而不注意表达方式；要给予患者希望，但不要提供幻想；经患者同意后再将病情告知其他人，并尽可能在患者在场时告诉他们；关于治疗计划应告知每个参与者，并取得他们的配合。

部分患者在得知病情时会有强烈的情绪反应。这时不要马上安慰并且改变话题，而是等一会，这是一种正常的情绪反应，等等看患者是否同意，等等看患者是否改变话题。

特别注意的是识别患者是否有消极意念。要重视自杀的可能性，联络心理科及精神科医生会诊，讨论药物治疗的必要性，另外寻求家庭的积极参与。

二、常用的药物治疗

1. 情绪障碍的药物治疗

情绪障碍的药物治疗是抗抑郁药物治疗和抗焦虑药物治疗。目前临床上使用较为安全、广泛、毒副作用相对较小的抗抑郁药有选择性5-羟色胺再摄取抑制剂（SSRI）和其他作用机制的新型抗抑郁药。另外还有三环类抗抑郁药和单胺氧化酶抑制剂。下面对部分抗抑郁药和抗焦虑药做简单介绍。

（1）西酞普兰：成人一般建议每日20~60毫克，每日1次。从每日20毫克开始，根据病情严重程度及患者反应可酌情增加至60毫克，即每日最大剂量。增量需间隔2~3周。通常需要经过2~3周的治疗方可判定疗效。为防止复发，治疗至少持续6个月。超过65岁和肝功能损伤的患者，剂量减半。其不良反应通常短暂且轻微，通常在服药后第1或第2周内明显，随着抑郁症状改善一般都逐渐消失。常见的不良反应有恶心、口干、头晕、头痛、嗜睡、睡眠时间缩短、多汗、流涎减少、震颤、腹泻等。

（2）艾司西酞普兰：每日起始剂量10毫克，1周后可以增至每日20毫克，早晨或晚上口服持续几个月甚至更长。抗抑郁和抗焦虑效果快，起效时间1~2周，适用于严重的抑郁症。至少停用单胺氧化酶抑制剂14天后才可以调换使用本药，同样，停用本药14天后才可以用单胺氧化酶抑制剂。停药时应逐渐减量。不良反应：约5%的患者有失眠、阳痿、恶心、便秘、多汗、口干、疲劳、嗜睡，约2%的患者有头痛、上呼吸道感染、背痛、咽炎等。偶见躁狂或低钠血症。

（3）文拉法辛：用于治疗重性抑郁障碍（MDD）、广泛性焦虑症（GAD）以及伴随焦虑的抑郁症。起始推荐剂量为每日75毫克，每日1次。如有必要，可递增剂量至最大每日为225毫克（间隔时间不少于4天，每次增加75毫克）。肝功能损伤患者的起始剂量降低50%，个别患者需进行剂量个体化。肾功能损伤患者，每天给药总量降低25%~50%。老年患者按个体化给药，增加用药剂量时应格外注意。起效时间2~4周。常见的不良反应：胃肠道不适（恶心、口干、厌食、便秘和呕吐），中枢神经系统异常（眩晕、嗜睡、梦境怪异、失眠和紧张），视觉异常，打哈欠，出汗和性功能异常（阳痿、射精异常、性欲降低）。偶见不良反应：无力、气胀、震颤、激动、腹泻、鼻炎。不良反应多在治疗的初始阶段发生，随着治疗的进行，这些症状逐渐减轻。

（4）米氮平：成人治疗起始剂量应为每日15毫克，逐渐加大剂量至取得最佳疗效。有效剂量通常为每日15~45毫克。起效时间为2~4周。不良反应：①食欲增加，体重增加。②嗜睡，镇静。通常发生在服药后的前几周（注意，此时减少剂量并不能减轻副作用，反而会影响其抗抑郁效果）。其他不良反应少见。

（5）氟西汀：在临床上用于成人抑郁症、强迫症和神经性贪食症的治疗。氟西汀抗抑郁作用一般在4周后才显现，不宜与单胺氧化酶抑制剂合用。一般口服起始剂量为每日20毫克。常见不良反应有失眠、恶心、易激动、头痛、运动性焦虑、精神紧张、震颤等，多发生于用药初期。约有3%患者出现皮疹。

（6）帕罗西汀：初始剂量为每日20毫克。起效时间2~4周。常见的不良反应有轻度口干、恶心、厌食、便秘、头疼、震颤、乏力、失眠和性功能障碍。偶见神经性水肿、荨麻疹、直立性低血压。可用于治疗有焦虑及失眠的患者，以及焦虑、抑郁混合的患者。

（7）舍曲林：能有效地减轻患者的抑郁症状，包括烦躁情绪，并能减轻持续性的疲劳症状以及焦虑状态，在治疗抑郁症和焦虑障碍方面，疗效显著，安全性好，耐受性强，是当前治疗抑郁、焦虑障碍时首选药物之一。此外，舍曲林还是第一个获准用于治疗儿童青少年情感障碍的选择性5-羟色胺再摄取抑制剂。舍曲林通常2~4周起效，起始剂量为每日50毫克，对于每日服用50毫克疗效不佳而对药物耐受性较好的患者可增加剂量，调整剂量的时间间隔不应少于1周。最大剂量为每日4片（200毫克）。常见不良反应：胃肠道反应、失眠、震颤、头痛、出汗、感觉功能减退、运动异常等。不推荐孕妇使用，只有当妊娠期女性服药的益处明显大于药物对胎儿的潜在风险时，方可服用本品。

（8）度洛西汀：推荐的起始剂量为每日40~60毫克。其主要不良反应：胃肠道反应、头痛、睡眠障碍、多汗、便秘，也见于度洛西汀停药后。应特别注意的是，应禁止与单胺氧化酶抑制剂（MAOI）联用。未经治疗的闭角型青光眼患者应避免使用，慢性酒精中毒及肝功能不全患者慎用。

2. 精神障碍的药物治疗

肿瘤患者伴有精神症状常需要抗精神病药物治疗，此类药物分为传统抗精神病药物、新型抗精神病药物以及长效抗精神病药物。目前临床上常用的抗精神病药物主要有以下几种。

（1）利培酮：一般1周内起效。由使用其他抗精神病药物改用本品者，应渐停原先使用的抗精神病药物。起始剂量为每日1毫克，分两次服用。常见不良反应：失眠、焦虑、激惹、头痛、口干。偶尔出现直立性低血压、反射性心动过速或高血压的症状。患有心血管疾病的人（如心力衰竭、心肌梗死、传导异常、脱水、失血或脑血管疾病）应慎用，从小剂量开始并应逐渐加大剂量。患有帕金森综合征的患者应慎用本品。

（2）奥氮平：具有强大镇静催眠作用。主要用于精神分裂症及其他有严重阳性症状（例如：妄想、幻觉、思维障碍、敌意和猜疑）和/或阴性症状（例如：情感淡漠、情感和社会退缩、言语贫乏）的精神病的急性期和维持期的治疗，也可缓解精神分裂症及相关疾病的继发性情感症状。起始剂量为每日5~10毫克。常见不良反应：嗜睡和体重增加。老年人用奥氮平常见直立性低血压，因此慎用于有低血压倾向的心血管和脑血管患者，糖尿病患者禁用。

（3）喹硫平：是一种新型抗精神病药物，对各型精神分裂症均有效，而且不仅对精神分裂症阳性症状有效，对阴性症状也有一定效果，也可以减轻与精神分裂症有关的情感症状如抑郁、焦虑及认知缺陷等。起始剂量为每日25毫克。常见不良反应：头晕、嗜睡、直立性低血压、心悸、口干、食欲不振和便秘。亦可引起体重增加、腹痛，无症状性碱性磷酸酶增高与血总胆固醇和三酰甘油（甘油三酯）增高。肝功能不全、心血管疾病、脑血管疾病或其他有低血压倾向的患者慎用。使用本品期间应避免驾驶机动车或操作具有危险性的器械。不推荐孕妇、哺乳期女性及8岁以下的儿童服用。

肿瘤患者的心理障碍是非常复杂的，故需要根据不同患者的心理特点做出不同的心理康复治疗及药物治疗，一旦出现心理问题需及时咨询心理或精神科医生。

小问答

1. 为什么需要使用药物控制肿瘤患者的心理问题？

肿瘤患者的心理问题是非常复杂的，也是非常普遍的。他们共同的特点是强烈的负性心理反应，包括抑郁、焦虑、恐惧、易激惹、绝望等，甚至发展为自杀。这些情绪反应导致患者无法积极配合治疗、康复，影响了患者的预后和生存质量。虽然大多数患者可通过健康教育、家庭及社会的心理支持和环境支持等社会心理治疗得到缓解，但是部分患者仍难以得到缓解，症状一直存在，这样的患者就需要在相关专业医生指导下给予药物治疗。

第四章　肿瘤患者的心理康复指导

2. 不良心理因素是致癌的危险因素吗？

焦虑、抑郁等不良心理因素会影响人体的免疫状态，增加患癌的风险。对于癌症治疗后患者，会增加肿瘤复发、转移的风险。另外，不良情绪会引导人产生不良的生活习惯，使患者更容易暴露在致癌因素下。

3. 肿瘤患者如何让自己放松下来？

通过转移注意力可以减轻患者的不良情绪。患者应坚持参加社交活动，与朋友保持联系，适当宣泄自己的不良情绪。其次，患者应学习与疾病相关的知识，充分了解自己所患癌症的特点，不要盲目担心。了解癌症治疗的首要目标不是消灭它，而是如何有效地管理和控制它，减轻癌症给患者带来的压力。

（赵永明）

第五章 肿瘤患者的社交与职业指导

第一节 概　述

社交，指一定历史条件下人与人的互相来往，进行物质、精神交流的社会活动。社交系统的基本要素包括社交主体、客体、交往力、交往关系、交往意识、交往需要和交情等，缺乏其中任何一个要素都会影响社交效果。

肿瘤患者的社交活动对于疾病的康复有重要意义。患者罹患癌症，备受心理、情感、社会各方面的压力，原有社会角色改变（成了患者角色），往往容易产生一些不良情绪，这些不良情绪如果无从宣泄，不仅不利于康复，还可能加快疾病发展。而人际间的交往正是肿瘤康复期患者调整自身情绪、重新恢复自信、恢复正常生活的重要手段。

对于肿瘤患者，心理状况的恢复并不一定与疾病的治疗同步。处在疾病康复期的患者离开医院的治疗环境后，需要重新步入正常生活。此时，适当地引导与帮助，使其逐步进入工作角色，对患者的心理重建、提高生活质量具有很好的正向作用。社会角色的认可，不仅能够使患者尽早摆脱疾病造成的心理负担，同时对于疾病的康复也起到至关重要的作用。

与此同时，家庭作为社会单位中最亲密的单元，在肿瘤患者的康复中显得尤为重要。家庭的支持在患者恢复社交中起到首当其冲的作用。良好的家庭支持能为患者更快的步入社会做准备，从而作为患者的心灵支撑，使其更快适应环境。

第二节 肿瘤患者的社交困惑及社交指导

一、影响社交的几种常见心理状态

1. 孤独无望感

恶性肿瘤是一种身心疾病，在治疗过程中，由于症状变化，或道听途说的一些信息，患者难以避免地认为自己是患了不可治的"绝症"。由于病程长，患者思想负担重，有的一直难以接受现实，有的失去治疗信心甚至产生轻生的念头。因为一些治疗方式的影响，如手术、放疗等，患者肢体、器官不再完整，往往带来"我和别人不一样"或"我不是个正常人"的感受，由此自觉或不自觉地把自己孤立起来，逐步与社会脱节。

2. 焦虑多疑

一部分患者表现为内心紧张不安，对身体变化感觉敏感，听到别人低声细语，就以为是在议论自己的病情。康复期中的病情变化也会使其担心家人和医生有没有骗自己。这也是肿瘤患者常见的情绪反应，患者往往陷入沉重的心理负担，而旁人也感到难以沟通。

3. 退化依赖感

在漫长的治疗期，家人的关心呵护，疾病或相关治疗带来的痛苦，使得多数患者处在被他人无微不至地关怀与照顾的环境中。不仅是被照顾生活起居，就连一些家庭角色或社会角色的功能也被他人分担了。长此以往，在进入康复期后，患者还处在一种"过分依赖"的状态下，如生活起居不能自理，不照顾他人需求，原有社会角色淡化，一切均以自己为中心。

康复期最恰当的应当是"接受配合"状态。患者能正视自己的病情，妥善安排工作及家庭，期盼着自己能被治愈，对生活充满希望。20世纪90年代初，柯岩的报告文学"癌症≠死亡"的发表带来一个名词"抗癌明星"，他们的大量经验也告诉我们：在乐观的心态、合理的膳食、适当的锻炼这几项中，乐观的心态是最重要的。

二、肿瘤患者的家庭支持

家庭支持是患者康复极其基本的一环，患者的生存期限、生活质量，均与其家庭支持息息相关。家庭支持取决于多个方面，除了我们常规理解的外在条件，还包括内在的互动和连接。家庭环境，除了指物质条件外，家庭气氛也是一种表现形式，是对患者最具影响力的外部环境。人的内在情绪和感受，在家庭生活中人与人之间互相作用，会对患者的康复起到潜移默化的影响。家庭干预，体现在家人的陪伴、劝导、扶持、关心、鼓励等方面，不仅能提高患者治疗的依从性，还能提高患者的自信心，从而提高生活质量，延长肿瘤患者的生存期。在这个过程中由于整个家属适应性的提高，家庭对疾病的抗打击能力也将提高。

首先是患者及家属需要了解疾病相关知识，提高对疾病的认知。随着互联网时代的到来以及互联网医疗的发生发展，网络将把医院、家庭、社会联系起来。患者及家属可以选择专业的互联网医疗平台（例如医院的平台、一些公众号如易加医等），针对癌症相关问题，实时进行咨询，解决疾病治疗及康复过程中的困惑和疑问。通过网络与医生互动，在有保障的家庭环境支持下，能提高治疗的依从性。

其次建立一个温暖宽松的家庭环境。家人的关心疏导，以及生活起居的照顾，能帮助患者树立战胜疾病的信心，并且积极配合治疗。一个合乐、充满正能量的家庭对患者的康复是必不可少的，家属之间的亲情和彼此的关爱，长期生活中建立起来的默契，有利于增强患者的生活信心。患者情绪乐观，积极配合，善于表达更能增强身体免疫功能，使康复之路走得更为顺畅。

那么作为一个肿瘤患者的家属，要怎么去展开具体行动呢？身为患者家属，面对亲人身患癌症，你同样会产生各种不良情绪：焦急、痛苦、害怕等。不过你必须承认这个现实，并尽快调整自己，积极面对，力求找出对患者最有利的态度，与患者沟通。按照前述患者可能出现的几种心理状态，你首先应该表现出和患者共渡难关的意愿。身为一个陪伴者，你还要善于聆听，并在适当时候有所反应。与患者相处，要以倾听者的姿态，不能先于患者表达焦急的情绪。患者在病中往往更容易追忆或自省，有时候相对无言也是很自然的事。如果双方相对无言而处之泰然，就无须强迫谈话。肿瘤患者的情绪比较复杂，一般均会渴望表达自己的内心感受，当患者在情绪上出现混乱时，你的反应除了尽量抚慰、帮助患者外，也要考虑不要适得其反。在给予帮助的时候，要注意表达。例如可以说："有什么事想让我做吗？"患者的表达可能会带有情绪，表述可能是含糊不清的，或者是凌乱的，这个时候最容易引起误会，应设法辨别患者真正要求的是什么。有时患者正陷入自我悲悯中，这时候你要保持耐心，可以先引导患者发泄不良情绪。当患者提出不能实现的要求，进而将淤积的情绪暴发出来时，你需要做进一步的沟通。对于过激情绪可以理解，但是长此以往不能接受。要坦诚表明你能理解患者的感受，但是你对患者过激行为的真实感受并不妙。至于对那些无法做到的要求，要在拒绝时尽力维护患者的心理不受损伤，也同时表现出对患者的包容，让其知道虽然这件事做不到，但可以帮助患者做其他的。在康复期你要鼓励患者逐步树立责任感，原则是"条件允许，适当而为"。此时患者情绪与疾病都较稳定，要把他们看成是有能力承担责任的人，而不是岌岌可危的人。他们可以对自身的健康负责任，应该主动参与一些康复活动或家庭事务决策。事事代劳、无微不至这种方式反而孤立了患者，家庭内良好沟通的建立是进一步融入社会的基础条件。当然，可以多一点"报喜不报忧"，就某些事情征求其看法、决定等，这样反而可以激发患者的生活兴趣与责任感。

总之，鼓励患者"将命运掌握在自己手里"。要再次强调的是，对于他们生活自理行为要予以爱护、支持和鼓励。如果对患者所有的关心爱护是出于患者身体虚弱，那么，疾病就会成为其负担，引导患者走向颓废。如果将患者作为正常人对待，有时候更能激发其积极康复的动力。

三、肿瘤患者融入社会的方式

肿瘤患者在患病期和康复期，应该属于一个特殊的社会群体，但不应该永远是一个特殊群体。回归主流社会，尽可能与正常人一样工作、生活，是癌症康复者的终极目标，这也是提高生活质量的重要内容。肿瘤患者的一个重要心理特点就是不愿生活在他人的同情、怜悯中，更怕别人担心"癌症会传染"之类，往往因病疏远了原来的社交圈，即社交回避问题。所以首先需要建立一个新的社交圈来恢复自信。比较常见的方式是通过"病友群"、各种"康复协会"等康复组织，与具有同样经历的病友共同交流，取得认同感、归属感，是迈出回归社会的重要一步。这些机构的任务就是科学地引导和帮助患者康复，这是家庭、医院都无法完成的。在这个群体里，患者起初是交流疾病治疗、康复心得，随着时间推移就逐步发展为在各方面互相帮助，包括重新就业、重新学习、调整人生目标等。在这个圈子里，不分职务高低，不分籍贯南北，不分年龄大小，彼此同病相怜，互相鼓励，在康复之路上重拾平等、自尊。例如我国诸多省份都有癌症康复俱乐部，定时开展各种娱乐、宣教、公益活动，通过群体抗癌模式，不仅帮助患者更全面地了解癌症知识，还能调整情绪，使他们不再那么悲观，激发幸福感，帮助他们更好地融入社会。某癌症康复俱乐部曾对1800名肿瘤患者调查显示，42%的肿瘤患者在治疗过程中最易产生心理负担，而群体抗癌可增加肿瘤患者战胜疾病的信心。参与癌症康复俱乐部的肿瘤患者，其5年以上生存期比没有参加癌症康复俱乐部的肿瘤患者高出9%，对7986名肿瘤患者的调查显示，71.9%的人认为群体抗癌有很强的吸引力，能抚平精神创伤，增强康复信心。在癌症康复俱乐部，通过群体抗癌，一位当时被判仅有6个月生存期的肺癌患者，生存期达到了九年半。

但群体抗癌模式也有其弊端。许多患者在参加一些康复活动时，经常不自觉地接受其他病友的劝告，比如应该怎样治疗，找哪个医生，吃什么药，等等。曾经有一位患者在康复后，向500多名肿瘤患者介绍自己的"抗癌"经验，并回答患者提出的各种问题——上述画面实在令人担忧，毕竟每个人的病情、体质都大不相同，不能一概而论！恶性肿瘤的治疗始终强调个体化和专业化，个例绝对不能指导群体，个人经验不宜过分放大。而且疾病咨询涉及医学科学性，它不仅讲究适应证，还讲究禁忌证，患者往往缺乏深厚的医学背景知识，盲目照搬是万不可取的。

在互联网日渐发达的今天，网络成了更重要的协助社交工具，对这一新兴产物善加利用，无疑是事半功倍的。互联网的价值在于：提高沟通效率，降低沟通成本。通过互联网既容易学习疾病知识，也方便患者吐露心声、表露情感，达到情感宣泄，疏导不良情绪的目的。目前，各种医学信息平台、公众号（如易加医、春雨医生、淋巴瘤之家）层出不穷，线上与线下的积极互动为患者提供了极大便利。但是，互联网也存在信息庞杂，难辨真伪的弊端，所以辨明真实可信的网络信息来源，选择就医及康复之路的最佳"熟人"不可或缺。

值得注意的是，康复之路上需要利用互联网这个工具，但不能仅用网络社交来代替现实中的社交。美国著名科技评论人士约拿·莱勒撰文称，过往的经验表明，技术的提升和网络社交的出现无法取代真实的社交活动，只有对这种活动形成补充的服务。面对面的交流具有更多价值，有很多身体语言和含蓄的信息是无法通过互联网传递的。肿瘤患者本来就容易出现自卑、焦虑、忧郁、悲伤等负面情绪，离开现实人群，只在虚拟世界中生存，那么反而与社会脱节愈加严重，加重了孤独感和焦虑、抑郁的倾向，还阻碍了社交技能的发展，那么与回归社会这个目的反而背道而驰了。

第三节　肿瘤患者的职业指导

经过系统的治疗，肿瘤康复期患者病情已得到控制，达到临床治愈，此时生活可以自理，机体功能基本恢复至患病前的水平，可以参加力所能及的工作，减轻家庭经济负担，回归社会。一项来自美国、芬兰和加拿大的多中心回顾性研究显示，41%~84%的肿瘤患者在治疗后返回了工作岗位，但其中21%~34%的患者出现了工作能力下降或无法胜任工作的情况，且失业风险比正常人群高出37%。

一般来说，康复期的职业选择遵循"力所能及、量力而为"的原则。患者都想早日康复，能做一些相对轻松的工作，从工作中可以获得愉快和欣慰，以及自身价值感。肿瘤康复期患者参与到社会活动中来，精神上就会产生信心和力量，对疾病的进一步康复有好处。患者可以根据自身的情况，先从起居做起，适当参加娱乐活动和体育锻炼，培养生活情趣，逐渐恢复病前工作。家属可以从旁协助，让患者恢复部分或全部家庭和社会工作。

一、时机选择

攻克恶性肿瘤是个世界性的难题，但随着治疗技术和治疗手段的不断更新和进步，恶性肿瘤的预后已经得到了极大的改善。如今，恶性肿瘤已非绝症，经积极治疗后，很多人完全可以再次工作。但治疗后多久恢复上班则要因人而异，因社会、家庭环境条件而异。

对于早期患者来说，若疾病发现较早，肿块单发且无远处转移，经手术治疗后，若不需要化疗和放疗，半年后可考虑半天工作或从事轻松工作，若体力允许，可逐渐恢复平时工作量，当然需量力而为。

若治疗期需要进行化疗和放疗，那么化疗一般要6~8个疗程，短则半年，长至2年，放疗相对短些。一般均需在所有治疗结束半年至1年后根据体质恢复情况，才可考虑从事轻松工作。在康复过程中要根据自身的体力、精神来适当安排工作，最好先进行半天的工作适应一下，但是在化疗或放疗期间绝对不建议去工作。

而对于晚期患者来说，虽然一般病情较重，但随着目前医学的发展，预后也已得到极大改善，一些晚期患者不但生存期较长，生存质量亦非常不错。美国威斯康星大学麦迪逊分校 Amye Tevaarwerk 等人的调查显示，大约三分之一的晚期患者仍然在工作，且肿瘤部位、治疗手段并不影响其参加工作的决定。因此，晚期患者若能维持病情稳定，且较好地控制疼痛、疲劳、记忆问题和麻木这些相关症状，则带瘤生存的患者可在医生的严密观察下,做一些力所能及的轻松工作,但每天工作的时间要远远少于 8 小时。

二、工种选择

具体的工作安排还是强调以量力而行为原则。如果疾病能被早发现,早治疗,得到根治,工作能力的完全恢复是毫无问题的。许多患者证实了这一点,包括肝癌患者,早期手术也照样恢复了工作。但是当疾病已非早期,治疗本身又给身体带来一定的损伤和遗留某些后遗症时,患者在康复过程中就要根据自身的体力、精神来适当安排工作。

在工种选择方面,首先应避免目前已经证实与癌症相关度较高的职业,例如煤矿、石油、化工、钢铁等相关行业,在工作过程中可能接触大量粉尘和其他有害物,对身体极为不利;而像程序员、司机等需要久坐的职业,或消防、救援等工作压力较大的职业,也不适合肿瘤康复期患者。此外,"日出而作,日落而息"是人体适应自然环境的体现,长期熬夜,会影响高级神经中枢功能,造成内分泌紊乱,从而影响免疫机制,因此经常需要熬夜的职业也是一大禁忌,例如媒体广告、计算机行业、医疗行业等。

对于非早期恶性肿瘤患者来说,一系列治疗或多或少可能给患者带来机体上的损伤或遗留疼痛、疲乏等症状,一般来说不推荐重体力工作,但由于很多患者家庭条件或学历等各方面条件的限制,只能选择体力工作,这个时候则需要综合评估,若自己身体状况允许,适当的体力工作是没有问题的,当然平时要注意自己的身体承受能力,以此为限度,并加强营养补充,给身体适当的休息和放松时间,注意劳逸结合。除体力工作外,我们也不应忽视脑力工作带来的负面影响。其实脑力工作所消耗的能量绝不低,特别是一些创造性的脑力工作。因此建议患者从轻松工作做起,适应 1~2 年,再逐步增加工作量。在工作的同时,可选择坚持服用调节机体免疫的药物或中药汤剂改善免疫功能。

三、如何兼顾工作和身体

工作安排要以不影响治疗为前提,对初期治疗结束但尚需进一步维持的,应以服从继续治疗为前提。对正在治疗的患者,则应全力以赴配合医生治疗，以争取理想的治疗效果。对于治疗结束后已经进入工作状态的患者来说，也应牢记以下要点。

（1）生活要规律：为了适应新的生活和工作，要建立良好的生活习惯，每天的起床、睡觉、户外活动、服药、锻炼、娱乐、饮食安排、休息等要订好计划，使之形成规律，使体内各系统功能适应规律性的变化，避免过度紧张和疲劳，有助于防病、治病和康复。

（2）注意合理饮食：饮食均衡搭配，粗细混食，严格控制不宜吃的食物，不能强求过多的蛋白质、脂肪等。详见本书饮食营养相关章节。

（3）保持稳定乐观的情绪：以乐观豁达的心态对待工作、生活，正视现实，增强身心方面的稳定和平衡。在娱乐、锻炼和社会交往以及自己喜好的活动中发现自我价值，适度锻炼，多与朋友及病友接触，相互激励。

（4）增强自我保护意识：肿瘤患者免疫力低下，极容易受到细菌、病毒的侵袭，稍有不慎便会外感风寒而致感冒、肺炎等病症，注意工作环境、工作方法和维持自身健康不能冲突。

（5）避免"补课"式工作：有的患者回到了工作岗位，一门心思要把损失的时间补回来，拼命努力。这固然是积极向上的一面，但过度劳累疲乏会导致机体免疫功能降低，从而使病情恶化。这部分患者患病前大多是职场中坚力量，正处于事业的上升期，因病耽误工作和晋升，容易心理失衡，希望康复后用加倍的努力和热情以及出色的成绩，来证明自己不比其他同事差。但肿瘤康复期患者与普通人始终有所不同，工作上不要急着"补课"。肿瘤康复期患者要调整好心态，适应现在的状态，工作上量力而为。生病，从某种层面上来说意味着以前的工作生活模式出现差错，让身体无法负荷。抗癌治疗为患者提供了一个"审视自我、拨乱反正、重新出发"的机会。康复期的首要任务是养好身体，重新找到生活和工作的平衡，踩着适度的节拍前进，这比急于在工作中"上位"要重要得多。康复后需要心胸开阔，心态乐观。例如有些肿瘤患者出院后，会重新思考生命的价值和幸福的意义，找到了生活的乐趣，性格也变得柔和。例如原来的职场"忙人"变成旅游"达人"，有些人挥毫泼墨，养花种草，做义工帮助别人。

（6）定期检查：康复期不等于没有复发的风险，因此定期复查是重

第五章　肿瘤患者的社交与职业指导

要原则。一般恶性肿瘤经治疗后在 5 年内是最容易复发的，尤其是在前 2~3 年内。因此这段时间的复诊是非常重要的，复诊有个原则，即距离治疗结束的时间越近，复诊的间隔时间应该越短。但需要注意的是，这种复诊应该是终身的，即使没有到复诊时间，如果身体出现了不适，也应该及时去医院复查。一般来说，建议肿瘤康复期患者 2 年内每 2~3 个月复查 1 次，2~5 年每 4~6 个月复查 1 次，5 年以后每 6~12 个月复查 1 次。

小问答

1. 乳腺癌患者王阿姨在完成治疗出院后时不时地会有些问题想要询问医生，例如用药的问题，药物不良反应的处理等。通常她只能一大清早坐很久的车赶到医院，排队挂号，奔波辛苦体力不支。儿女工作繁忙，发现了这个问题，可是又不能经常请假陪同。几次三番下来，王阿姨情绪比较低落，家属询问：有什么方法能解决？

　　首先整个家庭成员互相沟通，建立一个积极的家庭氛围，安抚王阿姨的情绪。其次求助于互联网医疗工具。例如挂号，可以使用相关医院的官网、微信公众号进行挂号预约。利用智能手机下载专属应用程序，利用与医生线上互动的方式解决一些日常小问题，减少跑医院的次数。

　　解决方案：家属教会了王阿姨使用易加医（肿瘤专属应用程序），线上与医生直接沟通，小问题就无须再长途跋涉去医院了，免去来回奔波的辛苦。需要去医院复查时，使用医院官网和微信公众号进行挂号预约，时间成本明显降低。王阿姨体力好转了，心情也开朗了不少。

2. 小林是个篮球运动员，性格活泼开朗，因患骨癌实行截肢（左下肢膝盖以下截肢）和化疗。虽然术后身体恢复理想，但是已无法恢复以前的运动生涯。他不能接受这个现实，也不知道该怎么办，变得孤僻、暴戾、自闭，家属询问：该怎样帮助他？

　　身体的残缺已无法避免，需要建立重新生活的信心。年轻人路还长，关上一扇窗会有另一扇窗打开。身边的亲人此时必须耐心引导，可以联系当地康复协会以及残联协助。

　　解决方案：父母帮助小林联系残联后小林加入了残疾人俱乐部，重新开始了篮球生涯，慢慢恢复训练，并努力参加了残疾人运动会。经过亲人的耐心引导，小林发现，天其实也没有塌下来，逐步接受了身体残疾的现实，重新变得开朗，比以前更加坚强了。

3. 李先生本是某公司高管，工作压力大、应酬多、出差多。去年因患直肠癌进行了手术治疗，术后半年恢复良好，想回到原公司上班。但因为使用人工肛门造口袋，适应得不是很好，顾虑较多。询问：能恢复工作吗？

从身体恢复情况来看，适当工作没问题。但直肠癌本身就与饮食因素相关，必须注意饮食节制。人工肛门造口袋的适应更需要养成良好进食、排便习惯。建议更换工作岗位，注意作息规律，并去造口门诊调整康复计划。

解决方案：李先生退居二线岗位，以文书工作为主，并加入了康复协会，与病友加强交流，并在造口师指导下逐步调整饮食、排便习惯，生活恢复良好。

（龚黎燕　周琴飞）

第六章　肿瘤患者的居家环境指导

第一节　卧室布置：明亮温馨亲情深

俗话说："三分治，七分养"，七分养对肿瘤患者的康复至关重要！可以说，日常生活及家庭康复对肿瘤治愈率的影响大大超过医药的作用。患者在家中有亲人陪伴倍感温暖，在家中环境熟悉，无拘无束，轻松自在，舒适方便。当我们将肿瘤患者从医院接回家前，亲人首先要把家里收拾、打扫、布置一番，给患者一个惊喜。那么，如何来布置环境呢？

首先要把卧室布置好，根据患者的爱好来布置房间，最好为患者安排单独的朝南或东南方向的房间，有充足的阳光，室内采光良好，使患者感到温暖舒适，有利于患者早日恢复健康。床靠近窗户，以便更多地得到阳光。但不要与墙或窗户靠得太近，因为墙壁和窗户的表面温度对人体散热有很大影响。为了不使阳光直射患者眼睛，最好有多重窗帘等遮挡物，可随时调节采光。最显眼的窗帘用暖黄色比较好，房间装饰色调应服从安静、舒适、明快的原则，颜色搭配力求柔和温馨，天花板和墙壁，选白色较佳，也可以在卧室内悬挂患者喜欢的风景画。在台灯罩、花瓶等小物件上选用一点适宜的色彩装饰卧室。卧室的光线要柔和，灯光瓦数稍低些（13~50瓦），便于营造出温馨的气氛，使患者更容易进入睡眠状态。家具不宜过多，要实用，容易清洗，一个床头柜，一把有扶手的椅子（患者坐时比较舒服，且能提供有力的支持）。床上应备两个枕头，以支持患者的头和肩。如患者侧卧时可在背部放置枕头，使患者获得支托而感到舒适。另外准备暖水瓶、茶杯、痰杯或痰盂、便壶或便盆即可。要为患者留出足够的室内活动空间。对居家环境的装潢布置要特别注意，尽量使用绿色环保的装潢材料，患者的卧室要求每天打扫一次，患者用的餐具和脸盆，痰盂、便盆或便壶，用后随时倒掉并刷洗干净。为患者建立一个舒适、清静、整洁、卫生而富有生机、能得到充分休息、便于生活起居和锻炼的环境。

亲情往往是患者的精神支柱。患者感受家属和亲友的关爱，生活在舒适和谐的环境中，心情愉悦，战胜疾病的信心就会增强，也就有利于疾病的康复。

小问答

1. 如何选择家用制氧机？

如果有条件的话可以购置一台家用制氧机，吸氧可辅助改善患者症状，有利于患者的治疗。目前所有医疗用制氧机采用的都是世界先进的PSA（变压吸附）空气分离制氧技术，关于家用制氧机市面上有多种，由于制氧的原理不同，各种制氧机的使用特点也就不同。

2. 卧床的患者如何选择专用床？

如果患者不能自己起来走动，那么就要选择如医院的专用床，具有平躺、起背、屈腿、翻身、助便等九大功能，让患者躺着舒适，让亲人全方位摆脱护理难题。医疗器械店一般都有卖的，有电动的，也有手动的，还有那种可以翻身的和带厕所的，家属可以根据患者情况选择购买。

3. 面对肿瘤末期患者如何居家做好临终关怀？

如果是肿瘤末期患者，家属应该把病情真相告诉患者，在生命的最后一程，患者最希望得到的是临终关怀。对家庭来说，最好的支持就是陪伴，在熟悉的居家环境中享受亲人的陪伴，不仅减轻了患者身体上的痛苦，最重要的是给予了心灵上的抚慰与支持，让患者在相对平静舒适的环境中延长生存期，留下美好的记忆。

第二节 室温调节：冬暖夏凉温如春

肿瘤康复期患者休养的环境应舒适安静，并根据气候情况，保持房间温度、湿度适宜，做到冬暖夏凉温如春。使用空调时冬天温度要保持在18~25℃，湿度要保持在30%~80%。夏天温度保持在26~28℃为宜，温度不宜过低，还要注意室内外温差不要过大。建议在患者房中放置一个

第六章　肿瘤患者的居家环境指导

测试温度和湿度的仪器。室内放盆水能保持湿度，避免因空调排水引起空气干燥，使人体水分流失过多。开空调不要连续10小时以上，要经常开窗透气，这样不仅能使室内空气新鲜，也可延长空调的使用寿命。更重要的是室温的适当变化对人体有良好的保健作用，它可刺激各个系统的功能活跃，从而增强机体的抗病能力。反之，如果室内温度长久地保持不变的话，就会使患者的体温调节功能衰退，抵抗力降低，容易罹患感冒等疾病。即便是天气太过炎热，晚上必须开空调睡觉，也要给空调设定关机时间，避免开整晚。同时，要注意盖被，最好穿着睡衣避免着凉。

如果没有空调，要以患者的感觉为指标，夏天使用电风扇不宜直吹患者，或者可以买冰块降温，使患者感到凉爽舒适。家里挂上有瀑布、冬雪等题材的风景画，也可放"高山流水"等优雅轻松的音乐，有助于心静，使人产生"凉快"的感觉。另外，扇子既是一种养生保健工具，又是一种文化修养，热的时候多扇两下，凉的时候就少扇两下，它扇出的是自然风，比空调吹出来凉气透骨的风要健康得多哦！冬天，要保持理想的温度和湿度，可用双层玻璃窗，窗缝贴好封条，并使用棉布帘等，也可以用暖风机、壁挂暖气片、电暖器、油汀等，北方家庭取暖方式还有火坑、火墙等，选择采暖方式应该因地制宜，需要考虑安全、卫生，不使灰尘、煤烟及有害气体污染室内空气，无发生火灾或一氧化碳中毒的危险。

小问答

1. 为什么室温也要因人而定？

对不同患者，室温可以有所不同。发热患者室温宜低些，老年人或女性住的地方室温宜高些，不同体质的人患同一种疾病，可以出现不同的临床表现。例如，平时怕冷的人、体质偏寒的患者室温宜高些；平时怕热的人、体质偏热的患者室温宜低些，总之要根据各人所要求的室温来采取相应的措施。

2. 为什么要保持室内安静？

患者居室要保持安静，减少噪音，因为过强的噪音会打乱人类大脑皮质兴奋与抑制的平衡，使人头痛、头晕、失眠、食欲不佳、记忆力减退等，而对肿瘤康复期患者的危害更加明显。因此，家属在做家务、走路、说话、娱乐时,不要发生过大声响。安静的环境,是保证肿瘤患者休养康复的重要条件。

第三节　开窗通风:病菌灭踪不感冒

人有80%的时间是在室内度过的,肿瘤康复期患者在室内的时间甚至可以达到95%~100%。而温暖、光照差、空气不流通的房间很适合细菌、病毒的生长繁殖,从而增加患呼吸道疾病的风险。因此,要特别注意讲究卫生,消除病虫害以杜绝病源,多开窗通风,让阳光照进来是最简便、经济的空气消毒法。开窗通风有利于减少空气污染,保持室内空气清新,能够把对人体有益的负离子引到屋里来。空气中的负离子能够改善人体免疫系统、呼吸系统以及中枢神经系统的功能。清新的空气令人心情愉快,精神振奋,对于人体的健康有着非常重要的作用,绝不是可有可无的小事。

空气负离子,又称"空气维生素",它如同阳光、空气一样是人类健康生活不可缺少的一种物质。科学研究表明:空气中含有适量的负离子不仅能高效地除尘、灭菌、净化空气,同时还能够激活空气中的氧分子而形成携氧负离子,可见负离子在空气中的含量是决定空气质量好坏的一个重要因素。自然界中负离子无处不在。打雷闪电、植物的光合作用、喷泉及瀑布水流撞击等自然现象都可以产生大量的负离子,这就是人们在雷雨天气、森林里、瀑布旁会感到空气特别清新,顿觉心旷神怡、精力充沛的奥秘所在。俗话说"开窗通风,百病灭踪"。要根据四季气候和患者的体质而定,即使是冬季,房间也要定时开窗换气。开窗换气时,患者可以先去其他房间休息,避免直接吹风。

紧随着通风而来的问题,就是防尘。空气流通不可避免地要带来灰尘,灰尘也是人体健康的敌人。家里常用吸尘器清洁环境,提倡用湿拖布直接擦地,有条件的还可采用2%的来苏儿100倍稀释液,同时起到室内消毒的作用。湿式除尘还能保持地面湿润、防止尘土飞扬,同时有利于调节室内的湿度。

小问答

1. 开窗通风时要注意哪些事？

开窗通风也是有讲究的，希望多关注城市空气质量状况，低于"良"的情况下，不要长时间开窗；通风时间最好在上午9时至11时，下午2时至4时。因为这两个时段内，气温已经升高，沉积在大气底层的有害气体已经散去，开窗通风效果较好。可每天开窗2~3次，开窗通风30分钟，可使室内空气中的细菌数减少70%以上，是预防呼吸道疾病的有效措施之一。

2. 是否需要买负离子发生器？

有条件的家庭可以买一台负离子发生器（家用空气净化器），负离子能沿着人体呼吸道直抵肺部，再穿过肺泡进入血液，到达全身各处，促进血液循环，使红细胞和血红蛋白增加，加速肌肉内积存的代谢产物的输送，从而消除疲劳；还能改善患者肺部呼吸功能，促进新陈代谢，增强抗病能力，调节中枢神经系统的兴奋和抑制状态，改善大脑皮质的功能，使人精神焕发、充满活力，有益于患者的精神与情绪，促进代谢与食欲。

第四节　凉台养花：赏心悦目心情好

老舍在散文《养花》中说："我总是写了几十个字，就到院中去看看，浇浇这棵，搬搬那盆，然后回到室中再写一点，然后再出去，如此循环，把脑力劳动和体力劳动结合在一起，有益于身心，胜于吃药"。对于肿瘤康复期患者来说，在凉台养花，赏心悦目心情好，更有利于早日康复。

养花是一种愉快的劳动，每天侍弄花木，醉心于为花施肥、培土、浇水、整枝，会让患者忘却不愉快的事，达到忘忧、忘病、忘我的境地，从而调节了机体神经系统功能，使人心胸开阔，乐在其中，而且还能活动四肢，灵活关节，使人得到锻炼，顿感浑身轻松。养花不仅增添了生活的情趣，使生命更富生机，同时还有益身心健康，花香飘溢作用于人的嗅觉，深深呼吸，有益于心肺功能，还可以镇静安神，调和血脉。如茉莉花的香气能给人以轻松、愉快之感；薄荷的清凉气味有醒脑清神之功；桂花的馨香，沁人心脾，增进食欲；菊花的清香可清肝明目，长期使用菊花枕芯，还可降低血压；养花使人的精神紧张和视觉的疲劳在别有兴趣的躬耕之中消弭于无形。俗话说"阳台三盆花，药费不用花"。三盆花是指紫苏、薄荷和金银花，紫苏可润燥散寒疏风，有助于治疗风寒感冒、肺燥咳嗽。薄荷性凉，可入肺经，有疏肝、清利头目、利咽透疹、疏风散热等功效。金银花气味芳香，性甘寒，有很好的清热解毒、消炎止痛及抗病毒的功效。对于外感风热、咽痛、痤疮、荨麻疹、麻疹等病有很好的治疗效果。

养花不但能从劳动中获得悠闲情趣，还能起到美化居室之效。选一盆最会吸毒的植物搬回家吧，米兰淡淡的清香，雅气十足，是天然的清道夫。虎尾兰、金心吊兰、绿叶吊兰、巴西铁等可以清除空气中的有害物质，有"绿色净化器"之美誉。常绿芦荟有美容、吸收异味、净化空气作用。非洲茉莉产生的挥发性油类具有显著的杀菌作用，可使人精神放松、有利于睡眠。建议给肿瘤康复期患者客厅或室内摆放一些吊兰、仙人掌等盆景，既可美化环境，又可吸附甲醛、苯等有害气体，减少室内有害物质。吊兰能在微弱的光线下进行光合作用，可吸收室内80％以上的有害气体，吸收甲醛的能力超强。同时能将火炉、电器、塑料制品散发的一氧化碳、过氧化氮吸收殆尽，还能分解苯，吸收香烟烟雾中的尼古丁等有害物质。一盆吊兰在8~10平方米的房间内，就相当于一个空气净化器，故有"绿色净化器"之美称。仙人掌被称为夜间"氧吧"，它多在晚上比较凉爽、潮湿时进行呼吸。吸入二氧化碳，释放出氧气。仙人掌也是吸附灰尘的高手，室内放置一盆仙人掌，特别是水培仙人掌（因为水培仙人掌更清洁环保），可以起到净化环境的作用。

对于身体条件允许的患者，可以到公园散步，在花草树木生长的地方，空气清新，负离子积累也多，吸进这些负离子，能获得充足的氧气，为防癌、抗癌提供有利的条件。俗话说"花中自有健身药""养花种草，不急不恼，有动有静，不生杂病""种花长福，赏花长寿，爱花养性"，都说明了以花为伴的人容易获得健康长寿。但需要注意的是不要在郁金香花丛中停留时间太长，如果待上2~3小时，就会头昏脑涨，出现中毒症状，严重者还会毛发脱落。

第六章 肿瘤患者的居家环境指导

小问答

哪些花草不宜放在室内？

有一些花草不宜放在室内，对于肿瘤康复期患者更要注意，例如夜来香，在晚上会散发出浓香，闻之过久，会使高血压和心脏病患者感到头晕、郁闷不适、失眠、咳嗽，甚至气喘，病情加重。百合花的香气会令人过度兴奋而引起失眠。紫荆花所散发出来的花粉若与人接触过久，会诱发哮喘或使咳嗽症状加重。月季花长期放在室内，散发出的气味会引起一些人气喘烦闷。万年青、夹竹桃、滴水观音、含羞草、水仙花等其汁液内含有毒素，触到人的皮肤会引起奇痒、皮炎，眼睛接触滴水观音的汁液可引起严重的结膜炎，甚至失明。有些花如一品红、曼陀罗、洋绣球花（包括五色梅、天竺葵等）、黄杜鹃花等，虽貌若"美女"，然皆藏有祸心，各有毒性，尽量少接触。对花粉过敏者，最好养些不开花的绿色植物。

第五节　厕所防滑：安全措施要周到

肿瘤康复期患者体力较虚弱，平衡能力不是很强，患者活动不便，很难保护好自己，要特别注意居家环境的安全。卫生间相对其他房间更易发生事故，成为"家庭事故"的高发地，因此，安全是卫生间设计中首要考虑的因素。确保卫生间的门能从外面打开，以防患者被锁在里面。如果患者不能够自己洗澡，家人要仔细尽力帮助。卫生间光线要明亮，地面使用防滑瓷砖。在卫生间门口、浴盆、浴缸附近，铺上防滑地垫，可以增大脚底的摩擦，起到安全防滑的作用，可避免患者滑倒。卫生间的台子边缘如果是直角的，要加装圆弧形的防护棉垫，以免患者滑倒时受伤。在卫生间安装扶手，让患者在站起、坐下时有可以借力的东西。为患者选防滑底的鞋（鞋底有橡胶小颗粒），能起到保护作用；也可在地上贴上防滑条。卫生间的地面上如果有水渍，要及时擦干净，以免地面湿滑。热水管道最好能做适当包裹，既可保温，最重要的是还能有效避免患者误碰。还可安装红外感应恒温水龙头，使用时只需将双手放于其下便可，不用调节水温，操作非常简单。卫生间的电线要布置妥当，以免潮湿引起短路。卫生间必须设置应急呼叫按钮，患者万一有事可以应急呼叫。

小问答

1. 患者坐轮椅要注意哪些问题？

如果患者要坐轮椅，目前市面上轮椅种类很多，无论选用哪种轮椅，必须要保证患者坐得舒适、安全。还可以根据患者的体形量身订制。轮椅使用前应检查前轮、后轮、刹车等各部位的螺丝及后轮辐条，如有松动请锁紧，以免产生安全隐患。使用时按规定操作，特别是上、下轮椅时，应预防事故发生。

2. 如何预防肿瘤康复期患者跌倒？

患者晚上起床上厕所与早晨起床之时，因为机体平衡力差，刚睡醒时睡眼惺忪，易发生跌倒。因此起床别太急，①醒了后，躺着别动，等半分钟，再坐起来；②坐在床上等半分钟，以适应暗环境；③坐在床边，脚垂在地上，等半分钟，让肌肉慢慢恢复协调力，再站起来走。不要在卫生间门边放置用来吸湿的旧衣服或者毛巾，因为常常会成为患者的绊脚石而造成跌倒。洗完澡穿裤子、换鞋这些有"单脚操作"的动作，考验平衡能力的时刻，应该准备个凳子让患者坐上去慢慢来。

第六节　厨房除烟：科学烹饪营养高

肿瘤康复期患者卧室不要靠近厨房，厨房是家庭中空气污染最严重的区域。同济大学肿瘤研究所 2009 年 9 月 14 日公布的一项长达 5 年的肺癌流行病学调查发现，中青年女性长期在厨房做饭时接触高温油烟，会使其患肺癌的危险性增加 2~3 倍。其污染的另一来源是从煤气、液化气等中释放出的一氧化碳、二氧化硫、二氧化碳、氮氧化物等有害气体。有调查显示，在非吸烟的女性肺癌患者中，超过 60% 的女性长期接触厨房油烟；有 32% 的女性烧菜喜欢用高温煎炸食物，同时厨房门窗关闭，厨房小环境油烟污染严重；还有 25% 的家庭中厨房连着卧室，冬天炒菜时也很少打开窗户。高温油烟久久不散，甚至睡觉时也在吸入。有毒烟雾长期刺激眼和咽喉，损伤了呼吸系统细胞组织，很容易导致肺癌发生。而来自中国台湾的一项研究数据表明，烹调中不使用排风装置的女性，患肺癌的风险增加 3.2~12.2 倍。做一顿饭相当于抽两包烟，油锅"刺啦"时最伤肺。厨房过量的炒菜油烟，可随空气侵入人体呼吸道，进而引起食欲减退、精神不振、疲乏无力等症状，医学上称为"油烟综合征"。很多厨师做出许多美味佳肴，可自己却没什么胃口，就是这个道理。

厨房油烟早已被医学界认为是导致肺癌发病率上升的关键因素之一。饭不能不吃，菜也依然要做，那么该如何减少厨房油烟对人的伤害呢？要想做菜更健康，必须改变"急火炒菜"的烹饪习惯，有些人炒菜时喜欢掂一掂大勺，火就冒了上来。炒"过火"菜看起来很美，但吃起来不健康，而且油烟更大。因为"过火"时油的温度会超过 300℃，这时极易产生致癌物苯并芘，致癌物微粒还会附着在菜和油烟机上，危害人体健康，肿瘤康复期患者身体虚弱，对其危害更大。因此提倡蒸、煮、炖，尽量少煎、炒、炸，就能把油烟对肺的伤害降到最低。

小问答

1. 如何做好厨房的通风换气？

要做好厨房的通风换气，迅速排除厨房油烟，首先要正确使用油烟机，要早开晚关,即点火前就打开油烟机,炒完菜后延长排气5~10分钟再关闭油烟机,把残留在厨房中的油烟尽可能吸走。要及时清理油烟机,保证其正常的工作效率和质量。还要选择信誉好、质量好的品牌油烟机,不要使用质量不过关的产品。

2.哪些厨房电器较少产生油烟危害?

使用微波炉、电饭煲、电烤炉、电磁炉等厨房电器,较少产生油烟危害。建议用不粘锅代替传统炒锅。不粘锅的平底设计,使其受热面积大、传热均匀,瞬间就能达到很高温度,有效缩短了烹饪的时间,而且不会出现糊锅的现象,减少油烟的产生,这样可大大减少厨房内的空气污染。改变烹饪习惯,就能远离油烟危害。

第七节 客厅接待:谢绝二手烟

在每一个家庭中,客厅是家庭的活动中心,它既是家庭成员经常活动聚会的地方,也是接待亲朋好友、聊天休闲的地方。家里有肿瘤患者休养康复时,要避免过多亲友入室探望或过多的人来回走动,适当控制探视人数,来访人员在与患者交谈时,说话要热情、真诚、亲切,但时间不宜过长。家人对来访人员不要敬烟,也要婉言谢绝来访者敬烟,尽量劝说客人不要吸烟,一般客人都会自觉配合的。流行病学资料和大量的动物实验都证实吸烟是导致肺癌的主要因素。香烟不完全燃烧过程中要发生一系列的热分解和热合成化学反应,产生的烟雾中存在2000多种有害物质,其中至少有64种是极其强烈的致癌物质,也可以引发几乎所有的癌症。例如口腔癌、鼻咽癌、肝癌、胃癌、食道癌、皮肤癌、乳腺癌、膀胱癌、睾丸癌和白血病(血癌)等。全世界最坏的习惯是抽烟,"抽烟好比吃砒霜,分期付款买死亡"啊!肿瘤患者,尤其肺癌患者休养康复期间除了戒烟外,更不能受到二手烟、三手烟的危害。美国医学研究人员最近发表研究报告指出,"吸二手烟"比原先外界所知道的危害还要大,一些与吸烟者共同生活的女性,自己虽然不吸烟,但是患肺癌的概率比常人高6倍。

第六章 肿瘤患者的居家环境指导

小问答

有抽烟习惯的家人如何戒烟？

家人有抽烟习惯的话，最好戒烟，您的行动也是对患者最好的支持与爱护。戒烟时会出现烦躁不安、头昏脑涨、失眠焦虑等不适感。目前市面上虽然已有一些药剂和方法可以帮助戒烟，但更重要的是吸烟者个人的决心和毅力。烟瘾犯了，告诉自己为了爱护患者，不要因为自己的坏习惯给患者带来损害，在忍耐的同时，不妨做一些事情来分散自己的注意力，例如上网、刺绣、做家务。通常，15分钟后，可能就没有吸烟的欲望了。也可以在想吸烟的时候，就用零食来堵住嘴，可以把胡萝卜、苹果等切成条状或者块状，这样既可以长时间地让你的嘴巴忙于咀嚼，又不用担心吃太多会有体重增加的问题。家人戒烟会给患者带来感动和喜悦，同时也能增强患者战胜癌症的信心。

第八节 常洗衣服常洗澡，常晒被褥疾病少

俗话说："常洗衣服常洗澡，常晒被褥疾病少"。谚语告诉我们生活中应该养成良好的生活习惯，使我们少得病，健康长寿！肿瘤康复期患者抗病能力弱，更要做到常换衣服常洗澡，常晒被褥疾病少。

衣服对内吸附身体排出的废水、废气、脏物，对外起防止灰尘、细菌侵入身体的作用，是一道隔绝体内外的屏障。一件衣服穿一天，其上面可以沾染几十万个细菌，还有灰尘和一些其他有害物质。俗话说："洗澡不换衣，满身痒兮兮"。衣服一定要勤洗勤换，保持干净。衣服在收藏过程中要注意防霉、防虫，被褥、棉衣、羽绒衣服等要勤晾晒，让日光中的紫外线对衣服进行杀菌消毒。收藏时间较长的衣物，要洗后再穿。

洗澡是一个人最为放松的时候，洗澡后人会感到神清气爽，轻松愉快。洗澡不仅能清除汗垢油污，改善皮肤和肌肉的血液循环，还能起到消除疲劳，舒筋活血，改善睡眠，提高皮肤的代谢功能和抗病力，保持皮肤健康的作用。通过温水的浸泡或冲洗，能够治疗某些疾病。洗澡水的温度应与

体温接近为宜，即35~37℃，若水温过高，会使全身表皮血管扩张，供应大脑和心脏的血液随之减少，加之出汗多丢失体液，极易造成晕倒甚至心脏病发作。每次洗澡时间以15~30分钟为宜。洗澡顺序：先洗脸，再洗身子，后洗头。患者洗浴时，家人可帮助按摩、搓背。搓背最好的工具是丝瓜络，它本身就是一味中药，具有通经活络的作用。夏季人体新陈代谢旺盛，出汗较多，每天应冲洗一次。春、秋季天气不热，隔天洗一次。冬天则不要勤洗澡，因为皮肤分泌的油脂有保护肌肤的作用，冬天太干燥，皮肤需要这些油脂的保护。冬天洗澡的次数可因人而异。

晒被子是我们生活中一个很好很健康的生活习惯，睡觉时身体会出汗，还会蒸发出一些热气，这些水分被困在被子里出不去，就使被褥的棉花潮湿发硬，被子上吸附了来自空气和人体的细菌、尘埃等有害物质，而在潮湿的房间里"过冬"的被子上的有害物质就更多。被子上还有我们肉眼看不到、摸不着，远远小于1毫米的螨虫。每张床上的被褥螨虫和尘埃螨虫至少要有1500万只，这些螨虫靠食用人体自然脱落的皮屑生存，并产生造成人体各种过敏的物质。但是螨虫的生长需要被褥间的潮湿水分，而人体离开被褥，潮湿的水分就会很快消失。导致各类螨虫最终干渴致死。而在阳光灿烂时晒被子，紫外线有强力的杀菌作用，在阳光和空气流动的作用下，有害的病毒、细菌、螨虫在很短时间内就会被杀灭。对于长期卧床的患者更要注意常晒被子，勤换床单、被套。

小问答

1. 淋浴和盆浴对患者各有什么好处？

淋浴的好处有两点，一是预防交叉感染；二是对穴位的"按摩"。盆浴的好处是可以加入煎好的中草药。现在的冲浪浴，水从不同的方向冲向人的身体，也是对穴位的"按摩"。

2. 晒被褥要注意哪些？

晒被褥要选择在空气干净的地方及选择在风和日丽的天气晾晒，尽量避免大风天，以防止空气中的飘尘和花粉等落在被褥上，使晾晒过程中受到"二次污染"。以每天中午11时至下午2时晾晒被褥最为合适。晒完被子后，只需用软毛刷轻轻刷一遍表面，去掉浮尘即可。不要用力

第六章　肿瘤患者的居家环境指导

拍打棉絮，因为用力拍打会把温热的空气拍出棉絮，使蓬松度下降，也会使棉花纤维断裂，容易结块。太阳晒过的被子蓬松、干爽。患者晚上盖着是温暖舒适的、闻着阳光味道的被子甜甜地睡去，真是惬意之极，会美梦成真哦！

（许沈华）

第七章 肿瘤患者的运动指导

第一节 概　述

中国古代医家提出"久卧伤气"的养生理念。换而言之，劳逸结合、适度运动，则有利于人体正气的维持。近年来，指导肿瘤患者适度的运动越来越成为肿瘤康复的重要治疗原则之一。大量研究及临床观察表明，运动不仅可以提高各期肿瘤患者的免疫功能，还能改善患者失眠、焦虑、癌症相关性疲劳，以及增加患者的归属感、被理解和支持感，对提高肿瘤患者的生活质量具有重要意义。

因此，我们建议肿瘤患者，治疗期间宜尽量减少卧床或坐的时间，肢体的活动可以帮助防止血液凝成块，减少肌肉萎缩，并且改善情绪。治疗后可逐渐增加活动量，最好制订一个适合自己身体的、可实现的活动目标，这将有助于提高机体的自然免疫力，从而延缓肿瘤的生长。下文将重点介绍几种较适合肿瘤患者康复的运动方式。

第二节 肿瘤与行走

行走，是一种简单而舒缓的有氧运动。根据英国《每日邮报》的一项研究报道，每天坚持行走1英里（约1.6千米），在20分钟内走完，对乳腺癌、前列腺癌、肠癌的治疗都有明显益处，最高可降低50%的死亡风险。此外，行走还有助于降低癌症治疗所带来的手臂肿胀、焦虑、疲劳、抑郁等副作用。

肿瘤患者行走时，应按照自己的节奏，顺从自己的身体。刚开始时，

第七章　肿瘤患者的运动指导

行走的距离可以短一些，速度慢一些，中途休息。年老体弱者可拄杖而行，应轻松愉快，循序渐进，量力而行；切勿运动过量，超过自己的体力承受限度。身心状态稳定的肿瘤患者，则可以适当提高要求，规范行走，以增强运动的效果。所谓的规范行走，主要讲究以下五方面：

（1）姿势：不能太放松。正确的走路姿势应该是抬头挺胸，目视前方，躯干自然伸直；收腹，身体重心稍向前移；上肢与下肢配合协调，步伐适中，两脚落地有节奏感。

（2）速度：每秒走两步。严格地讲，快走应保证每次40~60分钟。不少国家提出，每天要走6000步或10 000步，其实就是对锻炼时间的量化处理，大概每秒走两步。当然，运动讲究循序渐进，肿瘤患者刚开始锻炼的时候可先走10分钟，再逐渐延长时间。行走时，心率一般维持在每分钟100~120次，以身体微微出汗、稍感疲劳为宜。部分身体状况较好的患者，行走可能达不到出汗效果，这时可辅助慢跑，走跑结合，达到健身的目的。

（3）时间：下午4时以后。很多人习惯晨练，但早晨湿度大，不利于污染物扩散，空气质量不佳。对有心脑血管疾病的人来说，早晨锻炼可能诱使疾病发作。下午4时以后和晚上是运动的最好时间，这时关节灵活，体力、肢体反应和适应能力最好，心跳和血压也较平稳。值得提醒的是，如选择晚饭后走路，应在饭后半小时至睡前两小时范围内进行。

（4）地点：道路平、空气好。这里特别强调，公路边不适合快走，车流量大，空气质量差，且柏油路面太坚硬，对膝盖和脚踝冲击力较大，相比而言，松软的土路和塑胶操场更适合，还要绕开施工工地和环境复杂的道路。最好在公园等空气质量较好的地方快走，可保护呼吸系统。

（5）准备：穿双好鞋，做足热身。一双合脚的软底跑鞋，可缓冲走路时脚底的压力，并保护脚踝关节免受伤害；宽松舒适的运动装和透气的袜子也会让身体更放松；随身带瓶水，可以随时补充水分；糖尿病患者最好带块糖，预防低血糖发生。为避免运动伤害，快走前应先做一些伸展四肢的热身活动，防止因步幅过大、频率太快造成拉伤。

第三节 肿瘤与气功

气功是一种中国传统的保健、养生、祛病的方法，以呼吸的调整、身体活动的调整和意识的调整（调息、调身、调心）为手段，以强身健体、防病治病、健身延年、开发潜能为目的的一种身心锻炼方法。气功种类繁多，分为动功、静功、静动功。肿瘤康复期患者建议先从静功开始，根据身体情况再慢慢过渡到静动功。如果是将气功作为一种辅助疗法，那么应根据不同的疾病选择不同的气功。如胃溃疡患者可练习内养功；卧床不起的患者，可选强壮功，以培补元气；肿瘤康复期患者可选择行步功或郭林新气功、自控气功等；高血压、神经衰弱及疼痛患者可选择放松功。

不论哪一种气功，都应掌握练功三要素，即调息、调身、调心。三者相互为用，相辅相成，是不可分割的统一体。

调心即意守锻炼，是指在排除一切思想杂念的基础上，把注意力全部集中在身体内或外界的某一处。通常多意守"丹田"或"涌泉"或身体以外的某一景物，如地上的花草、小溪的流水、宁静的湖面等。意守进入高度入静的生理状态，往往在意守的部位有热气团的感觉。气功意守的目的，是使大脑皮质逐渐进入并长时间地保持在既不兴奋、又不入睡的入静状态。这样，大脑皮质便会得到充分的休息和调整，从而更好地调理全身各系统、各器官的功能，减少和打断病理惰性灶的恶性循环，为更好地进行组织修复创造条件。

调身即姿势锻炼。为了调和气血，诱导入静，协调自然呼吸，要求有一自然舒适并适合于生理和习惯的姿势。包括坐、卧、站、走四大类。无论选用哪种姿势练功，都要使人体的肌肉张力达到一个新的平衡点，就是要保持从头顶"百会"穴为中心，贯穿于"会阴"到足底心的"涌泉"，形成一条纵轴，使整个身体前、后、左、右、内、外侧肌群都保持一定的肌张力，人体始终保持着以这条纵轴为中心的平衡。这种姿势必须在神经系统和神经-体液调节下完成。反过来，锻炼这种姿势又调节神经、体液和新陈代谢等各种生理过程，对机体极为有利。坐姿要求：虚领顶劲，含胸拔背，舌舐上腭，双肩自然下垂，双手平放在大腿上，双膝宽度与肩平齐，大腿与小腿垂直（坐姿）；双足稍内收呈内八字。此姿势最易帮助入静并发动"内气"，使气血畅通，并使全身肌肉放松的前提下持有一定的张力。患者应按病情所需，根据中医的脏腑经络理论，选用不同的姿势导引，这样能对相应脏腑功能起不同的调节作用，提高治疗效果。

调息即呼吸锻炼，亦称吐故术，是吐故纳新、疏通经络、强壮内脏、增强体质、改善病理状态的一系列过程。常用的调息方法有：①自然呼吸法；②鼻吸鼻呼或鼻吸口呼法；③腹式呼吸法；④延长呼吸法，即一吸一呼一停或一吸一停一呼；⑤运气术指呼气时以意引气向身体一定的部位一定方向冲击等。锻炼时应自然柔和呼吸，循序渐进地使呼吸逐渐做到匀、慢、深、长。练习呼吸多先从腹式呼吸开始，呼气时轻轻有意使腹肌收缩，腹部缩进，吸气时腹肌放松，腹部自然隆起。一段时间后可使腹肌收缩力逐渐增大，下腹带动上腹运动起伏很大，有利于横膈的活动，促进胃肠道诸器官蠕动，增强消化和吸收。

调息

传统医学提出，不同时辰气血流经脏腑经络也不同，某脏腑经络肿瘤在气血流经该经的时辰，为练功的最佳时间。气血流经各脏腑经络的时辰如下。

子时（晚 11 时至凌晨 1 时）气血流经胆经。

丑时（凌晨 1 时至 3 时）气血流经肝经。

寅时（凌晨 3 时至 5 时）气血流经肺经。

卯时（凌晨 5 时至 7 时）气血流经大肠经。

辰时（上午 7 时至 9 时）气血流经胃经。

巳时（上午 9 时至 11 时）气血流经脾经。

午时（上午 11 时至下午 1 时）气血流经心经。

未时（下午 1 时至 3 时）气血流经小肠经。

申时（下午 3 时至 5 时）气血流经膀胱经。

酉时（下午 5 时至 7 时）气血流经肾经。

戌时（晚 7 时至 9 时）气血流经心包经。

亥时（晚 9 时至 11 时）气血流经三焦经。

肿瘤患者应保证足够的睡眠时间，不必过分强调按十二经相应时间练功而影响充足的睡眠，否则可使机体免疫功能下降。

第四节　肿瘤与瑜伽

瑜伽是一种非常古老的修身养性方法。瑜伽姿势运用古老而易于掌握的技巧，改善人们生理、心理、情感和精神方面的能力，是一种达到身体、心灵与精神和谐统一的运动方式，包括调身的体位法、调息的呼吸法、调心的冥想法等，以达至身心合一。

加拿大学者 Duncan 等在 2008 年发表了一篇关于"艾扬格瑜伽在癌症中心的影响及结果"的研究论文。该研究选取了 24 名半年前接受了或目前正在接受肿瘤治疗的志愿者，让他们参与了 10 周，每周 90 分钟的瑜伽课程。结果显示，受试者感到身体获得了恢复，如体力、精力等，虽然课后觉得疲倦，但是依然是兴奋的。

瑜伽的种类和体势繁多，对于肿瘤患者，早期练习主要以放松身体，节省体能和修复性为主，如艾扬格瑜伽。艾扬格瑜伽以安全缓慢著称，可以磨炼人毛躁的性情。它与传统瑜伽最大的不同是，需要使用一些辅助工具。很多姿势都要用抱枕、长凳、沙袋、毯子、垫枕、布带等辅助工具来完成,这样可以加大动作幅度,也让很多看似遥不可及的动作不再复杂,从而使不同身体程度的人同样受益。因为肿瘤患者体质较弱,内心和身体的疼痛比较严重,同时需要这些辅助工具真正起到作用,需要让工具激发他们的肌肉力量,让能量能够积累规范要求。当患者自觉体力增强后,可慢慢尝试去除辅助工具。

肿瘤患者练习瑜伽时应注意以下几点:

(1)暖身很重要。不要一开始就做高难度的动作,以免造成运动伤害。最好先做一些瑜伽暖身动作,循序渐进,避免身体受到惊吓。

(2)练习时,一定要保持室内相对安静,空气一定要流通。不要在太软的床上练习,准备一个瑜伽垫子,然后穿着睡衣,光脚练习。

(3)练习瑜伽不一定非要照猫画虎,完全按照视频的动作完成,练习者能够记得多少动作就做多少,动作的顺序也不是一成不变的,应该随心所欲,只要保持呼吸平稳和心态平和就可以了。

(4)练习瑜伽时,每个动作一定要保持3~5次呼吸,练习瑜伽后应该感觉心情愉悦,而不是身体酸累,甚至痛苦。

(5)练习瑜伽千万不要勉强,瑜伽不一定每天都要练习,只有在你心情良好、身体感觉良好、时间空闲时练习瑜伽,才会事半功倍。情绪波动时不宜练习瑜伽。

(6)练习瑜伽后0.5~1小时再进食。瑜伽练习中,消化器官得到充分的按摩,需给予一定的时间休息调整,从而最大限度地保护和提升器官功能。

(7)练习瑜伽后休息0.5~1小时后再洗浴。短时间内应避免冷热刺激,洗浴时应避免毛孔过度扩张所造成的油脂清洗过度,从而保护皮肤的天然保护层。

第五节 肿瘤与太极拳

太极拳是中国古代最具特色和代表性的哲学思想之一。太极拳基于太极阴阳之理念,用意念统领全身,通过入静放松、以意导气、以气催形的反复习练,达到修身养性、陶冶情操、强身健体、益寿延年的目的。太极拳动作柔和、速度较慢、拳式并不难学,而且架势的高低、运动量的大小都可以根据个人的体质而有所不同,能适应不同年龄、不同体质的需求,适合肿瘤康复期患者练习。

太极拳种类较多,有陈氏太极拳,杨氏太极拳,还有42式太极拳和简化后的24式简化太极拳等,其中24式简化太极拳是一种身心兼修的练拳健身运动。练拳时注重意气运动,以心行气,疏通经络,平衡阴阳气血,以提高阴阳自和的能力,即西医所说的抗病康复能力和免疫力。练习时要求精神专一,全神贯注,意动身随,内外三合(内三合指意、气、力相合,即意与气合,气与力合;外三合指手与足合、肘与膝合、肩与胯合),连绵不断,一气呵成。这些细微、复杂、独特的锻炼方法和要求融合在太极拳练习过程当中,是对大脑很好的锻炼。另外,在练习中,讲究身体垂直中正,上下一条线,因为人体直立活动时全身放松,呼吸顺畅,活动时不易感到疲劳,肌肉不会有酸痛、疲劳感。同时,还能使唾液分泌增加,胃肠蠕动加快,及时清除人体废物及有毒物质,利于身体尽快康复。它通过不断加强正气促进病残机体的康复,从而使机体强壮。太极拳特别注意腰部活动,要求"以腰带脊"等。通过腰部锻炼,可增强肾功能,同时对脊髓神经及自主神经有良好的功能刺激,再加上腹肌和膈肌运动的配合,对腹内器官淤血的消除和肠蠕动功能的改善尤有积极影响,对腰背疼痛的防治更有突出作用。具体的练习方法可参考24式简化太极拳。

第六节　肿瘤与其他运动

适合肿瘤患者康复锻炼的其他有氧运动还有:散步、慢跑、游泳、骑自行车、做广播体操或北欧式行走等。这些运动都具有增强机体功能状况、调节免疫功能、促进机体代谢、改善精神心理状态及提高机体抵抗力等多方面的作用,同时又具有运动强度适宜,简单且易长期坚持等特点,较适宜肿瘤患者进行康复锻炼。

当然,并不是所有的肿瘤患者都适合做有氧运动。例如,放、化疗刚结束后极度虚弱的肿瘤患者，一般不建议进行过多的主动锻炼，而是以被动锻炼为主，即借助于他人的操作（如按摩）而使患者被动接受运动，以改善局部血液循环，使身心放松，从而帮助机体功能恢复。具体采取哪种锻炼方式要根据患者的身体状况而定。肿瘤患者具体的运动指导原则如下：

（1）在康复锻炼之前，应进行一次较全面的身体检查，以充分了解自己身体状况。

（2）应有计划、有目的、有规律地进行，合理安排锻炼和间隔的时间，积极主动锻炼。

（3）因人因病、因地制宜。根据实际情况选择适合自己的锻炼项目，利用一切可利用的条件，适量、适度、量力而行，避免过度劳累。

（4）锻炼应由简到繁，由轻到重，循序渐进，持之以恒。研究发现，短时间、间断时间较长的锻炼起不到健身作用。所以，坚持锻炼是很重要的，每次运动尽量不少于1小时，坚持每天锻炼，间隔时间最好不要超过48小时。

（5）某些特殊锻炼，应有专业医护人员的指导和帮助，注意锻炼的科学性。

（6）肿瘤康复期患者出现病情复发或其他并发症，如上呼吸道感染、发热、腹泻等应停止康复锻炼；放、化疗患者出现血象异常，如白细胞、血小板降低，有出血倾向时应停止康复锻炼。总之，患者在参加身体锻炼的过程中，要善于自我观察，防止出现不良反应，并定期复查身体，以便调整锻炼方法。

（7）注意安全，避免因锻炼而引发其他意外创伤，进行锻炼时最好有他人陪伴以便监护。

第七节　几种常见的恶性肿瘤的康复运动指导

一、肺癌

对肺癌人群来说，几分钟的常规锻炼就有可能导致呼吸困难。因此，康复训练的强度不宜过大。开始阶段只进行很短的训练，然后充分地休息。

目前比较推崇的是利用计步器计数保证一定的日常步行距离。活动量应量力而行,通常比健康人群的每天10 000步要少,各项研究结果多推荐为每天4000~6000步。如果伤口已经愈合,自我感觉体力恢复得不错,可以尝试游泳,以增强耐力。也可以通过适当的力量训练,增强上肢、背部及腹部的肌肉力量,如举哑铃等。有力的躯干肌肉组织有利于更好地站立,更自由地呼吸。为安全起见,锻炼初期要在一位有经验的理疗师的帮助下进行,在共同训练一段时间之后,就可以自己一个人在家里进行这些练习了。同样,要在理疗师那里学会特殊的呼吸技巧,这样可以更加轻松地呼吸,增强健肺的呼吸功能。

此外,瑜伽和气功也可以帮助调整呼吸,增强机体免疫力。慢跑能增强呼吸功能,可使肺活量增加,提高肺癌患者通气和换气能力。太极拳和做家务也是适合肺癌患者的运动项目。

二、前列腺癌

美国加州大学的一项研究表明,中等强度运动能明显延缓前列腺癌的恶化。每周运动3小时,可以使各种疾病的死亡危险降低50%,前列腺癌死亡率降低60%。原因在于中等强度运动有助于修复前列腺组织中的DNA损伤。像快走、慢跑、游泳、打羽毛球等都是不错的选择。建议男性每天游泳30分钟,因为游泳能提高抗病能力,促进前列腺局部血液和淋巴循环,使前列腺液分泌更旺盛,有助于前列腺炎症的消退,患晚期前列腺癌的可能性会大大降低。而骑自行车会导致前列腺炎发作,骑车姿势不正确是主要诱因。骑的时间太久,或者道路比较颠簸,座位没有调好,姿势不正确,都容易刺激会阴部,造成前列腺充血、肿胀和损伤,诱发前列腺疾病。

前列腺癌患者的运动量和运动强度要适中,需根据自己的习惯和年龄来调节,不要太剧烈。如果本身体质较弱,应适当降低运动强度和活动量,但鼓励每周至少坚持3次运动,每次半小时以上。当然,如果平时再配合低脂饮食,多吃新鲜的瓜果蔬菜,那么效果会更好。

三、乳腺癌

乳腺癌根治术后患侧上肢进行适时、正确的功能锻炼对术后功能康复起着重要的作用。同时，适量运动可以降低因该病引起的死亡风险，有效延长乳腺癌术后的存活时间。适量运动可以是游泳、散步、郊游、慢跑、骑自行车、打网球、使用跑步机等。有研究发现，每周运动3~5小时，或者每天半小时，乳腺癌术后10年存活率为92%，而运动量每周少于1小时的，乳腺癌术后10年存活率仅为86%。这里介绍两套适合乳腺癌患者手术后居家康复锻炼的运动。

术后3~6天可按日常生活习惯进行拧毛巾、洗手、洗脸、刷牙、扣纽扣训练，进行上述活动时，双侧手臂贴近身体，自然放松、屈曲，注意肩关节不能外展。术后7~8天进行穿衣训练，利用健侧手臂提住衣领，先穿患侧衣袖（保持患侧上臂始终与身体贴合，避免患侧肩关节外展），整理衣领，再穿健侧衣袖。拉柜门训练，双侧手臂自然下垂，贴近身体，肘部屈曲，呈推拉动作，但切勿用力过猛。术后9~12天进行扣文胸扣、沐浴、梳头等个人日常生活训练，运动幅度依照个人康复进程而定。术后13天开始进行扫地、洗碗、擦桌子、叠被子等家务活动。上述运动每天3次，每次单个动作累计完成10~20组。以借助日常生活动作实现锻炼患侧肢体的目的。如果伤口愈合良好，术后3个月可加大患侧肢体的活动幅度和身体活动量。术后3~12个月可以开始练习国家体育总局发布的第九套广播体操。

四、肝癌

由于肝癌是一种消耗性疾病，患者食欲差，进食少，加之消化功能障碍，营养物质吸收少，患者常常感到乏力，所以锻炼尽量在医生或教练的指导下进行。

肝癌患者如果想通过运动来提高自身免疫力，加快病情的恢复，散步是不错的运动方式。这种运动不但运动量小，而且简便易行，不受时间、空间等条件限制。除卧床不起的患者外，散步是所有的肿瘤患者都可选择的运动方式。卧床的肝癌患者可以做一些不用费太多力气的简单动作或卧位气功锻炼，各种形式有节律的重复动作都可以提高肌肉的力量。慢性肝病患者运动时一定要循序渐进，运动量不能太大。若有严重心律失常、心动过速及明显心绞痛者，宜静养，应暂停锻炼；运动后仅觉肌肉酸楚，抬举活动时稍有胀重感，可继续维持原运动量或按照原计划略加大运动量；

若局部稍有疼痛，应减轻运动量或更换运动项目；若出现麻木感，应立即停止运动，并查明原因再做决定。

肿瘤康复的最终目标就是最大限度地提高患者的生存质量，减轻患者痛苦。处在康复阶段的每一位肿瘤患者，都不应该把自己看作患者而整天在家"养病"，应该及时转变角色，尽早参加一些社会活动和工作，重新融入家庭和社会，实现自己的人生价值。

小问答

1. 为什么提高人体免疫力可以预防和延缓肿瘤的发生？

因为肿瘤细胞和正常的人体细胞有很大差别，对正常人体来说它属于"异物"，可以被机体的免疫系统识别并消灭。机体免疫能力越强，对肿瘤的抵抗能力也就越强。反之，当人体免疫力下降的时候，免疫细胞和免疫活性物质（如抗体）就减少了，机体就不能及时识别体内突变或癌变的细胞，清除异物的能力下降了，从而促进肿瘤的发生。

2. 摩擦胸骨能预防肿瘤吗？

摩擦胸骨，即早晚用干毛巾或手掌，自颈下至前胸剑突处来回摩擦100~200次，直到发热。此法乃是我国民间一种古老的健身方法，主要是通过刺激胸腺达到增强免疫力的功效。

医学上认为，胸腺是人体整个免疫系统中最为重要的中枢器官之一，通过它所分泌出来的某些物质，具有强大的御病和抗癌作用。当胸腺受到刺激后，所产生的抗癌物质要比平时增加数倍。因此，不断提高胸腺功能，人的免疫力也会得到提高。

3. 怎样练习仰卧调息功防治肝癌？

仰卧位，自然入静。双手内外劳宫穴上下相叠，枕于头下，双下肢一伸直一屈曲60°~90°，双目轻闭，留下一线之光向上正视。意守上丹田，舌抵上腭，口似闭未闭。自然呼吸，应深、长、细、匀、稳、悠，每分钟8~10次，如此呼吸20~50次，可交换双下肢姿势再做，反复3~4次。每日4~6次。

（廖小方）

第八章 肿瘤患者的整形与美容指导

第一节 肿瘤整形：超越生存，选择生活

肿瘤尤其是恶性肿瘤正日益成为困扰人们健康的重要疾病。由我国国家癌症中心发布在 2016 年癌症顶级杂志《临床医师癌症杂志》上的 2015 年癌症统计数据表明：2015 年中国癌症总发病人数已高达 429.16 万例。显然恶性肿瘤已逐渐成为常见疾病。但同时，我们也不必过于悲观，由于筛查的普及以及医疗技术的迅猛发展，部分肿瘤治愈以及各种带瘤生存的情况也普遍存在。因此，今天的肿瘤患者们在得知自己的疾病时，除了问"我还能活多久"以外，越来越多的患者开始关注另一个问题——"对我的生活会有多大影响？"

肿瘤整形外科正是这样一个应运而生的新兴交叉学科，它充分尊重患者对生命尊严和生活质量的需求，通过将肿瘤外科、整形外科以及显微外科等技术手段相互融合，在安全切除肿瘤的同时，弥补因肿瘤根治术后带来的毁容及组织和器官的缺损，以达到恢复生理功能和外部形态的目的，最终满足患者对身心康复的需求。

身患肿瘤是人生之大不幸，面对肿瘤如何重塑生活信心，是肿瘤患者和肿瘤科医生要共同面临的挑战。

"生活不止眼前的疾病，还有诗和远方"，当你选择了乐观的态度，就是为自己撑起了前进的风帆。那么让我们一起来了解一下乳腺肿瘤整形究竟会带来怎样的不同？

第二节 乳腺肿瘤整形

一、美与伤：乳腺肿瘤整形的意义与现况

罹患乳腺肿瘤的女性犹如有了裂痕的青花瓷，术后身体的残缺带给她们的心理打击不亚于疾病带来的痛苦。越来越多的现代乳腺肿瘤女性患者要求手术不要破坏形体，而乳腺整形手术就是让患者在切除乳房病灶后，还保留乳房的外形，不会因为一侧乳房的缺损或畸形，造成穿衣、行走时胸部的不对称感；不必时时因一个外置的假体来提醒自己曾经的疾病；帮助患者重建自信，重回社会，将乳腺肿瘤带给患者的痛苦进一步降低。

乳房切除术后

然而，正如需要美丽总是要付出一定的代价一样，乳腺整形手术也有一些不尽完美的地方。首先，重建的乳房因为式样的不同，外形上可能存在不完美的地方。其次，这种不完美，可能需要再次乃至多次的手术来调整。最后，毕竟是再造的乳房，由于技术及客观条件的限制，重建的乳房并无法获得原生乳房的感觉，而且外观上也无法和"原装"的完全相同。然而，纵然有种种缺憾，依旧挡不住人们对美的追求。据统计，国外乳腺癌手术中及术后总的乳房整形率为30%~75%，其中乳房切除后同期乳房再造占50%，美国更是达到了70%~90%。即使在我国，患者对乳腺整形手术的需求也是越来越普遍了。

第八章 肿瘤患者的整形与美容指导

乳房重建术后

二、鱼与熊掌：选择合适的乳腺肿瘤整形方式

我们所谈的乳腺肿瘤整形手术，通常包括两大类，一类是保乳整形手术，当肿瘤体积相对大，在安全切除病灶后，造成乳房较大缺损，需通过局部整形，填补缺憾，保持乳房形态。另一类是切除乳房后的乳房重建手术，可谓"无中生有"。乳房重建根据重建时机不同，可分为即刻乳房重建（也称一期乳房重建）和延期乳房重建（也称二期乳房重建）。根据重建方法不同又可分为自体组织移植、乳房假体植入以及假体联合自体组织移植。不同的手术有不同的优点和局限性，究竟选择何种术式，是一个非常个体化的问题，合适的才是最好的。在下面的章节里，我们就来粗略地谈谈不同的乳腺肿瘤整形手术术式和它们的特点。

先来说说保乳整形手术。乳房代表着女人的骄傲，多年来日日相伴，一朝镜中再难相见，这对于女人来说是一件多么难以接受的事。怎样才能避免因乳腺肿瘤需切除乳房的悲剧？有研究发现，对于Ⅰ~Ⅱ期的早期乳腺癌，如果配合放疗，采用保留乳房的手术方法是可以得到与全乳切除术相当的治疗效果的。这一令人振奋的结果，使越来越多的患者和医生开始选择保乳整形手术。

然而保乳整形手术有较为严格的适应证，当出现以下情况时不宜选择。①既往做过乳腺或胸壁放疗；②需要在怀孕期间放疗；③病变范围广，勉

强切干净了，但外形难看；④阳性病理切缘，也就是俗称的"切不干净"；⑤累及皮肤的结缔组织疾病，尤其是硬皮病和红斑狼疮；⑥肿瘤大于5厘米；⑦已知存在BRCA 1/2突变的绝经前期女性；⑧小于35岁的女性等。由于保乳整形术后必须配合放疗才能达到安全的效果，因此患者本人对保乳的意愿强弱、是否接受放疗等也是选择保乳整形手术需要考虑的问题。

当乳房病变范围较大时，保乳后的乳房外形往往差强人意。如何在根治肿瘤的同时，又能最大限度地保留乳房外形？如何更好地平衡肿瘤安全和乳房美观的天平？医生们开始把整形的方法应用于保乳整形手术中，终于能够在安全切除病灶的同时，修复和保持乳房的外形。常见的保乳整形手术有：双环法肿瘤切除乳房成形术，网球拍式肿瘤切除乳房成形术，蝙蝠翼成形术，倒"T"式乳房成形术，邻近皮瓣转移修复术，部分背阔肌肌皮瓣转移修复术。这些整形修复的方法，可以避免传统保乳手术常见的放疗后损伤导致乳房变形、乳头乳晕移位等问题，大大改善了保乳术后乳房的美容效果，也提高了患者的满意度。

当然，保乳整形手术的整形效果不仅取决于手术，术后的放疗也会造成不同程度的影响。期望采取保乳整形手术的患者对保乳整形手术的风险应有充分的了解。只有全面了解保乳整形手术的局限性，相关治疗的系统性和必要性，我们才能从保乳整形手术中得到更大的获益，同时尽量规避风险。

如前所言，保乳整形手术即使是结合了整形保乳技术，亦并非人人可行，那么那些没有机会保乳的患者，就必须面对失去乳房的痛苦吗？当然不是如此，患者的需求永远是医者努力的方向。虽然有些患者没法保留乳房，但是仍然可以通过再建一个乳房来达到保持形体的目的。

乳腺癌术后的乳房重建是在乳腺癌根治术的基础上进行的，没有残留乳腺组织，因此不必额外为此增加放疗。

患者可以选择在手术时，一次麻醉完成乳房切除和重建两个步骤，也就是我们常说的即刻乳房重建。这么做的好处是患者麻醉如做了一场梦，醒来时，乳房就像生了场病，和原来不太一样，但毕竟还在。当然，有时候为了得到比较完美的效果，同时在患者接受的情况下，医生也会一期只放入扩张器，后期根据需要通过扩张器内注水的方法调节乳房大小，在患者治疗结束后，再放入相应型号的假体。还有一种情况，因为条件所限，或患者尚未从罹患乳腺癌的噩耗中恢复，一心只想把患病的组织切除，而麻醉醒来后，发现熟悉的东西缺少了，感到难以接受，而再次要求重建乳房，这种情况我们称之为延期乳房重建。这类手术通常在乳腺癌根治术后数月至数年后，经过系统的肿瘤综合治疗，无局部复发和远处转移情况时进行。这时候，医生面对的困难是，皮肤已经和胸壁贴合，少了隆起的乳房必需的那些皮肤，重建成为真正的无中生有。因此往往需要两次甚至更多次的手术，而且美容效果不及即刻重建，治疗费用也会相对较高。

既然是重建，必然涉及填充物。常见的手段有采用自体组织重建；或者类似隆胸一样，放入假体填充；或者两种手段兼而有之。具体采用什么方法？这是个非常个性化的命题。所谓"因地制宜、因势利导"，医生要根据患侧乳房切除后的瘢痕形态、方向与增生程度、皮肤的松紧度和质地，以及胸肌是否保留，其质量如何，锁骨下区及腋窝组织缺损情况，腋前襞形态是否保留等；同时要对比另一侧乳房的丰满程度、下垂程度以及患者年龄、一般身体情况、腹部及背部以前的手术瘢痕乃至对侧乳房是否有增大、缩小等矫正要求。而对于患者来说，只需要了解的是这些不同的乳房重建方式各有什么创伤、并发症和效果就可以了。

为了方便大家阅读，我们罗列了一些主要重建方式的优缺点。

1. 假体植入乳房重建

可以是直接假体植入，也可以是先植入扩张器，随后逐渐增加扩张器容积，待皮肤扩张到满意水平后，再次手术放入永久性假体。这个手术的优点是手术时间短，不需要其他额外的手术切口增加创伤，可达到穿衣对称的外观，尤其适用于双侧乳房切除后的双侧乳房重建。但它也有些不足之处，如假体型号选择有限，形态不够自然，容易产生与健侧乳房的不对称，尤其是仰卧位时更加明显；植入的假体可能发生渗漏、感染，假体周围的瘢痕收缩可能导致疼痛和假体变形；可能需要两次以上的手术，例如先放扩张器，再手术更换为永久假体；多年之后可能需要更换假体。

2. 自体组织移植的乳房重建

常见的自体组织移植的乳房重建方法有：下腹直肌肌皮瓣、背阔肌肌皮瓣、臀大肌肌皮瓣和局部胸腹部皮瓣等。下腹直肌肌皮瓣来源于腹部，由于可提供的组织量较大，几乎可以满足所有类型的乳房重建要求。此肌皮瓣富含脂肪，因此它所再造的乳房形态自然，弹性好，有一定的丰满和下垂程度，可以达到和健侧几乎完全对称的效果。供区切口相对隐蔽，不需要植皮，同时还有腹壁整形的美容效果。但同时，它的手术创伤较大，有可能会造成供区腹壁疝等远期手术并发症。另一个常用的部位是背阔肌肌皮瓣。根据所取组织量的不同，又分为背阔肌肌皮瓣和扩大背阔肌肌皮瓣。背阔肌肌皮瓣来源于后背部，取组织所用切口多选在背部被文胸带遮盖处或是腋下等隐蔽部位，所取组织有能填充锁骨下缺损的优点，且手术创伤较下腹直肌肌皮瓣要小得多，常见的并发症是背部创面产生的积液等。偶尔，背阔肌肌皮瓣乳房重建也会造成同侧手臂力量的降低。此外，由于背阔肌肌皮瓣组织量不如下腹直肌肌皮瓣多，当需要重建体积较大的乳房时还需要配合假体植入。

以上只是目前主流的重建方式，随着医疗技术的发展，各种新的材料和技术纷纷应用于乳房重建手术中，例如保留乳头乳晕复合体的乳房切除、带蒂大网膜联合假体的乳房重建、脱细胞真皮基质的使用，等等。这些技术发展的目的都是为了让患者的乳房能获得更好的重建效果。而正如世间没有两片一模一样的叶子，选择合适的乳房重建方式也是一个极为个体化的决定。究竟该如何选择，需要患者和医生充分的沟通。

这里罗列几个小贴士。

（1）能否做乳房肿瘤整形手术？什么时候做？掌握一个原则，安全的切除肿瘤为先，在此基础上再考虑重建乳房。因此先找肿瘤外科医生好好评估自己的病情，再做下一步决定。一般来说，早期乳腺癌可以在做乳腺癌根治手术的同时做即刻乳房重建术，而对于中晚期乳腺癌可以考虑延期乳房重建术。

（2）选择专业的机构：当预期肿瘤能达到根治性切除的情况下，就需进一步考虑乳房整形手术的问题。乳房整形的术式很多，患者在选择的时候，难免会产生眼花缭乱、无所适从的感觉，其实找到具有乳腺肿瘤整形资质的机构来进行评估和实施手术是最保险的方式。

（3）术前与手术医生充分沟通：乳房肿瘤整形是一个非常个性化的

问题，每个人的审美理解和要求不同，因此在手术前要与手术医生充分交谈，了解关于自己的乳房整形相关的各种问题，并提出自己的诉求。可以要求手术医生给看他们的既往患者的术后照片。每个乳房整形的患者，医生都会在保护好患者隐私的前提下，留下她术前、术后、出院时，以及随访期间的乳房照片。看了这些照片，自己会对乳房整形有更直观的认识，也会对自己的手术医生产生足够的信任。只有当医生和患者彼此信任时，大家才能携手共渡难关。

（4）向病友咨询：经过了前面谈到的努力，若还心怀忐忑，则还可以向以前做过乳房整形手术的病友进行咨询。也许她和你的情况不尽相同，但她的手术经历和心路历程中一定有你可以汲取的营养。

总之，在手术前，你要做的是找一家专业的机构，找一位你信任的医生与他充分沟通，了解你将要做什么，然后把一切交给他。同时在术前、术后找同样进行了乳房肿瘤整形手术的病友们多聊聊天，从共同的经历中寻求经验，以便更好地恢复。

三、治与养：在院靠医生，出院靠自己

历经千辛万苦，终于切掉了该切的，建了能建的，到底也没有真的变成"少奶奶"。但需要注意的是，此时我们只是取得阶段性的胜利，术后的恢复也是治疗非常重要的组成部分。因此术后要注意以下几点。

（1）休息：休息是非常重要的，要避免过多家属探视，给患者充足的休息时间。

（2）躺着要舒服：对于用下腹直肌肌皮瓣进行乳房重建的患者，术后可采取屈髋、屈膝、半坐卧位，尤其是72小时内。这时候需要在患者的膝盖下垫上两个软枕，摇高床的中间部分，脚底垫上软枕，同时摇高床头约30°左右，根据患者舒适度调节。对用背阔肌肌皮瓣进行乳房重建的患者，应尽量保持健侧卧位或健侧半侧卧位。可以给患者一个枕头，在半侧卧位的时候当抱枕用。夏天虽有空调，但对怕热的患者，也可以给她在背部加个凉水垫。术后避免上肢上举动作，必要时在胸上部可用绷带包扎；术后还要避免过度用力、弯腰和举重物，这些活动会引起术区肿胀加重甚至出血。

（3）讨厌的引流管其实很重要：乳房重建术后，会在术区放置几根引流管带回病房。这几根管子看着讨厌，但对减少术后皮下积液等情况还是非常重要的。这时候患者需要保护好引流管，不要让它们掉落了。同时还要关注引流管里引流液的颜色，如果引流液的颜色逐日变浅，说明情况正常，但如果突然出现较多的鲜血样液体或者有浑浊液体引出，要及时通知医护人员，因为有可能术区出血或感染了。引流液的量及持续时间常会因人而异，只要引流通畅即可，患者不必因引流量多或迟迟不消失而产生沮丧心情。

（4）伤口包扎，合适就好：为了保证乳房重建后皮瓣的存活和乳房形态的稳定，重建乳房术后伤口包扎一般不会如单纯改良根治术一样要求紧紧压迫胸壁创面，而是要根据手术方式不同选择包裹部位，例如乳房假体植入术后，一般将胸带包扎压迫在假体的上方，防止假体上移。自体组织移植术后，胸壁伤口不宜压迫，避免影响皮瓣血供。

（5）穿上合适的胸衣，也是塑形的一部分：自体乳房重建的乳房，术后3个月内需佩戴合适的弹力背心，以固定乳房并对乳房塑形，还可减少切口张力，预防重建的乳房下垂变形。使用假体植入重建的乳房，假体一般情况下是放置在胸大肌深面，当胸大肌活动时可以导致假体移位，特别是易往上移位，故早期应使用合适的紧身衣，3~6个月后再使用无钢圈的胸罩。

（6）好吃的东西并不少：一般情况下，患者术后当麻醉清醒6小时后就可以开始进食了，可给予水分充足、易消化、富有营养的食物。手术创伤后的人体修复需要消耗大量的能量及蛋白质，此时如果外源性供应不足，会使患者切口愈合能力减弱、抗感染能力下降及免疫功能降低。优选富含蛋白质的食物如蛋类、牛奶、豆类、谷类和肉类等；摄入富含淀粉和纤维素的食物能维持机体最基本的能量消耗；增加维生素的摄入，例如各种新鲜蔬菜、时令水果、谷类等。优质均衡的饮食会促进组织的修复和切口的愈合。

（7）不要忘了功能锻炼：保乳手术及自体组织乳房重建术后的功能锻炼同传统乳腺癌手术类似。患侧上肢的功能锻炼：术后1~2天可做伸指、握拳、屈腕动作，3~7天可做屈肘动作，并可自己持碗、刷牙；1周

第八章　肿瘤患者的整形与美容指导

后练习患侧手掌摸对侧肩及同侧耳部。腋窝引流管拔除后可做肩部活动。锻炼抬高患侧上肢，做手指爬墙动作，初时使用健侧手掌托住患侧肘部慢慢抬高，直至伸直。练习患侧手掌置于颈后，开始使头低位，逐渐达到抬头挺胸位。通过功能锻炼，可有效促进血液循环、淋巴回流，减轻或防止上肢水肿。但是在锻炼过程中要注意循序渐进，不宜过急，防止意外拉伤。每天不少于两次或以不感到疲劳为度，同时也鼓励患者进行日常工作。采用假体植入方式进行乳房重建的患者，为了避免假体移位，除了局部需要合适的包扎固定外，还建议患者术后 2 周内限制患侧上肢运动。

（8）按需进行乳房按摩：对完全采用自体皮瓣乳房重建的患者，术后两周后可用指部轻轻按摩重建的乳房，促进局部血液循环。对于采用假体植入进行乳房重建的患者，分两种情况：如采用毛面假体，因其表面为粗糙面，一般不主张按摩；而光面假体植入的患者，乳房按摩更为重要。术后两周起用合适的力度对重建的乳房进行按摩，每天 2~3 次，每次 10 分钟，以起到对假体包膜挛缩的预防作用。

（9）上肢淋巴水肿靠预防：要注意避免在患侧上肢测血压、静脉输液；避免用患侧上肢提重物；睡觉时用枕头抬高患侧上肢，以免直接压迫；患侧肢体不穿紧身衣服；防止患侧长时间暴露于阳光下或浸泡于水中。

（10）避不开的瘢痕让它小点、再小点：现在市面上预防伤口瘢痕增生的药物很多，大多数都是通过在伤口表面形成保护膜，封闭伤口，促进其水化，从而达到使局部组织伸展性增加，柔韧性提高，预防瘢痕组织形成的作用。一般在拆线后 3 天开始使用，涂抹时注意保持伤口的清洁干燥；可连续使用 3 个月左右，以达到抑制切口瘢痕增生的作用。

（11）关于乳房皮肤感觉：乳房重建后，患侧乳房常会感觉麻木、迟钝，需要 1 年左右的时间恢复。因此在恢复期洗澡时要掌握好水温，避免发生烫伤。

（12）关于术后腹壁疝的预防：对于采用下腹直肌肌皮瓣重建的患者，还要注意在术后 3 个月内不参加剧烈活动，不提重物，尽量避免腹部的碰撞。预防上呼吸道感染和便秘等容易增加腹压的因素。术后 3 个月至半年应穿弹力裤，以减少腹壁张力，预防腹壁疝的发生。

小问答

1. 乳房整形会增加乳腺癌的局部复发吗？

从前文提到，保乳手术也是以肿瘤安全为第一原则的，选择合适的患者，配合术后的放疗和综合治疗，可以达到与传统乳房根治手术一样的安全、有效。延期乳房重建，是在乳腺癌根治术后2~3年，局部无复发和远处转移的情况下进行乳房重建的，因此也不影响乳腺癌的局部复发。而随着诊治技术的进步，自20世纪80年代后期就在欧美国家开始的即刻乳房重建术也被证实针对乳腺癌是安全的。有研究者将乳腺癌切除同时的乳房重建与单纯乳腺癌根治性切除做了比较，发现即刻乳房重建安全有效，不但没有增加死亡率，还获得了乳房的外形，有利于上肢淋巴回流和伤口愈合。而国内越来越多即刻乳房重建的开展，也用实践证明了，在乳腺癌切除同时行乳房重建是可行的。即刻乳房重建与患者术后的预后无特殊关系，很少有局部复发，远处转移一般与肿瘤的生物学特性相关。总的来说，规范的治疗使乳房整形不会增加乳腺癌的局部复发。

2. 乳腺整形手术对乳腺癌的治疗有哪些影响？

说到乳腺整形手术对乳腺癌的治疗影响，也要分类来说。对于保乳手术，根据前文提到的情况，术后需要增加放疗和必要的综合治疗是其肿瘤安全性的保障。因此保乳手术在获得更好的乳房外形和更小的创伤的同时，需要增加乳腺癌治疗的一些步骤，其术后随访的要求也相对较高。延期乳房重建的手术多在乳腺癌的主要治疗完成后进行，因此不会对乳腺癌的治疗产生影响。而即刻乳房重建，它对乳腺癌治疗的影响主要体现在1%~2%的患者有可能因为术后伤口延迟愈合而推迟后继的辅助化疗开始时间。但是根据多项临床研究表明，即刻乳房重建术与单纯行乳腺癌改良根治术相比，并不会增加远处转移率和局部复发率，也不会掩盖胸壁肿瘤复发的征象，相反会得到更好的术后满意度。同时，即刻重建的乳房也可能会对术后放疗造成一定困扰。不过在2010年美国放射肿瘤学会（ASTRO）年会上，Memorial Sloan Kettering癌症中心对该中心5年的数据，就乳房假体对放疗的影响进行了回顾性分析，得出的结论是乳房切除+即刻重建+放疗的患者，不用担心乳房假体对放疗效果的影响。因此，将重建乳房后影响放疗的因素在制订放疗方案时加以考虑后，乳房重建对放疗产生的影响在很大程度上是可以避免的。

3. 术后放疗对重建乳房有哪些影响？

现有的资料显示，术后放疗在乳房重建之前或之后实施对乳房重建的影响是不同的。放疗在乳房重建之前进行的情况可能发生在保乳手术放疗后，乳房局部复发，患者再次接受全乳房切除后行乳房重建，也可能发生在乳房切除术后延期乳房重建的患者。由于对于曾经胸壁放疗的患者，放疗后的皮肤、皮下组织均有很大改变，其扩张能力会受很大影响，因此扩张后的疼痛、胸廓变形、感染的概率会有所增加。重建假体的质感硬、对称性差、皮肤张力高导致假体变形等严重后果发生率也会明显增加。在美国国立综合癌症网络发布的NCCN指南上，把胸壁放疗后进行假体或扩张器植入列为相对禁忌证。因此，采用自体组织重建成为胸壁放疗后乳房重建的优选方式。有的患者在假体重建后，根据术后病理又需要进行放疗。她们将可能面临额外的放疗后并发症有假体包膜挛缩、移位，皮瓣感染及皮瓣边缘坏死等。而采用自体重建的患者，放疗后也容易发生脂肪和皮瓣坏死、纤维化、乳房萎缩不对称等并发症。总体而言，无论是即刻重建还是延迟重建，无论是假体重建还是自体重建，放疗对重建乳房的美容效果均产生一定影响。比较而言，对于需要或者已接受放疗的患者，自体重建是更优的选择。

4. 乳房假体植入需要定期更换吗？

乳腺癌术后假体重建类似于假体隆乳术，目前常用的假体可分为硅凝胶假体和盐水假体。盐水假体的优势在于可通过较小的切口植入，并可在术中调整填充量。但由于它更容易出现皱褶畸形，且手感上远不及硅凝胶假体自然，目前已较少使用。硅凝胶假体的术后形态和手感更为真实自然，但如果假体破裂，游离硅凝胶有引起局部感染的可能。经过多年研究，国家食品药品监督管理总局（现国家市场监督管理总局）已经通过了硅凝胶假体长期适用于人体的安全性评审，允许硅凝胶假体在体内长期使用，但同时也警告说：不建议终生使用乳房假体，因为随着时间的累积，假体质量会有所下降，发生渗漏、破裂的意外情况也可能有所增加。目前没有一家厂家做出了假体可在体内放置终生的保证，医生也无法做出相应的承诺。

但同时,也没有任何机构对置入体内的硅凝胶乳房假体有任何期限的规定,没有在一定期限内必须取出的建议。现有的文献资料普遍认为,在身体情况未发生重大改变或未出现异样的情况下,可以长时间使用。考虑取出乳房假体的情况有:①假体置入超过12年;②胸部创伤史;③乳房外形变化;④假体邻近出现结节包块;⑤乳腺成像有内容物渗漏等异常表现。为了及时发现假体的异常,需要定期检查,检查手段以 B 超和磁共振成像(MRI)为主。通常与乳腺癌术后随访同步进行。其中 MRI 是目前检查假体状态,是否破裂、是否有内容物外漏最为准确的方法。它不会对身体有特殊伤害但检查费用较高(1000元以上),并不建议每年都做,但对于置入10年以上的假体或怀疑假体有问题时一定要进行磁共振检查。

5. 乳房整形后外形不满意,有补救措施吗?

乳房在整形术后3个月内,组织经过自我调整,会发生微妙的变化。因此,术后通常会观察3个月。经过3个月后,如对乳房外形仍不满意,可进行一些局部的调整。针对自体组织重建乳房较健侧体积过大、局部隆突等情况,可以采取局部抽吸术;对于重建乳房局部凹陷的,可采取局部脂肪颗粒注射移植术;对于肩关节和重建乳房间存在凹陷,影响患者穿泳衣效果的,可设计局部皮下组织瓣转移来重塑乳房形态;转移皮瓣重建乳房比较常见的并发症是出现脂肪变性,在局部形成硬结。多数结节可被吸收,个别形成孤立的结节,易于与肿瘤复发相混淆,可择期在局麻下手术予以切除;重建乳房体积过小,则可待皮瓣稳定后,行皮瓣下假体植入增加重建乳房体积;重建的乳房有增生性瘢痕者,可按瘢痕的治疗原则,进行切除瘢痕后的皮下减张缝合。通常,整形后的乳房不可能如原生乳房般令人满意,但通过多种技术手段,可对乳房进行一些微调,使它尽可能达到相对满意的美容效果。

6. 乳头乳晕重建可以与乳房重建一起完成吗?

乳头乳晕重建是乳房重建的一部分,对重建乳房可产生画龙点睛的效果。因此,为了达到更好的重建效果,一般乳头乳晕不与乳房重建一起完成。通常,乳头乳晕重建是在乳房重建完成3个月后,重建的乳房形态相对稳定时再进行。

第三节　头颈部肿瘤患者的整形美容

头颈部肿瘤包括颈部肿瘤、耳鼻喉科肿瘤以及口腔颌面部肿瘤三大部分。颈部肿瘤在综合性医院属于普通外科，比较常见的就是甲状腺肿瘤；耳鼻喉科肿瘤常见的有喉癌、鼻旁窦癌等；口腔颌面部肿瘤常见的为各种口腔癌，如舌癌、牙龈癌、颊癌等。因此，头颈部所发生的肿瘤，其原发部位和病理类型之多，居全身肿瘤之首。同时，头颈部重要器官比较集中，解剖关系复杂，治疗方法各异。

头颈部肿瘤可能会给患者造成毁灭性的外观和功能缺陷，从而导致心理的、身体的和营养的损害。尽管医学在不断进步，但过去30多年来，头颈部肿瘤患者的整体生存状况仍然保持不变。头颈部肿瘤患者的生存率相对较高，因此有更多的恢复功能和外观的需求，这使得许多微创肿瘤切除技术在头颈部肿瘤的治疗中广泛应用，在不影响患者整体生存的前提下，尽可能地减少手术并发症，保留正常组织。

一、头颈部肿瘤整形手术的目的与意义

头颈部肿瘤术后、放疗后产生的畸形可能对患者的外观和功能造成破坏性影响，严重降低患者生活质量，更是造成患者社会孤立的重要原因之一。头颈部肿瘤整形手术的目的在于最大限度地恢复患者的外观和吞咽、咀嚼、发音等功能。即便是在医疗技术高度发展的今天，这对于头颈外科或整形外科医生来说仍然是非常具有挑战性的工作。

正是由于人们对于外观和功能恢复的不懈追求，促进了头颈部肿瘤整形技术的发展。早在公元前3000年的古埃及，艾德温·史密斯（外科）纸草文稿就记录了人类最早的关于鼻骨骨折的外科处理。公元前6世纪，古印度首次记载了用额部和面颊部皮肤重建鼻腔的手术过程。到了20世纪50年代以后，随着显微外科的兴起，各种皮瓣开始用于头颈部肿瘤缺损的修复。至21世纪初形成了一门交叉学科"肿瘤整形外科学"。

二、头颈部肿瘤整形手术的选择

成功的头颈部肿瘤缺损重建需要一个专业的团队，其中包括头颈肿瘤外科医生、整形外科医生以及康复专业指导人员，治疗前要进行仔细的术前评估并制订详细的治疗计划。在制订治疗计划时要综合考虑患者的肿瘤分期和预后，患者年龄、性别、身体习惯和功能状况，可用的重建供体部位以及患者的心理状态。重建遵循最简化原则，能用简单的方式重建的就不要选择繁琐的。可选择的修复方式由简至繁分别是：①直接拉拢缝合；②皮肤移植修复；③临近皮瓣转移或推进；④区域带蒂皮瓣修复；⑤游离皮瓣修复。

外源性的材料，如多孔聚乙烯（Medpor）、聚四氟乙烯（Gore-Tex）、硅树脂和钛等多用于骨骼缺损的重建。修复重建总的原则是，在规划个体患者重建时，先尝试从上述修复技术中选择最简单和最安全的方式进行，同时要能保证恢复患者外形和功能，由整形外科医生决定哪种技术对于每个特定患者和缺陷是最好的。

1. 唇癌的修复

约 90% 的唇癌发生在下唇，因为下唇比上唇接触更多的紫外线。唇的修复方法主要根据唇缺损的大小而定。

2. 下唇的修复

（1）一般较小的唇癌选择"V"形切除，大一些的唇癌可选择"W"形切除。对于下唇缺损小于 1/3 的患者，切除后创面可以直接拉拢缝合。

下唇癌"W"形切除及缝合后外观（图片经 Renner G 教授授权）

（2）对于下唇缺损在 1/3~2/3 的患者可利用"楼梯"技术进行修复。

（3）对于下唇缺损超过 2/3 的患者需要利用临近皮瓣旋转或推进进

唇癌切除后，采用"楼梯"技术进行修复（图片经 Renner G 教授授权）

行修复（例如：阿贝瓣、埃斯兰德瓣、伯纳德瓣、吉利斯瓣、麦克休瓣、卡拉班迪奇瓣），各种皮瓣都有各自的优缺点，需要根据患者自身条件及外科医生习惯而定，在此不做赘述。

3. 上唇的修复

（1）对于上唇缺损小于 1/3 的患者，修复方式与下唇相同，可直接拉拢缝合。

（2）对于上唇缺损在 1/3~2/3 的患者，利用阿贝瓣和埃斯兰德瓣修复是首选。

（3）对于上唇缺损超过 2/3 的患者，可使用改良的 Burow 技术，亦可采用逆向的卡拉班迪奇皮瓣进行修复。

4. 口腔内缺损的修复

口腔癌绝大多数是鳞状细胞癌，最常见的病理类型是高分化或中分化鳞癌，表现为由黏膜表面向外生长的肿物。伴随着肿瘤的生长，中心区域的肿瘤由于缺乏营养而坏死形成溃疡，肿瘤继续发展可延伸到相邻的软组织结构，如舌、口底和牙槽嵴。肿瘤固定预示着骨骼受累，舌头流动受到限制，意味着舌深部肌肉受累。

（1）口腔内小缺损的修复：口腔内如颊部和舌体较小的缺损可通过直接缝合来关闭创面，但是缝合的张力会造成患者发音功能和吞咽功能的不同程度损害。也可以采用皮肤或生物补片移植的方法来关闭创面，但存在瘢痕挛缩的缺点。对于硬腭和牙槽嵴的缺损可采用二期愈合（不缝合创口,可利用植皮或碘仿纱条打包),瘢痕挛缩不明显。

(2)口腔内较大缺损的修复:对于上消化道(口腔、口咽)较大缺损的理想重建方式是采用游离皮瓣修复。前臂皮瓣和股前外侧游离皮瓣是最常使用的皮瓣。它们薄而柔软,可以折叠或卷曲成管状用来修补腭和咽部的缺损。前臂皮瓣比股前外侧皮瓣更薄,但供区往往需要植皮,手的功能也会有不同程度的影响;股前外侧大腿皮瓣供体部位通常可以直接拉拢缝合,因而并发症较少,且位置比较隐蔽,美观效果好,由于血管口径较前臂皮瓣偏细,在技术上要求更高。

前臂皮瓣修复舌腹及口底缺损

5. 下颌骨缺损的修复

局部晚期的口腔癌往往会累及下颌骨,颌骨原发的疾病,如造釉细胞瘤、巨大的角化囊肿等往往也需要切除受累的下颌骨。此外,头颈部肿瘤放疗后造成的放射性骨髓炎,经保守治疗无效后也需要外科手术来切除感染坏死的下颌骨。下颌骨截断性切除后造成下颌骨的连续性破坏,如果不进行修复,会导致下颌偏斜、咬合困难,甚至舌体后坠影响呼吸。目前临床上常用的下颌骨缺损修复的方式有以下几种。

(1)腓骨肌(皮)瓣:腓骨是人下肢的非承重骨,其血液供应来自腓动、静脉,研究证明截取一定长度的腓骨并不会对下肢的功能造成显著的影响。

腓骨肌(皮)瓣优点:

1)在成年人中可以收获多达25厘米长的腓骨。

2)由于其血供特点,可以将腓骨截成多个骨段,用于下颌骨的美学和功能重建。

3）腓骨可同期或二期植入牙种植体，在其上方进行牙列的修复，恢复患者咬合关系。

腓骨肌（皮）瓣的缺点及可能并发症：腓骨肌（皮）瓣的软组织量有限，不能用于修复大面积的软组织缺损，对于有下肢血管病变的患者（如严重的静脉曲张）不适合采用该皮瓣修复。常见的供区并发症包括：下肢疼痛、麻木、踝关节不稳，极少数患者出现行走困难。

腓骨肌（皮）瓣修复左侧下颌骨缺损

（2）髂骨嵴（皮）瓣：髂骨是髋骨的组成部分之一，分髂骨体和髂骨翼两部分。前部宽大的为髂骨翼，其上缘肥厚称髂嵴。髂骨嵴瓣是下颌骨重建的候选骨瓣之一，其血液供应来自旋髂深动、静脉。

髂骨嵴（皮）瓣优点：

1）髂骨嵴较厚，可以承受牙种植体植入。

2）供区瘢痕较隐蔽。

3）髂骨嵴（皮）瓣可以携带一个较大的皮岛，用于修复软组织缺损。

髂骨嵴（皮）瓣缺点：髂骨嵴（皮）瓣供区会有比较明显的疼痛不适，有腹膜后血肿及腹壁疝的风险。

6. 下咽、颈段食管的缺损修复

下咽癌、颈段食管癌由于病变深在，早期无特殊症状，就诊时往往已是局部晚期。同步放、化疗是目前西方国家对下咽癌、颈段食管癌的主要治疗手段，国内则还是以手术为主，辅以术后放、化疗。对于下咽、颈段食管手术还是很具有挑战性的，外科医生在尽可能保留或重建患者吞咽和发音功能的同时，还需要最大限度地减少这些高风险患者的肿瘤复发风险。

下咽和颈段食管切除后的修复方式主要根据下咽和食管缺损的程度而定。常见的方法有：

（1）对于下咽部分缺损，可选用胸大肌皮瓣、股前外侧皮瓣、胸三角肌皮瓣进行修复。

（2）对于下咽或颈段食管环周缺损，可用股前外侧皮瓣或前臂皮瓣缝合成管状修复，也可用游离空肠修复。若肿瘤累及较多颈段食管则需行全胃上提，胃代食管修复。

7. 头面部皮肤、软组织缺损的修复

头面部皮肤癌或外伤后造成不同程度的皮肤及软组织缺损，理想情况下，皮肤缺损的修复应能保持修复组织的皮肤的颜色、厚度和质地与周围皮肤一致。其修复方式如下。

（1）皮肤、软组织小范围缺损：

1）小的缺损可直接拉拢缝合关闭创面。

2）局部组织瓣(例如双翅、菱形、旋转)可提供最佳的美学和功能结果。

3）由于皮肤颜色、厚度不匹配，以及移植物挛缩，皮肤移植在头面部皮肤缺损中应用较少。

（2）皮肤、软组织中等范围缺损：可以使用较大的局部瓣片（例如鼻唇沟瓣、前额瓣）来修复中度缺损。

（3）皮肤、软组织大范围缺损：首先游离皮瓣，前臂和股前外侧皮瓣往往是首选，因为它们薄且柔韧，可以勾画出面部骨骼轮廓。也可以选用如胸大肌、背阔肌和斜方肌的远位皮瓣，但是它们修复的外形不如游离皮瓣理想。

三、头颈部肿瘤整形术后恢复的注意点

头颈部肿瘤整形手术，尤其是游离皮瓣修复，无论对于医生还是患者都是具有挑战性的。术后要注意以下这些事件的发生。

1. 皮瓣危象

在手术过程中或术后，皮瓣的血液供应可能会受到影响。在糖尿病，长期吸烟的患者中发生的比例更高。如果发生这种情况，可能需要进行急

第八章　肿瘤患者的整形与美容指导

诊手术探查才能使血液供应再次恢复，或者在少数情况下，用另一个皮瓣来替代。

2. 感染

任何手术都有感染的风险。这可能包括伤口或由于长期卧床导致的肺部感染。通常会给予抗生素以防止发生这种情况。

3. 皮肤麻木

术后，由于颈部感觉神经功能障碍，术区颈部的皮肤可能会麻木。这种情况可随着时间的推移而改善，但不可能恢复至术前的正常状态。

4. 血肿形成

游离皮瓣术后往往需要不同程度的抗凝治疗，有时引流管可能被堵塞，导致血液淤积在皮下形成血块（血肿）。如果发生这种情况，可能需要进一步的手术去除血块并更换引流管。

5. 脑神经功能障碍

舌下神经可能会因为肿瘤侵犯而被切除，这会使舌活动受到影响，很难把舌移到一边，从而干扰吞咽。同时会影响发音。

面神经下颌缘支：面神经是支配面部表情肌的神经，下颌缘支是其中一个分支，如果该分支损伤，则会出现损伤侧下唇无力。当微笑时，口角会出现较明显的歪斜。

小问答

1. 头颈部肿瘤整形修复手术是怎么回事？

头颈部肿瘤手术的目的是去除原发性肿瘤。为了使外科医生能够暴露肿瘤，通常需要在下颌骨进行切开。这将在操作结束时用钛板和螺丝修复。去除肿瘤后，健康组织的边缘会形成一个创面。这需要密封后才能说话和吞咽。为了弥补这个创面，外科医生会从身体另一部分取一块带有血管附着的健康组织。这块健康组织被称为"皮瓣"，有时只包含软组织，但有时可能含有骨。皮瓣的血管与颈部的血管相连。然后将皮瓣取出的部位进行修复，有时会从身体的另一个地方进行皮肤移植。术后需要仔细监测，以确保其具有良好的血液供应。为了保护呼吸道，可能需要在气管内插入管子来帮助呼吸。这被称为气管造口管，该管将在术后保留约1周时间，或直到肿胀消退。如果您从腿部取出骨骼以创建"皮瓣",则需要佩戴支撑靴并使用拐杖才能帮助伤口康复。

2. 手术后会留疤吗?

手术后一般都会留下瘢痕,但瘢痕会因人而异。如果是口腔手术,瘢痕可能从下唇正中开始,围绕下巴的轮廓,在下巴下面延伸到脖子上。这些瘢痕通常会随着时间的推移而变浅变淡。如果有必要,手术中可能会从脖子上切除一条纵向的肌肉,脖子就会在这边看起来有点小。

3. 头颈部术后会感觉到疼痛吗?

在手术期间,皮肤的感觉神经大多会受到影响,会在脖子上留下麻木的区域,这意味着可能没有想象中那样多的痛苦。但是,麻醉药失效后,手术部位就会出现明显的疼痛。为了帮助缓解痛苦,患者可以申请使用麻醉泵止痛。

4. 头颈部术后可以说话吗?

如果进行了气管切开术,气管造口管将阻止空气移动通过声门,则暂时无法说话。一旦造口管被移除,就会鼓励说话。术后第1周一般使用笔和纸及非口头(例如点头或摇头)进行沟通。对说话的长期影响将取决于疾病情况和手术操作的程度。

5. 头颈部术后可以吃东西吗?

一般来说,口腔、下咽及颈段食管术后,在创口愈合前,不允许从口腔进食或饮水。在这段时间(至少7~10天),将通过一根营养管进食流质饮食。对于舌根部、喉咽部手术的患者,从口腔进食时可能会出现呛咳(食物误入气管内),一般护士会指导患者进行进食功能锻炼,经过锻炼,绝大多数患者均能正常进食。手术还可能会影响患者口感,尤其当手术涉及舌头时,对口感影响会更明显。

(刘 坚 瞿 丽 陈 超)

第九章 肿瘤患者的旅游指导

第一节 旅游的概念、旅游对康复的意义

俗话说"旅"就是旅行、外出，即为了达到某一目的而在空间上从甲地到乙地的行径过程；"游"就是外出游览、观光、娱乐，即为达到这些目的所做的旅行，二者合起来即是旅游。所以，旅游不但有"行"，而且还有观光、娱乐的含义。旅游让人心情愉快，促进血液循环和新陈代谢，有益于身心健康。尤其是肿瘤患者完成治疗后，身体逐渐好转，处于康复阶段，病情稳定，自我感觉良好，适当旅游，亲近自然，饱览祖国大好河山，减缓不良情绪，提高免疫力，能增加战胜疾病的信心。

旅游对肿瘤康复期患者有重要意义。肿瘤康复期患者旅游可选择天然物理因子疗法，利用适宜环境中的空气浴、日光浴、海水浴和泉浴等促进血液循环及新陈代谢，有利于疾病的康复与疗养；利用草原、海滨、山地、森林等自然休养地，对恢复期患者都有良好的治疗作用。天然物理因子疗法能调养身心，增强体质，提高免疫力，加速身心恢复和预防恶性肿瘤的复发。

旅游尤其能让肿瘤康复期患者开阔眼界，分散注意力，调节精神生活，增加人际交往。例如同能提供正能量的肿瘤康复期患者一起旅游，同伴间可相互鼓励，结交一些一起谈论治病经验体会的病友，能使患者感到生命的价值，提高生存信心。在康复过程中，心理疗法与生活习惯的改变，可帮助患者驾驭生活。当患者萌发希望之后，让患者回归社会，家人、朋友、医护人员要进一步鼓励患者承担力所能及的生活事物。适当的旅游不仅能使患者身体受到直接锻炼，还能帮助患者从悲观、烦恼、失望、压抑、焦虑、苦闷中解脱出来，达到移情益志的目的，对心理起到积极的调控作用。

另外，不少恶性肿瘤患者在大病初愈之后，也想利用休息的机会出去

看看名胜古迹，从中汲取精神力量，激励自己自强不息，战胜疾病。这种想法是值得鼓励的，但也有些恶性肿瘤患者虽身在旅游，经常担心病情，旅游中容易触景伤神，慨叹人生短暂，精神上越发感到压抑，这对康复是不利的。为确保肿瘤康复期患者旅游的顺利进行，旅游前必须做好充分的准备。

第二节　旅游前的准备

患者及家属应在旅游前做好充分准备：①量力而行，恶性肿瘤病灶确实已经被根除或已处于稳定期，抗肿瘤治疗已经告一段落，各种手术、化疗及放疗的不良反应已经消失，自我感觉良好者，方可出行，如果身体仍感到不适，不宜勉强。②自知自重，恶性肿瘤在康复过程中患者身体的耐力不如常人，故在安排旅游路线时要充分考虑到食宿便利，旅行日程也不要安排得太紧，以免过分疲劳而损害身体健康。旅游中尽可能注意个人卫生，特别是饮食卫生，该服的药物不应中断。③尽兴而归，旅行过程中应当精神愉快，全身心地去欣赏大自然，坚信自己最终能战胜疾病，重新回归健康。

一、自身评估

（1）旅游前做好相关攻略，调整心态，给自己身体及病情做一个全面正确的评估，根据自身状况选择合适的旅游路线，合理安排日程，每日控制时间，乘车时间不宜过长，应劳逸结合。

（2）尽量避开旅游高峰时期，尤其是节假日尽量避免旅游，以免吃住不方便影响旅游质量。外出时尽量注意自身的防护，如个人卫生，饮食卫生。

（3）气候变化也很难预料，肿瘤患者通常免疫功能低下，因此，旅游时切记预防感冒，换洗、御寒衣服带齐，勿劳累。远行患者分段分程，时行时息。

（4）根据旅游计划带足量的抗肿瘤药物，因为药物在旅游途中可能无法购买。自备电话小卡，备注主管医生电话，如遇突发事件及时联系主管医生。

二、旅游交通工具的选择

随着时代进步,交通工具的形式也日趋多样化,恶性肿瘤康复期患者选择合适的交通工具非常重要。

1. 陆地旅游

对于肿瘤康复期患者来说,无论是乘汽车还是火车进行陆地旅游都没有特殊的健康风险,所有的患者应按照一般原则进行旅游计划和准备。乘汽车长途旅游的患者应经常停车休息,伸展肢体或步行以防止静脉淤滞和血栓形成。心肺功能不全,或在平时需要氧疗的患者,旅游期间应备好供氧装置。可备便携式的氧气枕,小型加压氧气瓶,液氧罐,汽车电池的便携式制氧机等供氧装置。便携式的氧气枕,患者使用方便,但储气量比较少;汽车电池的便携式制氧机牢固地固定在车内,可根据吸氧流量的不同进行调节,可延长供氧装置在途中供氧时间。同时备用氧浓缩器和储氧罐,确保氧气充足,为顺利完成旅游提供保障。

2. 乘船旅游

对于肿瘤康复期患者来说,乘船旅游是一种很好的休闲旅游方式。但是乘船旅游容易出现晒伤、晕动病和胃肠功能紊乱。肿瘤康复期患者经历放疗、化疗,放疗区皮肤禁止阳光暴晒;化疗患者经历过化疗期间的恶心呕吐,乘船时易出现恶心呕吐相关症状;饮食品种比在家中要多,容易多吃,易发生胃肠功能紊乱,乘船旅游腹泻发生会较多。患者在旅游动身前应该花些时间考虑自己的健康需求、了解游轮上的医疗设施、提出特殊医疗需求申请等,确保乘船旅游的安全及旅途愉快。

3. 现代航空旅游

航空旅游为乘客提供的座位空间狭小且不舒服,长途飞行的旅游者还容易出现下肢静脉淤血和下肢水肿,从而导致直立性低血压、晕厥和深静脉血栓形成等,这通常被称为"经济舱综合征"。机舱中空气的氧浓度(FiO_2 约 0.21)并未发生改变,但因为机舱内大气压(PB)下降,海拔高度每升高 310 米氧分压下降约 4 毫米汞柱。刚从海平面起飞的飞机机舱内的氧分压为 149 毫米汞柱,当飞机到达海拔高度 2500 米时机舱内的氧分压为 117 毫米汞柱,最终乘客因肺泡氧分压的下降导致动脉血氧分压降低。据估计，在全世界航空旅游中，每年有约4万名乘客在飞机飞行过程中发生医疗事故。1/150 000名乘客需要使用飞机上的医疗设备或药物。幸运的是，恶性事故罕见，最常见报道的死亡原因是心脏病（56％）、原有疾病加重（19％）、呼吸道疾病（8％）。只有少数先前有基础疾病的乘客在航空旅游中发生死亡。尽管氧分压下降通常对健康乘客不产生影响，但是肿瘤康复期患者经过手术、放疗、化疗等方法治疗后，自身免疫系统、胃肠道功能、心肺肝肾功能均存在不同程度的受损，同时还可能伴有血液高凝。因此在肿瘤患者凝血功能不全时，发生深静脉血栓倾向的风险常明显增加。所以肿瘤康复期患者是否选择现代航空旅游出游需慎重。在乘坐飞机飞行的过程中鼓励乘客经常活动或伸展下肢，可减少深静脉血栓的发生。改变体位时需小心，防止直立性低血压的危险；如在飞机飞行过程中出现缺氧症状，必须求助乘务人员，提供氧气缓解相关症状。对于肿瘤康复伴肺功能不全的患者，如果要航空旅游，必须在医生允许下才可选择。

第三节 旅游的注意事项

肿瘤康复期患者在旅途莫大意，旅游虽然能使人心情愉快，促进血液循环和新陈代谢，促进身心健康，但是，由于肿瘤康复期患者抵抗力低下，

第九章 肿瘤患者的旅游指导

不适应自然环境变化,且消瘦者多见,因此,容易使疾病乘虚而入,较大一部分患者还存在功能障碍,容易出现意外跌倒而受伤。故而,人在旅途更要注意自我防护,以保证旅途安全。

一、怎样预防晕车、晕船

肿瘤康复期患者首先需放松思想、精神不可过于紧张,乘车、船前睡眠应充足,饮食既不过饱,也不宜饿肚子。化疗期间恶心、呕吐明显者或有"晕车史"的旅客可在上车前切一片生姜置肚脐或内关穴上,再贴上伤湿止痛膏。也可在乘车、船前半小时口服预防晕车、船的药片。尽量选择颠簸较小的座位,面对车、晕船行驶方向而坐,并适当开车窗,以保持车内或船舱内空气新鲜。可眺望窗外较远的风景,也可闭目养神,而不宜观看近处的树木、电线杆等快速后移的物体,更不宜在车、船行走时看书、看报。

二、"水土不服"怎么办

旅游在外,气候、水质、饮食等条件都有变化,一些人往往不习惯,会出现头昏、乏力、胃口不好、睡眠欠佳的现象,这就是俗称的"水土不服"。肿瘤康复期患者若出现"水土不服",需要多吃水果,少吃油腻食物,避免生冷食物,还可服用一些多酶片和维生素B_2。旅途中应注意饮食卫生,不可因解渴而喝大量的冷饮料,以免刺激胃壁、冲淡胃液,影响胃的正常消化。不可在不卫生的摊点上吃东西,以免引起食物中毒。如果找不到卫生的饭店,可买些有包装纸的糕点或面包来充饥。要特别注意不要食用不新鲜的海产品,如螃蟹、贝类、虾类,因为这类食物最容易染上各种病菌。瓜果在生长、采摘、运输、销售过程中,也可能被农药和病菌污染,所以要洗净、削皮后才能食用。如果出现呕吐、腹泻,患者应多饮开水,卧床休息,多喝糖盐水或菜汤等。

三、旅途中外伤的处理

(1)擦伤:肿瘤康复期患者自身抵抗力较弱,易引起表皮损伤,出现出血。若伤口被脏物污染,可用生理盐水清洗干净,没有条件时,可采用清水冲洗,压迫出血点。严重的到就近医院进一步处理。

（2）扭伤：肿瘤康复期患者体能较健康时弱，旅途中易出现手、脚、腰扭伤，从而出现疼痛、肿胀，有的还会出现青紫、瘀血。腰、脚扭伤后，行走不便，直接影响旅游。伤处不宜立即揉搓，可做冷敷，一天后，可做局部按摩和热水浸泡，以促进其恢复正常。扭伤后，要注意休息，不要勉强参加旅游，以免伤势加重。

（3）摩擦伤：肿瘤康复期患者因化疗存在周围神经病变，感觉较正常减退，在旅游过程中易造成脚部或大腿根部摩擦，轻者不适、微痛，重者皮肤红肿、疼痛、惧怕行走。步行较多时建议鞋袜合适、衣裤宽松，中途多休息，经常检查足部有无异常，及时处理。

（4）骨折：肿瘤康复期患者骨质疏松较多，易出现骨折，患部可出现疼痛、肿胀和瘀斑，考虑骨折或怀疑有骨折时，应就地取材，用树枝、木棍、硬纸板等作夹板，将患肢简单固定，再将伤者送往医院治疗。

四、旅游饮食指导

肿瘤患者在康复过程中饮食合理非常重要，饮食营养是维持生命的关键，是保持健康的物质基础，在很大程度上饮食对机体的功能和状态有重要的影响。在旅游过程中，饮食品种及质量存在差异，不洁饮食易出现腹泻及消化不良等情况。肿瘤患者胃肠功能不同程度受损及减弱，饮食需个体化，如需少量多餐、清淡易消化、高蛋白、高维生素、低盐、低脂等。旅游时饮食规律受到了影响，营养需求得不到满足，会影响患者康复。所以在旅游期间，也需食用新鲜、易消化和富含优质蛋白质、维生素、矿物质的食物，以及新鲜的蔬菜、水果；少吃含化学物质、防腐剂、添加剂的食物，忌食过酸、过辣、过咸等刺激性食物。维持个体化的饮食，数量恰当、构成合理的膳食非常必要，让康复患者保持一个良好持续饮食规律，维持良好的营养状态，有利于患者康复。

第四节　不同肿瘤患者的个性化旅游

肿瘤患者待在家里时间长了或住院时间长了，很渴望能和家人一起出行，但考虑到自己的病情，又很忧心外出游玩的安全性。因此鼓励家属陪同患者一起出游，但是力所能及的事应由患者自己完成，勿过分保护患者，让患者体会到自己是个正常人，回归社会，放松心情，享受旅游带来的快乐。肿瘤患者病种复杂，治疗方式多样，旅游也需要个性化。

一、肺癌康复期患者

大部分肺癌康复期患者呼吸功能减退，抵抗力相对减弱，易引起感冒，加重影响肺的功能。旅游时避开太冷太热的季节出行，避免长时间乘坐密闭的空调车，避免同车人员吸烟。建议肺癌康复患者到离家较近的风景区旅游，乘车时间不宜超过1小时；避免海拔相差较大的异地旅游，因患者的适应调节能力减弱，影响呼吸功能。

二、乳腺癌康复期患者

乳腺癌术后患者在康复期均存在功能障碍或身体局部会有水肿，旅游时患侧上肢功能锻炼仍需坚持，以防止患侧上肢淋巴水肿出现或加重，如患侧上肢局部按摩、肩部运动、外展运动、摸高运动，经常抬高患侧上肢，避免在旅游过程中患侧上肢长时间下垂。保护患侧上肢，避免意外擦伤及抓伤。需长期内分泌治疗的患者，必须随身携带药物，按时按量服用，以防旅游过程中遗忘，设置个性化的提醒方法，保证药物持续服用。由于乳腺癌患者激素水平变化，易情绪化，在旅游过程中尽量调节好自己的情绪，保证旅游的正常进行。乳腺癌患者骨质疏松者多见，在旅游过程中，建议使用助行器或保护器，防止意外跌倒及骨折发生。乳腺癌术后患者，乳房缺如者，旅游时佩戴合适义乳，保持良好形象去旅游，以增加旅游效果。

三、食管、胃肠道肿瘤康复期患者

因食管、胃肠道肿瘤术后，较多患者消化道会重建或改变，存在营养不良、消瘦或贫血等情况，因此在旅游期间应确保饮食个性化，在旅游过程中需劳逸结合，防止头晕、乏力等情况出现，防止跌倒。旅游时住的床铺，最好能抬高床头，能满足食管、胃肠道术后特殊的卧位要求。造口携带者，应随身携带造口用品,以便随时更换及避免遗失;出于心理及对造口护理的需要,穿衣不宜过薄或过于透明,应穿柔软、宽松、富有弹性及颜色深的衣服,腰带不宜过紧,不应压迫造口,最好穿背带裤。

四、大病初愈患者

医学专家建议,针对胃肠道、食道、肺、肝及肾等部位肿瘤进行手术治疗未满 3 个月的患者,身体还未康复,患者自身心理未做好充分准备,病情也不稳定易出现并发症,尽量不要远游,可以在家周边休闲旅游。大多数放疗后 3 个月内的肿瘤康复期患者,因放疗导致皮肤、造血功能和免疫系统薄弱,心、肺、肾功能受损者较多,不宜再出远门,不宜在阳光强烈处旅游。一般放疗 3 个月以后,一般休闲旅游都可以参加;患者接受化疗 1 个月后,造血系统就恢复了,心、肺、肝、肾功能良好者可以适当去旅游。处于长时间康复期的患者,特别是一些预后较好的患者,甚至是达到临床痊愈的患者,可以循序渐进地跟常人一样参与多种形式的旅游。

五、小结

肿瘤康复期患者出门旅游不同于常人,其身体虚弱,心理压力较大,顾虑较多。很多会出现自我情绪控制能力较差,易怒,因此旅游过程中易出现意外或与疾病相关的并发症。所以,肿瘤康复期患者必须听从医护人员的建议,在身体容许的情况下才去旅游,家人及朋友给予支持及鼓励;旅游前做好充分的攻略,选择合理的路线、日程、地点,选择合理的交通工具,备齐需持续服用的抗肿瘤药物及旅游途中可能出现意外的备用药物;衣着要轻便,注意保暖透气,还要选择好合适的鞋。总之,肿瘤康复期患者必须根据自身情况个性化旅游,可使前期治疗事半功倍,进一步促进康复。

小问答

1. 肿瘤康复期患者旅游期间抗肿瘤药物携带不方便,可以停服吗?

抗肿瘤药物在旅游期间不能停服。恶性肿瘤患者外出一定要带好抗肿瘤药物。自己平时服用的药物一定不能中断。因为患者进入维持治疗阶段擅自停药超过半个月,一些肿瘤就会转变成新的状态,一些恶性肿瘤也容

第九章　肿瘤患者的旅游指导

易复发，甚至原本对药物敏感的细胞也会变得不敏感，从而变成耐药细胞，即使再吃治疗药物，也未必会有原来的效果。所以不能停服。

2. 肿瘤康复期患者旅游怎样选择路线和地点？

肿瘤康复期患者因精力、体力有限，四肢功能受影响，心肺功能不全者多见，合并高血压、糖尿病者较多。所以应选择路程短、环境优美、休闲设施齐全的旅游点。这种旅游点既能修身养性，又能放飞心情。肿瘤康复期患者出去度假休闲，避免单独出游，尤其是出远门旅游，建议家人或亲友结伴同游，这样既可相互照顾，又能增添旅游的乐趣。旅游时间一般不宜过长，量力而行，游玩时也要注意适当休息，以免疲劳过度。

3. 肿瘤康复期患者旅游一般选择什么季节？

春季万物复苏，踏青是一种有益的户外活动，给肿瘤康复期患者带来希望；夏季天气炎热，此季节可到海滨和森林，以避暑养生，但是肿瘤康复期患者抵抗力相对低下，需要慎重考虑是否在夏天出游；秋季天气好，秋高气爽，游览名胜古迹，是肿瘤康复期患者旅游的最佳季节；冬季天气寒冷，雨雪偏多，穿戴多，行动不便，一般不建议肿瘤康复期患者旅游。

（俞新燕）

第十章 肿瘤患者的养生指导

第一节 顺应四季规律，防治各有侧重

一、《黄帝内经》中调节情志及生活方式的四季规律

在预防疾病及保养身体方面，古代医家早在我国的医学经典——《黄帝内经》中提出"四气调神大论"的思想。什么是"四气调神大论"呢？四气，指的是春、夏、秋、冬的气候特点及其变化规律；调，就是调节、调理的意思；神，指的是人的情志活动。它主要表达的意思是：人要顺应四季气候变化去调理自己的精神情志，以保持机体内阴阳的相对平衡，从而达到身体健康的目的。

春季，万物复苏，自然界呈现出一片欣欣向荣的景象。人们应当顺应这种自然环境的特征，晚睡早起，出去散散步，以便使精神承受春天万物的生机而舒畅活泼，充满活力。如果违背了这种规律，则容易伤及肝脏，以致到了夏天容易生病，出现寒性病变，形成阳气不足的病症，例如怕冷、少汗或无汗等。同时，春天也是病毒、细菌等处于活跃繁殖状态的季节，因此，春季应防止病毒、细菌感染，春季最常见的疾病就是感冒。

夏季，日照时间长，天气炎热，此时人们应该晚睡早起，同时炎热容易使人上火，导致口腔溃疡、牙龈肿痛等情况发生。治疗时当对证"降火"，分清虚实，同时需要根据患者的体质，并且适当少吃辛辣、热性的食物，而选择吃一些清凉、利湿、去暑的食物，不要轻易动怒，保持心情愉快、舒畅。这样能够使夏季蓄积在人体内偏盛的阳气及时、充分地透散出来。这便是顺应夏季的情志调节法则。如果逆而为之，易损伤心脏，以致秋天容易出现如疟疾等疾病，减少了供养秋天的精气，进而

使冬季也较易生病。

秋季，秋高气爽，夏暑的湿气消失，自然界丰收平定。此时人们应该早睡早起，大体与鸡的活动时间一致为宜。情绪最好保持安定平静，这样内敛神气而不往外泄漏，有助于肺的清理、肃降等作用。这便是秋季精神情绪顺应的规律法则，若是违背它，则会对肺脏有损伤，以致冬季易生如消化不良所致的腹泻等疾病，从而减少了供给冬季贮藏的精气。

冬季，天气寒冷，水流冻成固冰，大自然中草木凋零，万物都处于伏藏的状态。这时人们当减少活动，不应扰动人体内的阳气，使阳气蕴藏于人体内，发挥温煦、抵御外邪的作用。人们最好早睡晚起，到太阳升起的时候再起床最佳，这样能避免冬季寒气的侵袭。同时，需保持平静的精神状态，注意保暖，躲避寒气，不宜使皮肤毛孔打开较厉害而流汗多，以免阳气散失。这就是冬季情志调节的原则，若是违背它，易伤害肾脏，致春天易发生如痿病等疾病，从而供给春天的生长及发育的精气就减少了，导致人体新陈代谢出现异常。

二、春夏养阳、秋冬养阴

《黄帝内经》谈到健康长寿的根本在于"法于阴阳，和于术数"。所谓"法于阴阳"，就是按照自然界的变化规律生活起居，就如"日出而作，日落而息"、随四季变化而适当增减衣被等。"和于术数"，就是根据正确的方法调养锻炼身体，如适当运动、合理饮食、生活规律、戒烟限酒、不过度劳累等。

或许有人会有疑问：春夏之季温度渐升高，为什么还要养阳气？岂不是更热了？秋冬季养阴，岂不是更冷了？

春夏季节气候确实转暖渐热，人体在较热的环境时，一方面天热会出汗也会大量消耗阳气，而汗的生产，也有阳气的参与；另一方面自身体温调节也要消耗大量阳气。秋冬之季，自然界气温下降，一则人需要更多能量供给自身的生理活动，所以一定要注意养收、养藏，即养阴；二则秋冬季阳气由体表入里藏着，体内阴液更易受损。但是，只有阳气的能动作用，才能维持人体正常功能，所以，整个四季中"养阳"都不能被忽视，且阳气更易亏耗。

第二节 万物生长如"肝木",一年营养可在春

春天草木萌发,万物就如同"肝木"一样茂盛生长,此时人体肝气也一样,处于最足的状态,肝火最旺。因此春季要注意调节肝气,防止影响与肝脏密切相关的胆、脾等脏腑的功能。顺应这个季节,人们也最容易发脾气发火,要是再加上不注意休息、不注意饮食,就会严重地影响身体健康。中医理论中有个重要的病机为"肝旺脾虚",肝气太旺,气血会过度流注于肝经,脾经就会相对显得虚弱,出现腹泻、困倦等症状,这时候可以服用红枣山药薏米粥来健脾养血。同时,春天阳气萌生,人体的阳气开始不断向外散发,皮肤毛孔便随之展开,此时便十分容易感染风寒,因此春天一定要注意不能着凉,就像老百姓说的要"春捂秋冻"一样。

春天是阳气生发之季,人应该顺应天时的变化规律,在此时通过饮食调养阳气来保持身体的活跃生长。总的饮食原则为:主食要以高热量食物为主,如适当加入豆类、花生等热量较高的食物;摄取足够的优质蛋白质,多食用奶类、蛋类及猪、牛、羊瘦肉;摄入充足的维生素,如水果、青菜等,维生素亦是增强体质、抵抗疾病的重要物质。所以说,阳春三月,补好身体全年都能健康。

春季由于气候原因,一天之内气温变化很大,冷热不停交替,体内蛋白质分解加快,导致机体抵抗力下降。因此需注意补充蛋白质,多吃富含蛋白质的食物,如鸡蛋、鱼肉、豆制品等。同时注意补充水分,春季通常天干物燥,尤其是我国北方地区,气候异常干燥,此时人体水分也十分容易流失,造成大便秘结,痰液稠厚,大肠癌患者和肺癌患者更应该多注意。

锻炼身体同时加强防病也是春季活动中重要的一部分。春季万物复苏,同样也是人体内各种器官功能逐步恢复,新陈代谢逐步加速的时期,此时肿瘤患者加强功能锻炼有利于机体的康复。当然这当中有各种病毒、细菌等的活跃、繁殖,肿瘤患者,尤其是化疗后的患者免疫力较低,十分容易患各种疾病,要注意防病,必要时可以应用一些能够提高身体抵抗力的药物等。

第三节　夏阳如火要静心，清暑防汗慎丢营养物质

夏季骄阳似火，而心在五行中属火，故中医有"夏主火，内应于心"之说，所以夏季养生先养心脏。同时长夏宜多食健脾开胃食物，因为脾是负责水湿的代谢器官，且长夏雨水较多，湿为长夏的主气，此外温度高时出汗增多，消化液分泌减少或者高温直接影响小肠蠕动速度，导致消化功能减退，出现食欲不振、纳差、肢软乏力等现象。故而夏季食补重在健脾利湿，山楂、山药、萝卜、莲藕等食物都有健脾开胃的食疗功效。

夏季该如何顺应季节来养生？

一、规律饮食，注意补充营养物质

夏季气温高，食欲不振，而人体的基础代谢都增高，营养物质的消耗增加，易引起蛋白质、维生素及微量元素（如维生素C，B族维生素和锌等）缺乏，饮食中应注意补充。对术后正在进行放、化疗的患者尤其要重视，应按照正常的饮食规律尽量予以补充，不能因为治疗的副作用强烈而减少饮食。尽量选择一些清淡的食物，少食辛辣、辛热、过于油腻的温热食物。这对于消化道肿瘤、肝胆肿瘤患者尤其重要。

二、炎热夏天一定要补充足够水分

夏季，大量的出汗使人丢失更多的水分及钠、钾、镁等离子。夏季应注意水电解质的平衡，有胸腹腔积液及膀胱、肾、胃等器官肿瘤的患者要特别注意。体液的补充要做到入出平衡，严格计算因为出汗等流失的体液，按需按量补充。

三、严防中暑

中暑会造成人体免疫力下降，使肿瘤细胞更加肆虐。在使用空调时也要特别注意，室内外温差不要太大，连续使用8小时后必须通风，或使用空调时半开房门。

四、保持乐观的心情

夏季天气炎热难耐，人容易情绪烦躁。肿瘤患者由于自己的病情和治疗的副作用对自身造成的躯体不适症状，情绪波动会更加强烈。因此为肿瘤患者创造一个舒适、整洁的环境，让其保持良好的心态尤为重要。

五、注意家庭护理

肿瘤患者（特别是住院和经常需要往返医院治疗的）易发生相关并发症，因此应加强家庭护理，防止并发症的发生。同时夏天慎防传染病和食物中毒。

六、改善睡眠

肿瘤患者本来就容易睡眠不良，因炎热等更易造成睡眠障碍。使用安眠药物，应在医生指导下进行。

七、注意心脑血管健康

高血压、高血脂、心脏功能异常患者，当夏季血液比较浓缩的情况下，容易形成血栓以及造成血压不稳定，因此及时监测血压尤为重要。身体衰弱的肿瘤患者夏天由于出汗多，夏季属于高危人群。肿瘤患者在夏季高温热辐射作用下，肌肉的工作能力，动作协调性及准确性，以及大脑的反应和注意力都会下降，同时高温可使血液浓缩，造成心脏活动增加、血压升高、心跳加快、心血管负担增大，所以夏季劳作一定要适度。

第四节 金秋干燥宜滋润之品，丰收之季远离"悲秋"之心

秋季是一年中由热向冷转变的过渡季节，天气冷热变化无常，气温变化较大，所以古人称秋季是个"多病事"的时节。随着天气转凉，一般食欲会有所增加，容易导致肥胖。另外，肺病患者，特别是肺癌患者不宜吃

得太饱，因为胃部充盈会将横膈往上推，压迫肺部，使肺部更加得不到足够的氧气，同时消化食物也需要大量的氧气，就会促使呼吸更加困难，甚至影响心脏、大脑等重要器官对氧气的正常需求。

一、立秋

立秋便意味着秋天的到来。秋风瑟瑟，气候干燥，秋天的时令主气是燥。此时为了防止秋燥对人体的损伤，首先我们可以多补充水分，同时也可以多食水果及蔬菜来补充维生素以提高抗秋燥、抗病能力。其次，多吃粗粮及富含纤维素的蔬菜，如芹菜、白菜等，可以减少大便秘结、排便困难，而预防肠道疾病。另外，藕是去除秋燥的佳品。熟藕有健脾益气之功，藕粉易消化、开胃，鲜藕茶清热，它们都是秋季的好食品。处暑节气后，气温逐渐下降，这个时候人容易出现"秋乏"的情况，此时保证睡眠时间及质量是很重要的。传统的中医养生家认为睡"子午觉"很重要，即子时和午时一定要睡觉，因为它们是上半夜与下半夜及上午与下午的交接时间。对于人体而言，"子午"正是阴阳交合的时间，这两个时间段睡觉能使阴阳交合顺利，可达到滋阴养阳的目的。然而，处暑前后白天常较闷热，夜间凉爽，此时常有人白天受热晚上受寒，而出现所谓的"阴暑"，表现为身热头痛、无汗、恶寒、腹痛腹泻、关节酸痛等症状。所以建议"立秋"后晚上使用空调、电扇时一定要注意防寒。

二、秋分

秋季日照时间逐日减少，秋风瑟瑟，花叶凋落，容易使人产生伤感之情。如果肿瘤患者处于治疗中，其副作用更易使情绪波动明显，此时，保持好的心态更加重要，一方面有益于身体的健康，另一方面可使治疗顺利进行。对于这类患者的心理调节，除自身调节外，亲友们也要给予足够的关心、鼓励，增加与患者的情感交流，甚至给予他们一些情感引导。

三、金秋

金秋时节，滋阴润肺最为先。秋季养生应防秋燥带来的损伤，在这个季节，尤其是肿瘤患者要重点注意饮食。例如，元代忽恩慧在《饮膳正要》

中说:"秋气燥,宜食麻以润其燥。"这是因为芝麻有良好的润燥作用。"润其燥"是秋季养生大法,并非只限于食用芝麻,其他食物如梨、百合、银耳、大枣等均有生津润燥、养肺润肺之效。同时也要注意"秋瓜坏肚",秋季有大量瓜果上市,有很多肿瘤患者,是属于脾胃虚弱证型的,立秋之后仍食用过多,容易损伤脾胃的阳气,从而出现腹泻、痢疾、腹痛等胃肠道疾病,而影响身体健康。

四、入秋

刘禹锡曾说"自古逢秋悲寂寥,我言秋日胜春朝"。引起悲秋的原因很多,例如秋天光照不足,人体松果体分泌的褪黑激素明显增多,人体细胞不活跃,新陈代谢变慢,情绪抑郁消沉,甚至称之为"季节性情感障碍症";秋燥使人容易上火,遇事容易急躁发火,影响心境和情绪;秋乏的到来,若加之生活、工作压力的影响,也容易造成秋季不良情绪。诸如此类,均能造成秋季情绪不稳定。建议适量增加蛋黄、鱼类、大豆等能给脑细胞提供必需营养成分的食物,给大脑带来活力。秋乏状态则与人体缺氧有一定关系,可以考虑室内放置一些草木以吸收二氧化碳等废气,如芦荟等。

立秋后早晚凉爽,是人舒展活动的好时节。太极拳、快步踏、骑行都是很好的锻炼方法,但是运动不能过于激烈,多做轻微、持久一点的活动,即唐代孙思邈的"小劳"养生观点,是有利于身体健康的。

第五节 保暖养阳气,寒冬宜温补

冬天是天寒地冻、万木凋零、万物潜伏闭藏的季节,这一季节的到来使阳气潜藏,阴气到达顶峰,人体的阳气也随着自然界的转化而潜藏于内。因此,冬季养生的基本原则也当讲"闭藏"。我们可以早睡晚起,保证足够睡眠,多晒太阳,注意保暖,安排一些安静闲逸的活动等。正如俗话说的"春困秋乏夏打盹,睡不醒的冬三月"。

第十章　肿瘤患者的养生指导

冬季保暖及室内保健的同时，一般门窗紧闭，室内空气很差，所以要记得经常打开门窗通风换气，保持室内空气清新。由于人体每时每刻都在呼出二氧化碳，当室内二氧化碳浓度到达一定程度，就容易出现头晕、乏力、胸闷等不良症状，影响健康。同时，冬季气候也比较干燥，室内湿度通常也偏低，建议在暖器旁放盆水或地上洒水以增加室内湿度。

从中医角度讲，冬季与肾气相应，肾脏功能正常，则可调节机体适应严冬的变化，否则，即会使新陈代谢失调而产生疾病。故冬季养生很重要的一点是要遵循自然界"闭藏"之规律，注重"养肾防寒"，以"敛阴护阳"为根本，要从精神、饮食两方面进行调养。

一、精神调养

很多人都知道，寒冷的冬季是进补的好时机，其实冬季我们不仅需要补充能量，精神也是需要保养的。因为寒冷使人新陈代谢处于低下状态，垂体、肾上腺皮质等内分泌功能较容易出现紊乱，所以冬季也是抑郁症多发的季节。冬季也是年老体弱者较为恐惧或者说是死亡率较高的季节。冬季低温、干燥以及气压较高对很多疾病是不利的，如高血压、哮喘、冠心病等。此外，冬季也意味着岁末年关要到了，很多职场人士要面临各类评选、总结、人事变动、应酬等情况，易患上"年关焦虑症"，出现胃肠不适、食欲不振、失眠、头晕、注意力不集中、心悸、胸闷等症状，极易影响身体健康。所以需要对产生"年关焦虑症"的人进行心理指导。可以通过多接触阳光，如直接晒太阳可以缓解情绪抑郁，或者培养、坚持自己的有益爱好，如看书、听音乐、与好朋友拉家常或倾诉等，甚至可以通过适当方式宣泄出来，从而达到心理平衡，这便能使我们体内的阳气不躁动，平和地藏于体内，达到闭藏的目的。另外，冬季闭藏还需要注意要让自己处于心满意足、不躁动的状态，这样便可心理平衡，不受外界扰乱清静之神，身体达到养神、闭藏的状态。

二、饮食调养

饮食调养方面，人们都知道冬季是食补的好时机，冬三月，是养精蓄锐的大好时机。一方面，在冬季，人们食欲较旺盛，吸收相对会较好；另一方面，冬季人的皮肤肌腠比较致密，出汗相对较少，营养物质摄取后更容易贮藏于体内。建议冬季多食用偏温热性的食物，如牛羊肉、虾、海参、鸽、鹌鹑等，可以增强机体的抵御严寒的能力。如果自身阳气本身就很旺，就不能过补了，否则容易出现上火的可能，反而对身体有害。

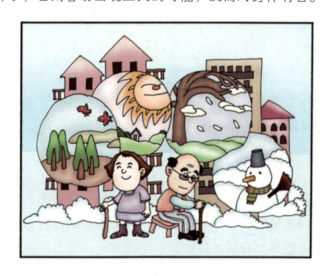

小问答

1. 一些名贵中药补品，例如灵芝孢子粉、铁皮石斛、冬虫夏草适合哪些肿瘤患者吃？

补品并不适合每个人吃，灵芝孢子粉具有增强免疫功能的作用，适合大部分患者食用，药症相符是最重要的。而铁皮石斛的作用主要为滋阴补肺，证候上为阴虚内热，在舌象上可表现为舌红少苔，适合肺癌患者。冬虫夏草性偏热，具有温补作用，在冬季食用合适，体质偏虚寒证患者可进食。

2. 蜂蜜是否适合肿瘤患者食用？

蜂蜜具有补虚润肺、润肠通便的作用，适合虚证患者食用，但湿气重、痰湿体质的患者不宜食用。但现在的蜂蜜中含有多种激素成分，如生长激素、雌激素等，会促进肿瘤生长，尤其是乳腺癌患者，最好不吃。

3. 晚上经常睡不好，有没有什么方法可以改善睡眠？

大多数肿瘤患者晚上睡不好，医学上称之为睡眠障碍，是身体不好的一种表现。一方面，患者可以在医生的指导下通过药物来帮助睡眠，另一方面，也需要靠患者自身的配合，保持良好的心情，进行适当的运动，多

第十章 肿瘤患者的养生指导

食用芹菜、莴笋、黄花菜、芝麻、麦片、大枣等食物。睡前还可以听听音乐，温水泡脚，对改善睡眠有很大的帮助。

4.春季是感冒多发的季节，肿瘤患者如何预防感冒？特别是肺癌患者。

春季温度变化很大，流行性感冒多发，患者不应随意加减衣物，应注意保暖，勤洗手，注意清洁，防止病毒感染。还可喝红糖姜茶助升阳气，也可服用一些增强免疫力的补品，如灵芝孢子粉等。

（谷建钟）

第十一章 肿瘤患者的疼痛居家康复指导

第一节 概 述

对于肿瘤患者来说,"疼痛"是患者最为害怕的并发症。许多患者来就诊时首先关心的就是"会不会很痛",特别是对于肿瘤晚期患者而言,"疼痛控制"是比"存活时间"更重要的头等大事。事实上随着医学技术的进步,只要患者能够和医护人员相互配合,绝大多数肿瘤患者的疼痛都能得到有效控制。另一方面,因为疼痛是一个长期的过程,在疼痛治疗过程中特别需要患者本人和家属的积极配合。尤其是患者在居家治疗过程中,因医护人员不能在身边随时随地指导,患者需具备一定的疼痛治疗知识,对出现的常见问题能够做一些简单的处理。只有这样,患者才能在家中达到"无痛"的目标,获得良好的生活质量。

那么到底什么是疼痛呢?我们先看看疼痛的定义,疼痛是一种实质上或潜在的组织损伤相关的不愉快的感觉和情感体验。从疼痛的定义来看,有两方面的基本意思,一是疼痛应当被视作一种个体的体验,因此它是主观的;二是疼痛常常令人不愉快,因此也是一种情绪体验。那么癌痛的定义指的就是肿瘤患者出现的明显的疼痛,癌痛使患者感到极度不适;会引起或加重患者的焦虑、抑郁、乏力、失眠、食欲减退等症状;严重影响患者的日常活动、自理能力、交往能力及整体生活质量,甚至会加速肿瘤的发展;还会加快机体功能减退,活动能力下降;使患者对生活和治疗失去信心等。疼痛对身体、生理和心理方面造成的巨大损害,不仅明显影响到患者的生活质量,而且还会影响到疾病治疗的实施和效果。部分患者因疼痛未得到满意控制而失去耐心,甚至会放弃根治肿瘤的机会。严重者可有自杀或自残倾向。

我们应该正确认识癌痛，树立能战胜癌痛的信心。如果患者有癌痛，必须告诉医护人员，要与疼痛专科医护人员进行充分的交流与沟通，以便医护人员做出正确的评估；当医护人员根据癌痛具体情况给予止痛药物时，要遵医嘱，不要仅在剧烈疼痛时使用止痛药物，不要因出现药物副作用随意停止用药；不要恐惧使用阿片类强效止痛药，惧怕产生药物"成瘾"；如果按照最初的药物剂量不能有效控制癌痛时，要及时联系医护人员，以便及时调整药物剂量。为得到规范有效的止痛治疗，建议去肿瘤专科医院或专门科室就诊。

随着医学的发展，特别是靶向药物的广泛应用，有越来越多的患者在家里接受抗肿瘤治疗，而不用长期住院或频繁地去门诊就诊。那么，对于这些患者在家里需要知道一些什么呢？家属在照顾患者的过程中又需要注意哪些呢？以下对患者在居家过程中常见的问题进行分类介绍。

第二节　疼痛的分类和评估方法

一、疼痛的分类

从疼痛成因角度上讲，疼痛主要分为三类。

1. 肿瘤相关性疼痛

肿瘤相关性疼痛如肿瘤转移到腰椎引起的腰痛；胰腺癌局部侵犯引起的腹痛等。这一类疼痛是居家镇痛治疗的重点，在疼痛控制稳定后，患者可在家中服药或使用贴剂镇痛；随着肿瘤的控制，这一类疼痛会逐渐减轻甚至消失。

2. 抗肿瘤治疗相关性疼痛

抗肿瘤治疗相关性疼痛如做肝癌介入治疗后引起的腹痛、使用紫杉醇化疗后引起的全身酸痛等，在家中发生的可能性较小。

3. 非肿瘤因素性疼痛

非肿瘤因素性疼痛如患者原本有关节炎导致的关节疼痛，合并心肌梗死引起的胸痛等，对这一块原因是需要重视并仔细鉴别的；特别是患者在原本疼痛的基础上出现新发的、性质不同的、或程度骤然加剧的疼痛，预示着疾病出现了大的变化或出现其他严重的并发症，需及时就医。

二、疼痛的评估方法

在评价疼痛控制情况前，首先需要对患者的疼痛程度有一个评估。我们在前面已经提到，疼痛是一种非常主观的感受，不同的人对疼痛的敏感性、耐受性有很大的差异，不能一概而论。但是我们在使用镇痛药物时需要对疼痛进行一个量化评估，因此目前推荐使用可量化的方法来评估疼痛。常用的有以下三种方法。

1. 数字分级法（NRS）

数字分级法使用数字表示疼痛的程度，由0~10构成，0为无痛，10为不可忍受的剧痛。让患者自己为自己的疼痛程度打分。

疼痛程度数字分级法

2. 主诉疼痛程度分级法（VRS）

（1）轻度疼痛（1~3）：有疼痛但可以忍受，生活正常，睡眠无干扰。

（2）中度疼痛（4~6）：疼痛明显，不能忍受，要求服用镇痛药物，睡眠受干扰。

（3）重度疼痛（7~10）：疼痛剧烈，不能忍受，需用镇痛药物，睡眠受到严重干扰，可伴自主神经紊乱或被动体位。

第十一章 肿瘤患者的疼痛居家康复指导

3.面部表情疼痛评分量表

医护人员根据患者疼痛时的面部表情状态，对照《面部表情疼痛评分量表》进行疼痛评估，适用于表达困难的患者，如儿童、老年人，以及存在语言或文化差异，或其他交流障碍的患者。在家庭中，这个评估方法主要由患者家属或陪护人员完成。

面部表情疼痛评分量表

三、疼痛控制的标准

在学会了量化评估疼痛程度以后，下一步怎样来评价疼痛控制的满意程度呢？目前比较常用的评价疼痛控制的标准如下。

（1）疼痛评分控制在 1~3 分，疼痛虽然存在，但是不影响患者的睡眠或者日常活动。

（2）每日（24 小时）暴发疼痛次数小于 3 次，即患者在常规服用止痛药物或使用止痛贴剂的基础上，因任何原因导致疼痛程度加重，需要临时加用止痛药物的次数在一天内小于 3 次。需要指出的是，有一些可预期的疼痛，例如腰椎病理性骨折长期卧床的患者，在搬动时会出现腰痛，这是可以预先估计的，也可以通过提前使用止痛药物来避免疼痛的突然加重。

总的来说，当一个患者在正常使用止痛药物的基础上，疼痛能够控制在自己能承受的程度，并且不会出现反复的疼痛加重，就是一个疼痛控制基本满意的状态。有一些对疼痛较为敏感的患者，即使自觉疼痛评分为 1~2 分，但本人仍觉得疼痛控制不满意，影响日常活动、社交、睡眠等，也被认为疼痛未达到满意控制。出现这种情况需与主管医生沟通，进行镇痛治疗方案的调整。

第三节 疼痛的治疗方法

一、疼痛治疗的时机

绝大多数肿瘤患者,在出现疼痛时,第一反应就是"忍";忍不过去了多数会自行去药店配"止痛药"吃,而且很多患者都是"实在熬不住了才吃止痛药,能不吃就尽量不吃"。这是医护人员在临床中最常见到的情况。而事实上,"忍痛"是医生最不推荐的一种方法,"不按时服药"更是有许多潜在的隐患。就如在前文中提到的那样,持续存在的疼痛可能导致患者生理、心理等多方面的损害,甚至影响肿瘤的系统治疗,危及患者生命。因此,疼痛已成为除"血压、心率、呼吸、氧饱和度"以外的第五大生命体征,与每个人的生命维持息息相关,所以患者在出现疼痛或者疼痛控制不满意时,一定要引起重视并及时告知医护人员做相应的调整。

许多患者对止痛药物有本能的排斥。究其原因,最担心的是成瘾,"怕一旦吃上止痛药后就再也停不下来了";甚至有些患者会产生自己在"用毒品"的罪恶感;还有一部分患者,错误地认为使用止痛药物就预示着"疾病已经到了很晚期,病入膏肓没得救了",进而产生一种不愿意配合治疗的消极心理,有一顿没一顿地吃药。事实上,疼痛与否和肿瘤的早晚并没有必然联系,疼痛只是肿瘤的一种表现,有许多早期肿瘤患者因为肿瘤的位置关系也会存在明显的疼痛,通过手术或者其他抗肿瘤治疗就能得到完全的缓解;另一方面,随着医学的进展,新的止痛药物不断出现,疗效更好,副反应更低。只要能够遵医嘱按时用药,就不用担心"成瘾性"的出现。事实上,越是不按时服药,只在疼痛非常严重不能忍受时才服药的患者,反而容易导致"成瘾性"的发生,因为此时体内药物浓度波动大,可能产生欣快感。

综上所述,疼痛只是肿瘤一方面的表现。患者在遭受疼痛困扰时需及时向医生表达并按时用药,在现代医学技术手段下完全可以做到安全有效的无痛状态。

二、癌痛的治疗方法

前面介绍了那么多疼痛治疗的重要性,那么目前到底有哪些治疗疼痛的方法呢?目前癌痛的治疗方法包括:病因治疗、药物治疗和非药物治疗。

(1)病因治疗:针对引起癌痛的病因进行治疗。疼痛治疗的主要病因是肿瘤本身、并发症等。针对肿瘤患者给予抗癌治疗,如手术、放疗或化疗等,可能解除癌痛。这是疼痛治疗的根本,一般在医院里进行。

(2)药物治疗:绝大多数肿瘤患者,特别是居家镇痛的肿瘤患者,目前使用的都是药物止痛。根据世界卫生组织(WHO)癌痛三阶梯止痛治疗指南,癌痛药物止痛治疗有五项基本原则:口服给药,按阶梯给药,按时用药,个体化给药,注意具体细节。

(3)非药物治疗:用于癌痛治疗的非药物治疗方法主要有介入治疗、针灸及经皮穴位电刺激等物理治疗、认知-行为训练、社会心理支持治疗等。适当应用非药物疗法,可作为药物止痛治疗的有益补充,与止痛药物治疗联用,可增加疼痛治疗的效果。介入等治疗主要在医疗机构中进行。

三、目前常用的镇痛药物

根据世界卫生组织癌痛三阶梯止痛治疗指南,应当根据患者疼痛程度,有针对性地选用不同强度的镇痛药物。

疼痛缓解
- 重度癌痛(NRS:7~10分):强阿片药物 ± 辅助药物
- 中度癌痛(NRS:4~6分):(弱/强)阿片药物 ± 辅助药物
- 轻度癌痛(NRS:1~3分):辅助药物,或阿片药物

(1)一阶梯药物:主要为非甾体抗炎药,常用的有散利痛、扶他林、西乐葆、诺福丁等。

(2)二阶梯药物:指弱阿片类药物,常用的有曲马多、可待因等。随着临床经验的积累,这一类药物的镇痛效果不强,且有剂量限制,最新的指南中已将其地位逐渐弱化,不作为中度疼痛的首选推荐药物。

(3)三阶梯药物:指强阿片类药物,包括长效和短效两类,长效阿片类药物主要有羟考酮缓释片、吗啡缓(控)释片、芬太尼透皮贴剂等。

这类药物因止痛作用强,可以根据疼痛程度不断加量,具有副反应轻、按时服药不易成瘾等优点,已成为目前癌痛治疗最重要的药物。短效阿片类药物包括盐酸吗啡片、吗啡针,主要用于初始癌痛治疗时的剂量滴定和疼痛突然加重时的治疗,一般在医疗机构中使用。

除了以上三阶梯药物以外,根据疼痛不同的性质还可以加用其他辅助药物,如对于神经病理性疼痛可以加用抗抑郁药如阿米替林、度洛西汀;抗惊厥药物如加巴喷丁、卡马西平等;对于焦虑患者可以加用镇静药物;对于骨转移、脑转移疼痛患者可以加用糖皮质激素等。通过联合辅助药物,可以降低患者的痛觉敏感性,与阿片类药物合用以更好地控制疼痛。

四、止痛药物的副作用和注意事项

止痛药物的副作用特别是成瘾性是患者最担心的一个问题。这里需要强调的一点是,对于一个晚期慢性肿瘤性疼痛的患者,不推荐使用哌替啶,因其有较强的神经系统毒性,镇痛作用不强,而易产生成瘾性和其他不良反应。非甾体抗炎药、其他辅助药物不会产生成瘾性,阿片类药物在规范用药的基础上也不会有成瘾性的产生。

一阶梯药物的副作用主要表现为肝肾毒性及消化道副反应,没有成瘾性。对于一个肝肾功能正常的患者,在规定剂量范围内使用一阶梯药物不会导致明显的肝肾功能损害,但是如果长期使用,可能引起消化道损伤如胃黏膜损伤甚至胃溃疡、胃出血等。因此,不建议长期使用一阶梯药物作为单一镇痛药物;如需长期使用,可选用选择性COX-2抑制剂如塞来昔布、美洛昔康等。需要注意的是,选择性COX-2抑制剂有潜在的心脏毒性,老年患者,既往有基础心脏病的患者需谨慎用药。因一阶梯药物的副作用与使用剂量相关,因此一阶梯药物都有每日最大剂量的限制。布洛芬每日2400毫克,塞来昔布每日400毫克。

二阶梯药物因镇痛作用轻,有神经系统毒性等,目前使用已越来越少。其中曲马多最大使用剂量每日为400毫克。

三阶梯药物是目前使用最普遍且安全有效的药物,也是中、重度疼痛治疗的首选药物。这类药物的副作用主要有便秘、恶心、呕吐、嗜睡、瘙痒、头晕、尿潴留、谵妄、认知障碍、呼吸抑制等。除便秘外,阿片类药物的副作用大多是暂时性或可耐受的。恶心、呕吐、嗜睡、头晕等副作用，大多出现在未使用过阿片类药物患者用药的最初几天。给予止吐药物、吸氧、补液等对症治疗后，相关症状一般在 1 周内可缓解，因绝大多数患者初次使用三阶梯药物时均为住院状态，这部分副作用会在医疗机构中由医护人员解决。过度镇静、精神异常、呼吸困难、尿潴留等副作用发生率很低，一般容易出现在体质差、肝肾功能不全的患者中，一旦出现相关症状需及时就医。便秘症状通常会持续发生于阿片类药物止痛治疗的全过程，也是患者在居家镇痛治疗中副作用处理的重点。患者需常规使用一些缓泻剂如福松、杜密克、苁蓉通便口服液等；根据便秘的严重程度，也可考虑使用番泻叶、开塞露等。中药在治疗便秘中有较好的效果，如有顽固性便秘，可使用对症的中药治疗。

三阶梯药物一般强调口服给药、按时给药、使用缓释剂型的原则。口服长效阿片类药物如羟考酮缓释片等，一般每 12 小时给药一次，外用止痛贴剂如芬太尼透皮贴剂，一般为每 72 小时给药一次。在按时持续的基础上，患者体内的有效药物浓度能维持在一个稳定的水平，不仅能有效控制疼痛，也能抑制欣快感的产生，防止成瘾。

同时，阿片类药物没有"天花板效应"，即不存在每日最大剂量限制，可以根据患者疼痛的程度以及对药物治疗的反应不断加量。当然，药物的加量需在主管医生的指导下进行，不建议患者自行加量。

第四节　疼痛患者居家镇痛治疗指导

一、注意预防及观察药物的相关副作用

使用一阶梯药物时，应观察有无胃痛、黑便、脚肿等症状；使用三阶梯药物时，应观察有无尿少、排便困难、胡言乱语、贪睡不易唤醒等症状；如有上述相关症状，需及时就医。使用三阶梯药物时需常规服用通便药物，若大便连续数天未解，自觉腹胀，肛门排气少时，需加强通便治疗。

二、备用短效阿片类药物预防暴发痛

患者在居家治疗过程中,应当备用短效阿片类止痛药,主要为盐酸或硫酸吗啡片。当患者因病情变化,长效止痛药物剂量不足时,或发生暴发痛时,应给予短效阿片类药物,用于解救治疗。每次给药的剂量应根据患者当时的药物剂量换算得出,一般由主管医生在出院时告知,不宜随便加量或减量服用。若需要反复使用短效阿片类药物,预示着长效药物需调整剂量,需及时就医。

三、若有异常,应及时就医

若患者在家中突然出现与既往疼痛性质、部位或程度等不同的疼痛,可能预示着其他并发症,此时不应一味地使用止痛药物,需及时就医。

四、芬太尼透皮贴剂使用注意事项

芬太尼透皮贴剂主要用于肠梗阻、食管狭窄、意识障碍等不能进食的患者。它的有效成分通过皮下组织吸收进入血液循环而起效,故不是"哪里痛贴哪里",而是贴在前胸、大腿内侧等部位。需密切贴合皮肤,否则会影响疗效。芬太尼透皮贴剂起效时间需6~7小时,持续时间为72小时,因此起效较慢,调整药物剂量不便,故不推荐用于疼痛控制不稳定的患者。对于伴有发热的患者,特别是体温超过38.5℃的患者,芬太尼透皮贴剂的有效成分会加快吸收,导致患者体内药物浓度迅速升高,易引起芬太尼中毒或使疗效缩短等,因此高热患者不能使用芬太尼透皮贴剂。同理,也禁止使用电热毯、烤灯等可导致局部温度过高的加热方法。

五、止痛药物的剂量调整

止痛药物减量主要有以下两种情况。

(1)随着抗肿瘤治疗的进展,患者体内的肿瘤逐渐缩小甚至消失,疼痛产生的病因不复存在,患者在原有止痛剂量的情况下无明显疼痛,可将止痛药物逐渐减量。先减量25%~30%,两天后再减少25%,直至每天剂量相当于30毫克口服吗啡的药量,继续服用两天后即可停药。

（2）一种口服药物的副作用持续存在，患者不能耐受，此时需减量或换用其他镇痛药物，必须在医生指导下进行。

六、疼痛患者就医准备工作

因阿片类药物属于精神麻醉药物，医院有特殊的管理要求。如果患者为首次配药，建议携带就诊资料如出院小结、CT等影像报告、病理报告、肝肾功能检查报告，以及患者本人的身份证复印件和代办人的身份证复印件，至肿瘤专科或疼痛科就诊后，由医生根据患者的疼痛情况确定是否需要办理麻醉专用病历。在办理成功后每次可以开具15天长效阿片类镇痛药，以减少患者频繁至医院配止痛药的频率。在后期随访过程中，患者或代办人需总结好最近一段时间的疼痛控制情况、暴发痛的次数、便秘等副作用的程度，以及最近一次的检验报告等，在就诊时详细告知医生，以便医生准确进行止痛治疗方案的调整。

第五节　疼痛患者家属在治疗中的作用

家属给予患者的支持和鼓励是止痛治疗中极其重要的一部分。负责照顾患者的家属，要对患者的止痛治疗方案和身体状态有一个基本了解，鼓励患者按时用药，当患者状态出现重大变化时要及时发现并联系患者的主管医生。患者出现疼痛时，家属需提供情感支持和精神鼓励，帮助患者积极地表达出疼痛的问题，并在需要时积极为患者治疗；要表达出和患者共同面对的态度，使患者感到有所依靠，而不是"一个人在奋斗"。在患者出现沮丧、烦躁等消极情绪时，需耐心地与患者沟通，聊一些让患者感到开心轻松的话题，转移患者的注意力，分配给患者一些力所能及的任务，鼓励状态良好的患者回归社会，与他人沟通交流，提高患者的自我认同感。在国外专业的医疗中心，"疼痛的治疗需要团队努力"。团队成员可能包括：肿瘤科医生、护士、疼痛专科医生、姑息治疗师、物理治疗师、神经科医生、心理学医生、社会工作者、精神病科医生、理疗师和神职人员等。

综上所述，疼痛治疗是一个长期的、系统的又是非常主观的医疗问题。患者和家属的配合程度与疼痛控制的满意程度密切相关。因此，我们认为在居家过程中患者和家属至少需要知晓以下几点。

（1）疼痛的缓解非常重要，忍受疼痛没有任何医疗益处。

（2）疼痛大多可以通过镇痛药物得到很好的控制。对于持续存在的疼痛，按时服用镇痛药物有助于控制疼痛。

（3）如果使用镇痛药物效果不理想，还有很多其他选择。

（4）强效镇痛药物应由医生开具处方，并仅限患者本人使用；除非与医疗服务人员进行讨论并获得同意，否则不要擅自调整剂量或给药频率。

（5）吗啡和吗啡类药物经常用于缓解疼痛，当这些药物用于治疗癌痛时，罕见成瘾。这受限制的药物需在家里妥善保管；这类药物必须谨慎使用，不得与酒精或其他违禁药物混合使用。

（6）与医护人员交流至关重要。医护人员希望了解患者认为可能因疼痛药物治疗导致的任何问题，因为有很多方法能改善这些问题。如果患者难以获得镇痛药物或对服药有任何疑问，请告知医护人员。他们有处理这些问题的经验，会帮助患者获得最佳镇痛效果和最少的副作用。

（7）患者有权利期望将疼痛处理作为整体治疗的一部分。

让肿瘤患者无疼痛，是医护人员努力的目标，是每一个肿瘤患者的权利，也是医护人员的责任，更是全社会的人道主义义务，只有医患双方共同努力，密切合作，才能有效控制疼痛，共创无痛世界！

（卢丽琴　陈　韵）

第十二章 肿瘤患者的家庭用药指导

第一节 概 述

一、肿瘤患者家庭护理的五大原则

肿瘤是一种严重损害人类健康的疾病,其治疗周期及康复过程相对较长,患者大部分时间需在家中度过,因此肿瘤患者的家庭护理尤为重要。肿瘤患者的家庭护理有以下五大原则。

1. 发现肿瘤,积极治疗

家庭成员若发现患有肿瘤,切莫惊慌失措,痛哭流涕,一旦确诊,应立即寻找治疗手段。根据病情、患者身体状况和家庭经济情况,选择最佳的治疗方案,减少患者的痛苦,延长患者的生命。

2. 稳定情绪,坚定信心

患者的情绪影响肿瘤的发展和预后,不良的情绪,恶劣的心情会加重病情。应调动家庭所有的亲戚、朋友为肿瘤患者提供多种形式的支持和帮助。家庭环境可以增强肿瘤患者的抗病能力,让家庭的温暖驱赶患者产生的失落感和孤独感。

3. 住院治疗,做好陪护

针对肿瘤患者,不管是手术治疗还是放、化疗,都要住院。我们认为在尽可能的情况下最好隐瞒真实病情。如果确实瞒不住,应同患者说明肿瘤是目前的常见疾病,患了肿瘤并不可怕,然后向患者详细讲解治疗计划、治疗的配合,用药的反应,可能出现的并发症和解决的办法等,让患者有思想准备,积极配合治疗,以促进患者康复。做好患者的皮肤、口腔等生活护理。注意让患者吃一些清淡易消化的食物,少量多餐,切忌吃过热、粗糙及辛辣的食物。对伴有呕吐者,灵活掌握进食时间,可在呕吐间歇期多饮清水。确保患者的能量补充。

4. 院后指导，后续治疗

患者出院后应遵医嘱按时服药，定期复查，定期放、化疗，出现问题随时向主管医生咨询，必要时去医院检查。防止患者感冒、生气上火、情绪波动，尽量满足患者的各种需求。加强营养，提高免疫力，提高生存质量，延长患者寿命。让患者能在快乐中度过自己的余生。家庭是患者最坚强的后盾和保障，因此家庭护理不容忽视。

5. 参加活动，提高价值

鼓励患者参加社会活动，如肿瘤患者俱乐部，或结交一些恢复好、对疾病乐观、积极战胜癌症的病友一起锻炼身体，一起谈论治病经验。身体允许时可鼓励患者做一些家务或参加一定量的工作，使患者感到生命的价值，提高生存信心，让肿瘤患者体验到家庭的温暖。

二、肿瘤患者家庭用药应注意的问题

1. 肿瘤患者家庭用药要注意服药与饮食的关系

药物与食物常可发生相互作用，从而影响药物的吸收和疗效。服药时要注意药袋上的说明，是饭前服还是饭后服，要严格按规定服药。如抗癌药宜饭后服，以减轻其对胃黏膜的刺激，并防止被胃酸破坏；消化药宜饭前服；镇静药应睡前半小时服，既能提高疗效，又可减少不良反应。服用止咳糖浆类药物后，不宜马上饮水，以免冲淡药液，影响疗效。此外，服药时最好用温水送服，若一次所服药物较多，应分次吞服，以免发生呛咳或误咽。

2. 肿瘤患者家庭用药要严密观察药物的不良反应

首先要防止药物过敏，其次，对自己所服的药物有哪些不良反应要有所了解，一旦出现要告知医生，是否停药应由医生决定。若长期服用对身体有损害的药物，应在医生指导下定期做肝、肾、骨髓等相关检查。

3. 注意及时停药或减量

用药时间过长，超过疗程或药量过大，常可发生不良反应。当病情好转或达到疗程时，应根据医嘱及时停药或减量。

4. 肿瘤患者家用药物应分类保管

药物要按类别摆好，药不离盒，便于查对；注意药物有效期及保存要求，需冷藏的抗癌药应放在冰箱内保存。若发现过期、变色、潮解等变质现象则不能服用。药物要由成人妥善保管，以免小孩误服。长期应用镇痛药或安眠药的患者以防大量服用而造成意外。总之，药物保存要求安全、存放有序、取用方便。

三、不留存药品的八大原则

到底哪些药品该留，哪些药品不该留，要视具体情况而定。以下是不留存药品的八大原则：

（1）易分解变质的药物不留，如阿司匹林久存后会分解出对胃有刺激的物质——水杨酸，故不宜留存。维生素C片剂久置后会分解而失去药效，因此也不宜留存。

（2）短效药物不留，如乳酶生、胃蛋白酶合剂等，放置时间稍长，就会降低药效或失效。

（3）无良好包装的药物不留，如包装不严密的中成药，冲剂、散剂、片剂等均易吸潮后变质。

（4）未标明有效期，或忘记购买日期及使用日期的药物不留，这些药物无法掌握是否失效和存放时间。

（5）不常用的药物不留，此类药物存放多了不便管理，而且易造成药品混淆。

（6）抗生素类针剂和眼药水不留，针剂大多药理作用较强，使用又不方便，不适合贮备。如青霉素在注射前要做皮试，所以只有在医护人员指导下方可使用，而家中则不宜留存。抗生素类眼药水，如氯霉素及利福平等眼药水都存在有效期，久存后会失效，因此不宜久存。

（7）超过有效期的药品不留，标明有效期的药品，无论外观有无变化，只要过了有效期都不宜保留。

（8）不掌握适应证和用法的药物不留。

四、肿瘤患者服药知识

肿瘤患者由于疾病的长期性和复杂性，在家治疗时间较多，因此，了解一些用药知识很有必要。家庭用药应注意以下几个方面。

（1）抗肿瘤药物应严格按照医生处方要求服用，不得随意增减药量。到医院定期检查血常规、肝肾功能，不要随意增减药量，或突然停药。辅助药物应按照规定顺序服用，以保证其充分发挥作用。

（2）用药时间直接影响药效，通常增进食欲的宜在饭前服用，帮助消化的药物宜在饭后服用；对胃黏膜有刺激的药物宜在饭后立即服用，以减少对胃黏膜的刺激；安眠药宜在睡前半小时服用。

（3）特殊用药如服用酸类、铁剂时为避免药物和牙齿接触，可用饮水管吸入，服药后立即漱口；服用止咳糖浆类药物后，不宜马上饮水，以免冲淡药液，影响疗效；药量不足1毫升的应用滴管滴药，滴药时将滴管稍斜，一般1毫升=15滴；服用油剂类药物时先在杯内放少许凉开水，再加入油剂，以免药物附着杯壁。

五、肿瘤患者家庭用药须做记录

用药做记录亦可称之为用药笔记，主要记录患者的整个药物治疗过程，例如，吃了治什么病的药物，药物的名字叫什么，每次吃多少，是饭前还是饭后吃的，吃了多长时间，吃药以后的效果如何，以及在服药过程中有没有出现不舒服的反应（即药物的不良反应）等基本内容。同时，还要记下在用药过程中，自己有哪些疑问。当再次就诊时，不仅可以向医生询问自己的疑虑，以寻求有益的答案，而且医生看到这样一份记录，就很容易了解患者的病情变化特点、药物的治疗效果，以及所用的药物是否合理、下一步该怎样调整药物或用药的剂量。如果患者拿着这样一份记录去药店买药，药剂师也可以了解患者目前的用药情况，不但可以避免重复用药，而且还可以用同类型的药物替代有不良反应的药物。

无论从哪个角度来看，用药时做记录的好处确实非常多。然而，在日常生活中真正能做到的人却并不多，究其原因主要有以下几点：①很多人嫌麻烦，有些人认为自己平时不经常生病，就临时吃一两次药；有些"老病号"则认为，长期吃药，吃的药又多，要记多少啊。②有些人甚至错误地认为，医生要他做用药记录，是不是拿他做药物试验。做用药记录的主要目的是在用药出现问题后，医生可以根据记录找到原因，拿出具有针对性的办法，以解决问题，做到合理用药，达到最好的治疗效果。③更有少数人认为，是不是药物有什么问题，所以医生才会让他做记录。其实，这种顾虑更是多余的，因为每种药物在上市之前都已经做了充分的临床试验，确认安全后才会用到临床上。

因此，人们必须消除对用药记录的误解，不要怕麻烦，养成良好的习惯，持之以恒，认真详尽地做好用药记录，尤其是需要长期用药的慢性病患者和老年患者，更要做好用药记录。

家庭用药记录单							
姓名：		年龄：		诊断：			
药品名称	药品规格	每次剂量	每日次数	开始日期	停用日期	备注	

第二节 癌痛患者家庭用药指导

一、癌痛用药的误区有哪些

临床实践证明，针对癌痛患者，及时、按时使用镇痛药，不仅可以收到良好的镇痛效果，而且可选择镇痛强度低的药物，使用最小剂量。然而临床中癌痛用药仍存在许多认识误区。

（1）误区1：临床实践证明，阿片类药物的不良反应除便秘外，大多数是暂时性的，也是可以耐受的。因此，一见不良反应出现就立即停止使用阿片类药物的做法是不可取的。

（2）误区2：在医疗实践中，只要肿瘤患者疼痛病因得到控制，疼痛消除，随时可以停用阿片类镇痛药。当吗啡日用量为30~60毫克时，突然停药一般不会发生意外。对长期大量用药的患者逐渐减量停药也不会发生意外。逐渐减量停药的具体做法为25%~50%，继后每两天减量25%，直至日用量为30~60毫克时停药。在逐渐减量过程中，应观察肿瘤患者有无疼痛症状出现。若出现疼痛症状且评分大于4分时，应进一步缓慢减量，避免停药太快出现疼痛症状及戒断症状。

（3）误区3：临床实践中，长期使用阿片类药物，尤其是采取口服或透皮方式给药，肿瘤患者出现精神依赖性（以往称为成瘾）的危险性极微。中国医学科学院协和医科大学肿瘤医院孙燕院士在长达40多年癌症诊治过程中，只见到4例患者出现精神依赖性。平均10年才见一次，并且从1990年开展三阶梯止痛疗法以来，一例也未见到。国外Porter报告，使用阿片类药物出现精神依赖性的危险性低于万分之四。这足以说明肿瘤患者使用阿片类药物导致精神依赖性是罕见的。

（4）误区4：临床上，对肿瘤患者疼痛进行镇痛治疗的目的是消除疼痛，提高肿瘤患者的生活质量。让肿瘤患者在不痛的状况下睡眠，是对肿瘤患者镇痛治疗的最低标准。理想的镇痛治疗目的是让肿瘤患者在不痛的状况下休息、活动、工作。绝不能满足于肿瘤患者疼痛部分缓解，必须追求疼痛完全消除。如果等到疼痛剧烈时使用镇痛药，患者就要遭受疼痛的折磨。如果长期得不到镇痛治疗，肿瘤患者容易出现因疼痛导致的与神经病理性疼痛相关的交感神经功能紊乱，表现为痛觉过敏和异常疼痛等难治性疼痛。因此，不宜等到疼痛剧烈时使用镇痛药。

（5）误区5：临床实践证明，阿片类药物的用量有较大的个体差异，少数肿瘤患者镇痛治疗需要剂量较大。药理实验提示，只要疼痛加剧，就可增加阿片类药物的用量以提高镇痛治疗的效果。对于任何重度疼痛的患者，无论癌症临床分期早晚、预计生存时间长短，只要镇痛治疗需要，都应及时使用最大耐受量的阿片类药物，而不能仅对即将死亡的晚期肿瘤患者使用最大耐受量。

二、癌痛用药七点需谨记

疼痛一直是影响肿瘤患者生活质量的主要原因之一，如何缓解癌痛也成了肿瘤患者家庭护理的主要任务之一。癌痛用药需谨记以下七点。

（1）足量给药：癌痛患者在家庭护理中，必须根据医嘱正确掌握药物的种类、剂量、给药途径和给药时间，因为持续疼痛可使痛阈降低，加大了止痛的难度。合理的剂量，准确的给药时间，可消除80%~90%肿瘤患者的疼痛。

（2）服药前后不要饮酒：酒精可以增加止痛药的毒性，常规剂量下饮酒就可引起肝脏及肾脏的损害。

（3）在家里服用止痛药要注意：①止痛药不要放在小孩能够拿到的地方；②不同的药物不要放在一起；③药名、剂量、用法都要在瓶签上写清楚；④没有征得医生的同意，不要轻易改变药物的剂量；⑤若服用液体止痛药，应有一个有刻度的药杯，以准确用药。

（4）观察药效及有效时间：用药剂量应从小剂量逐渐加大，减少不良反应，如吗啡的应用，应由10毫克开始，逐渐加量至疼痛消除为止，疼痛症状缓解，药量才可逐渐减少。

（5）酌情采用不同的给药途径：患者因口服给药产生严重的恶心、呕吐或吞咽困难时，可选择使用针剂，经皮下、肌内或静脉注射给药；也可使用肛门栓剂以达到止痛效果。

（6）预防严重药物不良反应发生：长期单独服用非麻醉止痛药物，或该类药物与糖皮质激素一起服用时，有造成胃出血的可能。布洛芬可加重肾脏功能不全、影响凝血机制，血小板减少的患者应慎用。

（7）发生不良反应的对策：一些止痛药可能会产生某些不良反应，尤其是麻醉止痛药，可表现为恶心、呕吐、反酸、消化不良、便秘、头痛、头晕、皮疹、呼吸急促等，应及时停止使用该药物，请示医生，更换其他药物，以免加重病情，引起其他不良后果。

第三节　肿瘤患者常见口服化疗药、靶向药的家庭用药指导

1. 卡培他滨

卡培他滨为片剂，需密封保存，有效期24个月，国家市场监督管理总局批准治疗对普通疗法具有抗药性的转移性乳腺癌。

药品规格每片0.15克，推荐剂量为每日2500毫克/平方米，连用2周，

休息1周。每日总剂量分早晚两次于饭后半小时吞服。

卡培他滨的不良反应较少,以下情况可能与之有关。①消化系统:最常见的不良反应为可逆性胃肠道反应,如腹泻、恶心、呕吐、腹痛、胃炎等。②皮肤:在使用卡培他滨的患者中几乎有一半发生手足综合征,表现为手足麻木、感觉迟钝、感觉异常、麻刺感、无痛感或疼痛感,皮肤肿胀或红斑、脱屑、水疱或严重的疼痛以及皮炎。③脱发、疲乏常见,但一般不严重。④其他常见的不良反应为黏膜炎、发热、虚弱、嗜睡等,但均不严重。对使用卡培他滨有严重不良反应或对氟嘧啶(卡培他滨的代谢产物)有过敏史者禁止使用该药。

注意事项:

(1)卡培他滨可引起腹泻,甚至导致脱水。对于出现严重腹泻的患者应给予密切监护,若患者开始出现脱水,应立即补充液体和电解质。在适当的情况下,应及早开始使用标准止泻治疗药物(如洛哌丁胺),必要时调整给药剂量。

(2)卡培他滨对心脏的毒性与氟尿嘧啶药物类似,包括心肌梗死、心绞痛、心律不齐、心脏停搏、心功能衰竭和心电图改变等。既往有冠状动脉疾病史的患者使用该药发生这些不良事件的可能性更大,需特别注意。

2. 吉非替尼

吉非替尼片剂,需在30℃以下保存,有效期24个月。本品适用于既往接受过铂剂和多西紫杉醇治疗的局部晚期或转移性非小细胞肺癌。已知对该活性物质或该产品任一赋形剂有严重超敏反应者禁用。本品的推荐剂量为250毫克(1片),每日1次,口服,空腹或与食物同服。如果有吞咽困难,可将片剂分散于半杯饮用水中(非碳酸饮料),搅拌至完全分散(约需10分钟),即刻饮下,再以半杯水冲洗杯子,饮下。也可通过鼻-胃管给药。无须因年龄、体重、性别、种族、肾功能、肝转移引起的中度至重度肝功能损害而调整给药剂量。当患者出现不能耐受的腹泻或皮肤不良反应时,可通过短期暂停治疗(最多14天)解决,随后恢复每天250毫克的剂量。

最常见的药物不良反应(发生率20%以上)为腹泻和皮肤反应(包括皮疹、痤疮、皮肤干燥和瘙痒),一般见于服药后的第1个月内,通常是可逆的。大约 8% 的患者出现严重的药物不良反应。

注意事项：接受本品治疗的患者，偶尔观察到发生间质性肺病，患者通常出现急性的呼吸困难，伴有咳嗽、低热、呼吸道不适和动脉血氧不饱和。血清转氨酶轻、中度升高的患者应慎用本品。如果血清转氨酶升高加重，应考虑停药。患者服药期间出现任何眼部症状，持续的腹泻、恶心、呕吐或厌食时应即刻就医。在使用本品治疗期间，可出现乏力的症状，驾驶或操纵机器的患者应注意。

3. 甲磺酸阿帕替尼

甲磺酸阿帕替尼适用于既往至少接受过两种系统化疗后进展或复发的晚期胃腺癌或胃－食管结合部腺癌患者。甲磺酸阿帕替尼应在有经验的医生指导下使用。

（1）推荐剂量：850 毫克，每日 1 次。

（2）服用方法：口服，餐后半小时服用（每日服药的时间应尽可能相同），以温开水送服。疗程中漏服甲磺酸阿帕替尼的剂量不能补充。治疗时间连续服用，直至疾病进展或出现不可耐受的不良反应为止。

（3）剂量调整：在使用甲磺酸阿帕替尼过程中应密切监测不良反应。对于出现胃肠道穿孔、需要临床处理的伤口裂开、瘘、重度出血、肾病综合征或高血压危象的患者，以及尚需进一步确诊的中到重度蛋白尿或临床尚未控制的重度高血压患者，应暂时停药。择期手术之前，应暂缓使用该药。

（4）特别注意事项

1）出血：甲磺酸阿帕替尼有增加出血的风险，一旦发现有出血迹象，建议暂时停药；若恢复用药后再次出现重度出血，可下调一个剂量后继续用药，若不良反应仍持续，建议停药。

2）心脏毒性：应慎用于已知有 QT 间期延长病史的患者、服用抗心律失常药物的患者或者有相关基础心脏病、心动过缓和电解质紊乱的患者。

用药期间应注意严密监测心电图和心脏功能。对于出现 3~4 级心功能不全或心脏彩超检查显示左室射血分数 < 50% 的患者建议停药。

3）肝脏毒性：原有血清转氨酶和总胆红素升高的患者应慎用。重度肝功能不全患者禁用。

（5）一般注意事项

1）血压升高：服药期间应常规监测血压变化，如有需要应在专科医师指导下进行降压治疗或调整用药剂量。对于发生高血压危象的患者应停用药物。

2）蛋白尿：服药期间应定期监测尿常规，在用药的起初2个月内每2周检查一次，之后每4周检查一次。若发现有蛋白尿时，应及时就医。

3）皮肤毒性：手足综合征（手掌、足底红肿疼痛或指端红斑）是服用甲磺酸阿帕替尼后常见的皮肤不良反应，通常为轻中度。表现为手和（或）足的麻木、感觉迟钝/感觉异常、麻刺感、红斑或不影响正常活动的不适；手和(或)足的疼痛性红斑和肿胀和(或)影响患者日常工作的不适；手和（或）足的湿性脱屑、溃疡、水疱或严重的疼痛和或使患者不能工作或进行日常工作的严重不适。可采取一些必要的对症支持治疗，包括：加强皮肤护理，保持皮肤清洁，避免继发感染；避免压力或摩擦；使用润肤霜或润滑剂，局部使用含尿素和皮质类固醇成分的乳液或润滑剂；必要时局部使用抗真菌或抗生素治疗。对症治疗效果不明显者可考虑暂停用药或停药。

4）腹泻：腹泻患者服用甲磺酸阿帕替尼可能会影响甲磺酸阿帕替尼的吸收，故应积极治疗导致腹泻的疾病，好转后可在医生指导下服用甲磺酸阿帕替尼。

5）伤口愈合并发症：该药可影响伤口愈合，建议手术前及术后1个月，暂时停止服用甲磺酸阿帕替尼。

6）对驾驶及操纵机器能力的影响：在使用甲磺酸阿帕替尼治疗期间，可能会出现乏力的症状，建议患者在驾驶或操纵机器时应予以注意。

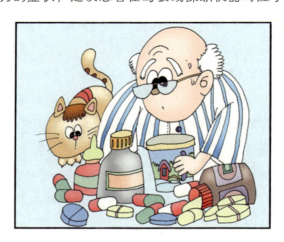

第四节　乳腺癌患者家庭用药及用药注意事项

乳腺癌的发生发展与雌激素息息相关，雌激素与雌激素受体结合形成 E-ER 二聚体，然后通过各种途径直接或间接参与细胞的转化、生长，以及肿瘤细胞的转移、生存和肿瘤血管的形成。所以阻断雌激素的合成及雌激素与雌激素受体结合是乳腺癌治疗的一个重要手段。

阻断雌激素的合成及雌激素与雌激素受体结合的药物主要分为三类：选择性雌激素受体调变剂、芳香化酶抑制剂和卵巢去势。

1. 他莫昔芬

他莫昔芬属于第一代选择性雌激素受体调变剂，绝经前和绝经后患者均可服用。他莫昔芬治疗初期，骨和肿瘤疼痛可一过性加重，继续治疗可逐渐减轻、缓解。少数患者有不良反应，主要包括：①皮肤发热潮红、皮疹等；②月经失调、闭经、阴道出血、阴道分泌物增多、外阴瘙痒、子宫内膜增生、子宫内膜异位、子宫内膜息肉、子宫内膜癌等；③血栓栓塞、缺血性脑血管疾病等；④长时间（17 个月以上）大量（每日 240~320 毫克）使用他莫昔芬可出现视网膜病变或角膜浑浊；⑤食欲不振、恶心、呕吐、腹泻等；⑥偶见白细胞、血小板计数降低；⑦偶出现肝功能异常。

上述各项不良反应中，以皮肤发热潮红、生殖系统症状和血栓栓塞较为常见。

2. 来曲唑

来曲唑属于非甾体芳香化酶抑制剂，一般每日口服 2.5 毫克。该药物主要不良反应为骨痛、恶心、皮肤发热潮红、体重增加、头痛，多表现为轻度或中度。其他不良反应有关节痛、血栓形成、阴道出血、皮疹、水肿、便秘、腹痛、腹泻等。

3. 阿那曲唑

阿那曲唑属于非甾体芳香化酶抑制剂，不良反应主要包括皮肤发热潮红、阴道干涩、皮肤油脂分泌过多、皮疹、忧郁、骨痛、关节痛等，多表现为轻度或中度。

4. 依西美坦

依西美坦属于甾体类芳香化酶抑制剂,主要不良反应有恶心、口干、便秘、腹泻、头晕、失眠、皮疹、疲劳、发热、水肿、疼痛、呕吐、腹痛、食欲增加、体重增加等。文献报道还有高血压、抑郁、焦虑、呼吸困难、咳嗽、血淋巴细胞计数下降和肝功能指标异常等。

患者在家中服用上述抗乳腺癌药物时应注意以下几点:

(1)定期随访,复查妇科B超,关注子宫内膜情况。

(2)使用芳香化酶抑制剂的患者,每半年检查骨密度一次,监测是否存在骨量减少。即使不存在骨质疏松,也应适当补钙,可口服钙片和(或)维生素D,并参加适当户外活动,保证一定的阳光照射。

(3)定期监测血脂情况,尤其是有高血压、高脂血症、冠心病(特别是血管支架置入术后)等既往疾病史的患者,应在医生指导下控制血压、血脂,必要时可行血管多普勒超声检查,以明确是否存在血管栓塞。

(4)对既往长期便秘的患者,如口服依西美坦,可考虑口服乳果糖、麻仁丸等缓泻剂,以保持排便通畅。

(5)定期监测血常规、肝肾功能,若有白细胞计数下降或肝肾功能异常者,应及时就诊、治疗。

对不良反应的治疗基本为对症处理,对于治疗过程中出现的任何不良反应或疑问,患者应及时到医院就诊。

小问答

1. 肿瘤患者如何办理麻醉药品专用病历流程?

(1)需要提供相关材料

1)诊断证明书(医生签字,门诊服务台盖章)。

2)患者身份证及复印件。

3)代办人身份证及复印件。

(2)带齐以上相关材料,在门诊办公室办理麻醉药品专用病历。

(3)办理麻醉药品专用病历后,口服缓释剂门诊处方量15日量,每次用量无剂量限制。

(4)未办理麻醉药品专用病历,门诊处方7日量,每次用量无剂量。

2. 肿瘤患者家庭药品储存有哪些注意事项？

（1）注意有效期：经常查看药品是否超过有效期或变质。若储备药品出现以下情况，则不能再用：片剂产生松散、变色；糖衣片的糖衣粘连或开裂；胶囊剂的胶囊粘连、开裂；丸剂粘连、霉变或虫蛀；散剂严重吸潮、结块、发霉；眼药水变色、混浊；软膏剂有异味、变色或油层析出等。

（2）建药品档案：建一张药品明确卡，将药品分门别类。可先将储备药品分内服、外用两大类；再按药品名称、用途、用法、用量、注意事项、有效期等制成表单，一旦需要即可查表，能起到方便、安全用药的作用。

（3）原封不动：药品最好保留原包装，这样便于识别，便于掌握用法、用量。如果不方便使用原包装，最好选用干净的小瓶盛装，将药物的名称、用法、剂量等清楚地写在胶布上，然后贴在包装瓶上。用剩下的药，若不想保存，应在丢弃前把药物从包装中倒出，防止他人误食误用。

（4）控温：药物的化学反应随温度的上升而加快。因此，药品应放在家中最阴凉处，避免变质。

（5）防潮：有些药物极易吸收空气中的水分，从而水解失效。例如干酵母、维生素B_1片、复方甘草片等，最好将这几类药物放在密闭的容器里，用后塞紧瓶盖。

（6）防意外：将药品放在安全可靠的地方，不要让儿童拿到，以免其偷服、误服而发生中毒。家庭用的消毒灭蚊、灭蟑类药品，决不能同家庭储备的药品混放，以免发生意外。

（7）避光：西药大部分是化学制剂，而阳光能加速药物变质，特别是维生素类、抗生素类药物，见光后会变色，导致药效降低，甚至变成有毒的物质。因此，储存药物要注意避光。

3. 药物能掰碎或者用水溶解后吃吗？

并非所有药物都能掰碎或溶解后服用。有些人自己吞不下或怕孩子噎住，就自作主张把药掰碎或者将药囊里的药倒出来用水溶解后再服用。有些药物的剂型是控缓释剂，药片本身是骨架结构，如果将其掰开就破坏了控缓释的结构，最终丧失了应有的药效；胶囊的目的有很多种，有的是保护药物不被胃液所破坏，有的是达到缓释的目的，有的是用来矫味，因此胶囊对于保证药物疗效有重要的作用，不建议将药物掰碎或者用水溶解后服用。

（丁群芳）

第十三章 肿瘤患者的机体功能康复指导

第一节 肿瘤患者的自我评估

一、什么是肿瘤

肿瘤是机体在各种致瘤因素作用下，局部组织的细胞异常增生而形成的新生物。人体各部位是由不同细胞和组织构成，除头发、牙齿和指（趾）甲以外，几乎所有的器官和组织、细胞都可以发生肿瘤。除白血病外，绝大多数肿瘤以形成局部肿块为特点，我们通常称之为实体瘤。

正常人体的组织由细胞有秩序地、整齐地排列组合而成。正常的细胞为了补充以及适应生理需要，都有一定的增生能力，如失血可刺激骨髓导致血细胞增生，妊娠时雌激素分泌增多使子宫内膜和乳腺增生，即为生理性增生。

病理性增生又可分为非肿瘤性增生和肿瘤性增生。前者限于一定程度和一定时间，一旦此因素消除，即不再增生，如皮肤受伤以后的增生，慢性胃炎引起的胃黏膜上皮的增生等。若增生超越一定限度发生质变，则变为肿瘤性增生。肿瘤细胞与正常细胞相比，有结构、功能和代谢的异常，它们具有超强的增生能力，这种增生与机体不协调。肿瘤细胞本身无休止和无秩序地分裂与繁殖，过度增生，形成肿块。肿瘤增生既不在机体的控制之下进行，又不按机体的需要进行，机体对它无能为力，它还消耗机体的营养，产生有害物质。

二、肿瘤形成的原因有哪些

（1）机体内部因素：肿瘤的形成是多种因素共同作用的结果，其中内部因素起到很大的作用，它包括免疫功能、内分泌、遗传、精神、饮食营养、不良生活习惯等。

（2）机体外部因素：人类肿瘤约80%是由于与外界致癌物质接触而引起的，根据致癌物质的性质，将其分为化学、生物和物理致癌物三大类。

三、良性肿瘤与恶性肿瘤有哪些区别

良性肿瘤与恶性肿瘤的区别是一个相当复杂的问题，肿瘤并不一定都是恶性的。临床上转移性是判断肿瘤良、恶性最本质的标准，也就是说，恶性肿瘤恶在转移性。有转移性的肿瘤属恶性肿瘤，无转移性的肿瘤属良性肿瘤。恶性肿瘤中转移率低的，其生物行为接近良性肿瘤；良性肿瘤中有恶变倾向的，生物行为接近恶性肿瘤。

（1）生长快慢：良性肿瘤通常生长缓慢，呈膨胀扩展，边界清楚，常有包膜；恶性肿瘤通常生长迅速，呈浸润性生长，可破坏周围组织，无包膜或者仅有假包膜。

（2）分化和转移：从本质上讲，恶性肿瘤与其恶性程度，都与它们的分化程度有关。分化是细胞从原始细胞向最终功能细胞发育转化的过程。良性肿瘤细胞分化好，色泽及质地接近正常相应组织，组织形态、细胞形态变异较小，一般不复发或仅少数复发，但不转移，通常预后良好。

（3）危害程序：如果良性肿瘤位于重要的解剖部位或者分泌过多的激素，可产生严重危害，甚至危及生命。处于恶变过程中的良性肿瘤或者临界性良性肿瘤，其病理形态接近恶性肿瘤。

四、怎样判断是否得了恶性肿瘤，该做哪些检查

1. 恶性肿瘤的"十个"早期预警信号

（1）身体任何部位，如乳腺、皮肤、唇舌或其他部位有可触及的硬结或不消的肿块。

（2）疣或黑痣有颜色加深、迅速增大、瘙痒脱发、溃烂或出血等改变。

（3）持续性消化不良。

（4）吞咽粗硬物有哽噎感，胸骨后不适、灼痛或食道有异物感。

（5）耳鸣、重听、鼻塞、头痛、咽部分泌物带血，颈部肿块。

（6）持续性声哑、干咳或痰中带血。

（7）原因不明的大便带血，无痛性血尿、外耳道出血。

（8）中年以上的女性出现月经期外或绝经后不规则阴道出血或分泌物（俗称白带）增多。

（9）身体各部位没有外伤而发生久治不愈的溃疡，如舌头、颊黏膜、皮肤等处的溃疡。

（10）原因不明的体重减轻或低热：体重持续下降是多数肿瘤患者的常见症状。

2. 高度警惕自我感受的异常和不适表现

有不明原因的不适，而且持续时间较长，就应该去医院检查，以免延误病情。

（1）单侧持续加重的头痛、呕吐和视觉障碍，特别是原因不明的复视。

（2）原因不明的口腔出血、口咽部不适、异物感或口腔疼痛。

（3）乳头溢液，特别是血性液体。

（4）原因不明的疲乏、贫血和发热。

（5）原因不明的全身性疼痛、骨关节疼痛。

（6）老年人出现肠梗阻等。

主观感觉由于病变位置、病情程度的不同而呈现各种各样的表现。如肺癌的主要表现有咳嗽、痰中带血或咯血、胸痛、发热、气短、消瘦等，肺癌晚期出现上腔静脉综合征、脑转移、骨转移的相关症状。接受胸部放疗的患者可出现咳嗽，多为干咳或白色泡沫痰、胸闷等放射性肺炎的表现，严重时患者有呼吸困难。此外，某些化疗药物也能导致呼吸系统症状，如博来霉素、平阳霉素等可导致肺纤维化，从而引起咳嗽等症状。鼻咽癌患者的典型特征有回吸性血涕、鼻塞、头痛、耳鸣等，重者能引起鼻出血。发热是肿瘤的常见症状之一，应注意每日定时测量体温，如6时、14时、18时、22时，并进行记录，以便了解有无发热，若发热还应注意发热时的伴随症状、特点及规律性，为医生治疗提供更可靠的依据。

3. 客观指标的自我评估

客观指标包括体征和物理、化学等检查指标，体征是患者自身或医生客观检查到的病态表现，如肝脾大、局部肿块、淋巴结肿大、肺部啰音等。

第十三章　肿瘤患者的机体功能康复指导

肿瘤患者，需要注意自我观察的客观指标，主要有以下几个方面。

（1）常规检查指标

1）血常规检查：肿瘤患者手术失血过多，肿瘤放、化疗导致骨髓造血功能抑制以及严重营养不良，都会出现贫血的表现，血常规检查出现红细胞与血红蛋白的减少。化疗引起的骨髓造血功能抑制，血常规检查可出现白细胞减少，尤其是粒细胞减少最明显。各种白血病都会出现白细胞数明显升高。

2）尿常规检查：血尿是观察肾脏肿瘤及其他肿瘤有无肾脏转移的重要指标。蛋白尿是观察肿瘤化疗药物引起肾损伤的指标之一。肿瘤患者严重营养不良，恶病质或化疗引起剧烈呕吐时，可出现尿酮体阳性。

3）大便常规检查：肿瘤放疗能引起放射性肠炎，可出现粥样、水样便或黏液性便。上消化道肿瘤导致出血时，可出现柏油样便；结肠癌可出现红色血样便。胰头癌、胰管癌引起阻塞性黄疸，出现陶土样便。粪便中出现红细胞，见于结肠癌出血时；胃癌患者的粪便隐血试验可持续阳性。

（2）物理检查指标：物理检查主要有X线检查、B超检查等。如肺癌术后患者X线检查报告提示可疑阴影，可能为肺转移，应请医生做进一步检查，有利于及时诊断治疗。

（3）观察本身疾病的体征变化，主要包括以下几个方面。

1）局部肿块：是恶性肿瘤的主要表现，对于体表可以观察到局部肿块的患者，应当经常注意肿块的大小、活动度、颜色、有无疼痛及疼痛的程度等变化，及时向医生反映。但不要用力挤压。

2）淋巴结：颈部、腋窝、腹股沟等浅表淋巴结肿大的患者，应注意淋巴结肿大的部位、大小、个数、活动度、有无压痛等。

3）体重的变化：肿瘤患者应经常测体重，每周定期测两次体重，并做好记录。

4）出血：患者应注意出血量、血液的色泽、有无混杂物，是否与疼痛相伴随，并注意出血后的症状。

5）生命体征的变化：肿瘤患者应自备血压计，学会自测的方法或由家属测量，每日定时测量血压、脉搏、呼吸，出现不适时立即自我检测各项指标，并做好记录。

第二节 肿瘤患者的居家健康管理

肿瘤虽然可怕，但它也并不是无法治愈的，肿瘤患者除了应积极配合医生治疗之外，还应在平时的生活中与治疗同步做好居家健康管理，积极预防并发症，达到身体和心理上的最佳健康状态。

一、肿瘤患者怎样保持良好的心理状态

1. 树立信心

患了肿瘤是不幸的，但要面对现实，树立信心，积极配合治疗。良好的心理状态有利于增强机体抵抗力，也是促进患者康复的关键。

2. 家庭支持

家庭成员要鼓励患者，加强与患者沟通，使患者保持良好的心情，用家庭的温情和关爱帮助患者康复。减轻患者因疾病带来的不适和痛苦，提高生存欲望。

3. 适度的工作

日常起居及治疗都应规律化，从多方面培养兴趣爱好。根据病情恢复的程度，可以参加一些力所能及的工作，从工作中体会到自身的社会价值，保持心情舒畅，注意劳逸结合。

二、肿瘤患者长期卧床要预防哪些并发症

1. 压疮

长期卧床的肿瘤患者最常见的并发症是压疮，压疮可以并发骨髓炎、败血症、低蛋白血症，危及生命。家庭护理方法：对局部长期受压处用气垫或水垫，或用医用泡沫贴敷保护，并每 2 小时翻身一次；保持皮肤清洁干燥；有局部红肿溃破者，清洁皮肤，保持溃破处的清洁，给予溃疡贴治疗和保护；重视营养管理，避免感染。

2. 坠积性肺炎

长期卧床的肿瘤患者易发生坠积性肺炎，患者应多翻身、深呼吸，家属应经常轻拍患者背部帮助其有效咳出痰液，以防痰液堵塞，导致坠积性肺炎的发生。

第十三章 肿瘤患者的机体功能康复指导

3. 肌肉萎缩

卧床患者活动减少，易导致肌肉失用而萎缩。患者应适当主动活动肢体，家属应尽量为患者按摩四肢肌肉丰富的部位，从肢体的远端到近端进行按摩；帮助活动四肢关节，预防关节僵硬。

4. 便秘

长期卧床的患者易导致腹胀、便秘，预防方法详见本章第三节。

5. 静脉血栓栓塞症（VTE）

恶性肿瘤患者存在血液高凝状态，发生VTE的风险较普通人群高4~6倍，接受化疗者风险更高，而VTE显著影响肿瘤患者的生存时间及生活质量。因此，恶性肿瘤是VTE的高危因素，而VTE也可能是恶性肿瘤的一个早期表现。根据VTE预防指南采取预防措施：药物预防、物理预防、基本预防，尤其增加肢体活动非常重要。卧床患者，由家属每日给患者做下肢肌肉组织的按摩。按摩时，应从下而上进行，每次重复按摩时都应从小腿远端开始，以加速下肢静脉血的回流；如果再穿上弹力袜或用弹力绷带包扎，定时做下肢的充气按摩，预防效果会更好。能自主活动但不能下床的患者，尽量自己活动下肢，特别是用力活动膝关节和踝关节，可以充分调动小腿肌肉泵的作用，以加速下肢静脉血的流动速度，预防下肢深静脉血栓的形成。遵医嘱口服药物预防，如阿司匹林、潘生丁等，以达到最佳的预防效果。

三、家庭护理中如何处理肿瘤常见症状

1. 呕吐的护理

恶性肿瘤患者在化疗期间常会出现呕吐，防治措施如下。

（1）饮食要清淡，少吃甜腻或脂肪过多的食物，可适当吃一些偏酸性的水果、硬糖或酸泡菜缓解恶心。

（2）避免强烈的阳光、嘈杂的声音以及强烈气味（如香水或污物）的刺激。

（3）分散患者的注意力，减少恶心、呕吐，如听音乐等。

（4）治疗间歇期，鼓励患者到室外散步，呼吸新鲜空气，做适宜的运动，如气功等。

（5）在与患者的谈话中，不能渲染化疗引起的恶心、呕吐，以免加重心理负担。

（6）患者出现恶心、呕吐时，应短暂休息，呕吐严重时可短暂禁食，呕吐停止后先从汤水饮食开始逐步恢复到正常饮食。

（7）化疗药物引起的恶心、呕吐，按医嘱可以用药物防治。

2. 发热的护理

晚期肿瘤患者发热甚多，每日可定时发作，多在午后或傍晚开始，夜间消退。发热时，应嘱患者多喝温开水、淡盐水，或橘汁之类富含维生素 C 和含钾的饮料。温度较高者，可用温开水或 50% 酒精擦浴。

3. 大出血的护理

肿瘤患者大出血属于急危症，应送医院抢救。大出血发生在家里时，家属要先嘱患者安静、闭目静休。若为吐血，应让患者平卧，头部稍低并偏向一侧，以免血液逆流于气管而发生窒息，有条件者给患者吸氧。

4. 疼痛的护理

肿瘤患者常遭受疼痛的折磨，家属应鼓励患者按时用药，放松紧张情绪，解除对疼痛的畏惧心理。缓解疼痛应注意以下几个方面。

（1）按医嘱服用止痛药，切勿自行停药，尤其是对肿瘤晚期剧痛患者，使用麻醉镇痛药不应有太多的顾虑，怕药物成瘾而减少或停止使用药物只会导致痛苦的延续和加重病情。

（2）详细记录疼痛发生性质、部位、频率，用于返诊时与医生沟通调整药物。

（3）止痛药易造成便秘，宜多吃蔬菜水果等高纤维食物，适量饮水，适量运动，必要时服用软便剂。

（4）可同时放自己喜爱的音乐或参加娱乐活动等，以分散注意力；还可适当锻炼，以"动"制痛，增加止痛效果。

（5）服用止痛药会出现恶心、呕吐、嗜睡等情形，通常会渐渐改善，若未改善或出现呼吸变慢等症状应告知医护人员。

5. 失眠的护理

失眠是肿瘤患者常见的症状之一，失眠的发生可严重影响患者的生活质量。可通过以下方法帮助患者缓解失眠症状。

（1）消除不良心态，调整好心情。

（2）积极治疗引起睡眠障碍的其他疾病，改善睡觉环境；注意睡前饮食不可过饱也不可饥饿入睡；合理使用镇静安眠药。

（3）积极防治疼痛，减轻痛苦。

（4）根据治疗和康复计划合理安排并调整作息时间，建立适合疾病治疗及康复的生活规律，白天应进行适当的娱乐活动或体育锻炼。

四、肿瘤患者日常保健有哪些注意事项

肿瘤患者在术后或化疗结束后，往往身体虚弱，精神较差，免疫力低下，还要注意药物、膳食、运动及生活方式的自我调整。家属也应积极配合加强护理调养，使患者提高生活质量，减轻痛苦，以更快更好地恢复健康。

1. 药物

应严格遵守医嘱，按时、按量、按顺序服药，避免和减少不良反应的发生。

2. 饮食

患者根据不同的治疗时期，调节适合自己口味、有利于营养及康复的食品；重视营养管理，增强体质。

（1）肿瘤患者热能消耗大，因此饮食要比正常人多增加20%的蛋白质。饮食要种类多样，多吃含优质蛋白质的食物如牛奶、鸡蛋、鱼类、肉类、家禽类、豆制品类等，多吃蔬菜、水果以促进肠蠕动，有利于体内毒素的排泄。

（2）避免食用不易消化的食物。

（3）注意改变饮食习惯与烹调方法，不吃烧焦、烟熏、腌制及高盐食品等，忌食过酸、过辣、过咸等刺激性食物，忌烟、酒。

（4）少吃油腻过重的食物；少吃狗肉、羊肉等温补食物；少吃海鲜、杧果等易引起过敏的食物；少吃含化学物质、防腐剂、添加剂的零食。

3. 预防感染

肿瘤患者由于放、化疗及多种原因导致营养缺乏，抵抗力减低，因此容易发生感染。应做好以下几个方面的防护。

（1）自行监测体温，自我观察异常症状，如皮肤红疹、发热、疼痛。

（2）注意个人食、衣、住及生活用品消毒和口腔卫生，保持皮肤清洁。

（3）避免接触感染源，住院治疗期间适当控制探视人数，少到人多的公共场所。

（4）保持居家环境通风干爽，保持空气清新，避免养宠物。

（5）外出时戴口罩。

（6）同时注意保暖，防止受凉感冒。若发现感染，应及时就医。

4. 适当运动

纠正"患病就得整天躺在床上休息"的错误观念，鼓励患者适当地进行锻炼，参加适量的健身活动，根据自身实际情况，以不感到疲劳为原则；要保证充足的睡眠，以利于体力和精力的恢复。适当的运动能增进血液循环，增强机体抵抗力。患者可适度进行户外活动、循序渐进，如散步、做操、打太极拳等。平时可以到公园、树林等花草树木多的地方呼吸新鲜空气，以增强体质，提高机体抵抗力。喉癌患者禁止游泳，以防止窒息。甲状腺癌患者应增加双上肢的活动，如做体操、钓鱼、划船等，但要注意运动量不宜过大。运动过程中要注意评估身心状况，避免过度疲劳，防止头晕、跌倒等意外发生。

5. 定期复查

注意病情变化，及时随访。恶性肿瘤的治疗时间较长，且需要长期观察。患者应长期与主治医生保持联系，定期复查，以便能及时发现是否有复发或转移。常见肿瘤异常症状主要有出血、消瘦、发热、疼痛、肿块等；患者和家属应将异常情况及时、详细地进行记录，在就诊时正确地提供给医生，便于医生给出合理的治疗方案；复查的时间应根据医生的意见而定，出现异常情况应随时就医。

第三节 肿瘤患者常见躯体功能失调的处理

一、肿瘤患者为什么容易便秘，怎样预防和处理

肿瘤患者若出现肠道梗阻，或药物因素如吗啡类止痛药、中枢性止吐药、自主神经毒性的化疗药等各种药物的影响，以及进食过少、纤维摄入

不足、精神因素、排便习惯受干扰等，容易发生便秘。可以通过以下方法缓解便秘。

（1）充分正确认识导致便秘的因素，消除精神紧张情绪，治疗原发病，必要时停用导致便秘的药物。

（2）调整膳食结构，摄入一定量的粗纤维食物或流质饮食，减少高脂肪、高蛋白食物摄入。可与营养师协商增加患者食物中的纤维素含量。

（3）每日饮水量应达 2000~3000 毫升。早餐前半小时喝一杯热水，可以刺激排便。

（4）每日顺肠蠕动方向按摩腹部数次，增加肠蠕动，促进排便。患者进行腹部按摩的方法：平卧放松，双手重叠置于右下腹，从右下腹开始－向上－向左－向下－再向右，按顺时针的方向按摩，每次 10~15 分钟，每天早晚各一次，也可以在便前 20 分钟或餐后进行，此法能提高胃肠蠕动，增强排便功能。

（5）在病情允许的范围内适当增加活动量。

（6）合理应用药物治疗，遵医嘱使用大便软化剂或缓泻剂，必要时按医嘱灌肠。

（7）记录大便的次数、颜色和性状。

二、什么是潮热，发生潮热怎么办

潮热又名潮红，表现为突然发生的、短暂的发热、脸红的感觉，经常伴随心悸、焦虑，有时有出汗及畏寒。潮热可使患者产生焦虑，同时夜间发热、出汗，使患者睡眠质量下降；白天感到疲乏，严重影响患者生活质量。可以通过以下方法缓解潮热。

（1）遵医嘱正确使用药物治疗。

（2）注意及时增减衣服。

（3）适当参加体育锻炼，促进血液循环，增强身体的耐热性，减轻身体的反应。

（4）避免抽烟、饮酒、咖啡、茶、辛辣刺激的食物宜少吃。

（5）放松身体和心情，可以帮助患者缓解潮热。

（6）保持患者情绪稳定。

三、肿瘤患者出汗多是否正常，怎么护理

患者常因为肿瘤本身的原因或治疗手段对机体的损伤，致体质虚弱，患者在安静的情况下，全身或身体的某一部分出汗较多，甚至大汗淋漓，这种不正常的出汗现象俗称"出虚汗"，即"继发性多汗"。这种情况不仅影响患者的生活质量，严重者甚至可以导致水盐代谢失衡，皮肤湿疹等并发症，需要及时护理。应做好以下几点。

（1）保持室内清洁、安静、通风良好，室温和患者衣被的厚薄要与季节、病情之寒热变化相适宜，协助患者及时擦干汗液，更换衣被。

（2）有中心静脉导管（颈部或锁骨下）、PICC（手臂上）或引流管时，加强局部保护，有脱落危险应及时就诊，防止导管脱出及感染。

（3）注意饮食调理，不宜吃辛辣的食物，尽量少饮酒或不饮酒。

（4）遵医嘱给予抑制出汗的药物，并了解药物注意事项。

（5）根据具体情况，适当多饮水，并在饮食中注意补充钠、钾、镁、钙等。

（6）记录多汗缓解的情况。

四、腹泻了该怎么办

肿瘤相关性腹泻可以是肿瘤本身所致，也可能因各种肿瘤治疗手段引起。它严重影响着患者的生活质量和治疗效果，重者甚至可能危及生命。居家应做如下护理。

（1）及时就医，针对病因和病情及时治疗，遵医嘱服用止泻药，口服补液，必要时静脉输液，补充热量。

（2）饮食指导：急性腹泻暂禁食，症状缓解后用循序渐进的方式逐步提高营养摄入即少渣流食—少渣半流食—少渣软饭；避免刺激性及易产气食物，如辛辣、生、冷、硬的食物；避免刺激性饮料，如咖啡、碳酸盐饮料等；提供易消化、纤维素含量少的流食、半流食或软饭；进食高蛋白、高热量的低残渣食物，适当控制脂肪。提供患者喜爱的饮料，保证摄取足够的水分，鼓励其饮用含高钾或高钠的饮料，如橘子汁。少量多餐，细嚼慢咽，保证营养的摄入。

（3）注意消毒隔离和手卫生，防止交叉感染。

（4）每次排便后清洗肛周并用软纸擦干，保护肛周皮肤。

五、生了口疮该怎么做

口腔黏膜炎俗称"口腔溃疡"或"口疮"，肿瘤患者的口腔黏膜炎，发病率高达24.8%~67%。临床表现为局部疼痛，黏膜红斑、糜烂、溃疡，颌下、颈部淋巴结肿大，极少数患者出现发热、乏力等全身症状；给患者带来极大痛苦，影响患者进食；严重者还引起全身性感染，是导致放、化疗中断乃至失败的常见原因。居家应做如下护理。

（1）评估：每天用手电筒面对镜子做口腔自我检查，观察口腔黏膜形态，包括舌、唇、牙龈、唾液和牙齿，观察口腔内软组织有无溃疡，有无感染。

（2）预防：①注意保持口腔卫生，尽量选择软毛刷，避免用力刷牙造成皮肤破损。②放、化疗前，要对口腔疾病进行治疗；放、化疗期间，用抗生素及细胞保护制剂冲洗口腔，如生理盐水、无菌用水、碳酸氢钠等进行口腔清洗，尤其是碳酸氢钠能中和口腔黏液酸度，减少酵母菌繁殖；③使用能改变化疗药物在黏膜中运转和排泄的药物如别嘌醇、毛果芸香碱，以及改变黏膜上皮增生能力的药物如β-胡萝卜素、谷氨酰胺、细胞因子、地诺前列酮等进行预防。

（3）严重口腔感染的处理：遵医嘱使用局部抗生素或抗真菌药物、止痛药、消炎药；停止使用牙刷，以免损伤口腔黏膜；每2小时及饭后使用漱口液或生理盐水漱口，连续使用口唇润滑剂。

（4）进食和营养：多摄取水分，每日3000毫升以上；少量多餐，均衡饮食，尤其应多摄取蛋白质与维生素C；避免刺激性、太干或过热的食物以免造成黏膜损伤和疼痛，宜进食微温或软的食物。

六、出现荨麻疹怎么办

荨麻疹，俗称风疹疙瘩或风疹块，是一种以皮肤隆起、红肿，甚至溃烂等为特征的皮肤损害。肿瘤患者出现荨麻疹可能为某些抗肿瘤药物引发的过敏反应，某些食物、药品、虫咬、细菌感染、接触刺激性物质及冷热过敏等,均可能引起此种病症。荨麻疹居家应做如下处理。

(1)出现皮疹是时应及时就医,分析导致皮疹的原因,可能致敏的化疗药物的名称、剂量、用药时间,观察皮疹发生的部位、形态和严重程度。停止接触过敏原,以确定皮疹是否为荨麻疹。

(2)避免阳光直射皮肤,应保持皮肤干燥;忌用刺激性的护肤用品;忌搔抓皮疹,以免破溃,引起感染。

(3)遵医嘱使用皮肤外用的软膏、洗液,口服抗过敏的药物。

(4)避免食用刺激性强的食物、饮料,避免接触可能致敏的外部因素。

七、癌性疲乏怎么应对

肿瘤相关性疲劳(CRF)又称癌性疲乏,是一种由肿瘤本身或其治疗引起的,以疲劳为主要表现的主观感觉。居家应做如下护理。

(1)评估和干预:了解引起或加重患者疲劳的因素,如活动、睡眠不足、情绪变化等;评估记录患者的疲劳程度。重度疲劳应积极治疗贫血、低蛋白、恶病质。在时间充足的情况下,适当心理和行为干预,包括心理咨询、放松训练、组成互助小组等方式的心理支持,改善患者的精神状态,缓解疲乏。有条件时,进行保健按摩,达到身体放松的目的。

(2)合理安排生活:患者应制订规律的作息制度,调换轻松、合适的工作,保证充足的休息和睡眠,以减少不必要的能量消耗,保存精力、体力。尽量避免诱发疾病发作的外部刺激,注意保暖,保持情绪稳定,减少周围的干扰因素如噪声;提供患者喜爱的娱乐性读物,如听广播、音乐等。疲劳加重时应及时报告,重度疲劳时家属应协助患者进行日常活动,将患者经常使用的物品放在容易拿取的地方,以减少患者寻找东西时的体力消耗,减轻疲劳。

(3)合理营养:患者单纯增加食物摄入并不能改善恶病质,但是,通过保持良好的营养状态,对缓解疲劳有益。补充不饱和脂肪酸如鱼油,尤其是纯化的二十碳五烯酸,能减低肌肉和脂肪的消耗,促进合成代谢,使体重增加,逆转恶病质状态。不饱和脂肪酸还可以调节细胞因子的合成和释放,影响患者的细胞免疫状态。

（4）体育锻炼：运动即使在积极治疗期间，对患者的体能、耐力和生活质量都能改善，有减轻疲劳感和抗抑郁的作用。推荐的运动方案如蹬车、慢走等有氧耐力训练，可以改善心功能，增加肌肉组织氧的供给和利用；在活动时如果患者出现不适症状，需立即停止活动，卧床休息，并以此作为限制最大活动量的指征。

八、什么是手足综合征，该怎么处理

手足综合征（HFS）是一种手掌和足底红斑性皮肤损害，主要由细胞毒性化疗药物引起。典型的临床表现为进行性加重的皮肤病，首发症状为手掌和足底皮肤瘙痒，手掌、指尖和足底充血，继而出现指（趾）末端疼痛感，手掌、足部皮肤红肿，感觉迟钝、麻木，皮肤粗糙、皲裂，少数患者可有水疱、脱屑、脱皮、渗出、溃疡和剧烈疼痛，严重时影响患者的日常生活，甚至导致生活自理能力的丧失，显著降低了患者的生活质量。预防措施如下。

（1）避免长时间手足接触热水，如洗碗、洗澡等。

（2）淋浴时间不宜太长，注意用温水。

（3）每日用冷水浸泡手足3~4次。

（4）不能戴橡胶手套洗碗，因戴手套手掌更容易受热。

（5）避免对手掌和足底摩擦和施加压力的活动，如用力洗手、鼓掌、握手、握工具、打字、开车、演奏乐器等。用菜刀切菜也能导致手掌额外的压力和摩擦。

（6）坐有垫的椅子，躺软的床垫时，尽量抬高腿部。

（7）穿宽松的衣服和垫软垫的鞋。

（8）避免慢跑、快走、跳跃等，避免长时间的步行。

（9）避免使用洗液；手足可以涂搽湿润剂，特别是皱褶处。

（10）指导患者多进食富含维生素的食物。根据医嘱在化疗的同时给予大剂量的维生素B_6，每日量可达200毫克。

九、化疗后脱发还会再长吗

化疗后脱发出现在开始化疗的2~4周，而毛发的再生出现在化疗结束后 3~6 个月。大部分患者化疗后发生的脱发均为可逆性的，无须特殊治疗。护理方法如下。

（1）需要正确认识脱发是化疗的常见副作用，该副作用是暂时的，随着化疗结束和病情缓解，头发会重新生长。

（2）做好头发和头皮护理，保持头部清洁。戒烟、合理饮食等有助于脱发的恢复。

（3）建议患者适当剃发，佩戴喜欢的假发、帽子、丝巾，获得可接受的外表形象。

十、什么情况下可能得外周神经炎，要注意什么

化疗引起的外周神经炎的临床表现为感觉运动多发性神经病，四肢对称性手套、袜套样深感觉、浅感觉障碍伴四肢远端肌力减退，跟腱反射减退或消失，重者出现肌萎缩甚至瘫痪等，严重影响患者的生活质量。具体护理方法如下。

（1）评估导致手足麻木的化疗药物的名称、剂量、用药时间；手足麻木的症状和严重程度。采用水化、利尿等措施可促进化疗药物迅速排出体外，对防止神经毒性进一步加重有一定帮助。

（2）对症处理，以营养神经，补充维生素、钙、镁制剂等治疗为主。

（3）指导患者一些日常安全措施，如避免热水烫伤、行走安全等。

（4）指导患者多吃富含维生素的食物。

第四节　肿瘤患者躯体和肢体功能康复

患者在患肿瘤及手术、放疗、化疗后，身体健康损耗、全身各系统器官功能衰减，需要适时进行躯体和肢体功能恢复锻炼。通过合理的锻炼，可以增强自身抵抗力，改善心肺功能和消化功能；可以改善神经系统功能，提高机体对外界刺激的适应能力；可以解除患者的紧张和焦虑情绪，有助于休息和睡眠。

第十三章　肿瘤患者的机体功能康复指导

一、运动康复有哪些方法

（1）主动锻炼：指患者自己能做的各种形式的运动，以提高肌张力，改善持久力和忍耐力为目的。患者进行适合自己体力的运动和作业活动。能下地活动者，可进行日常生活活动及健身跑、步行、上下楼、骑自行车等较低强度的有氧运动，以增强肌力，保持或改善关节活动范围，提高心肺功能。某部位功能障碍时可进行针对性的功能训练，如乳癌根治术后术侧肩活动受限，需坚持肩部的活动功能训练；骨肿瘤截肢配备假肢后需进行假肢的活动功能训练。

（2）被动锻炼：需要借助他人的力量或在他人的帮助下进行的锻炼，如局部或全身的按摩，四肢的被动运动，躯体的转动变化等。通过适当的手法操作，促进局部血液循环，刺激末梢神经，改善各器官组织功能，增强新陈代谢，防止萎缩、粘连、强直等作用。在被动锻炼时，操作者一定要先与患者交流沟通，了解病情，配合默契；操作轻柔，手法到位，避免用力过猛或粗暴，引起患者局部疼痛或损伤。特别注意：禁止按摩挤压肿瘤，以免引起瘤体破裂或癌灶扩散。

二、怎样最大限度地恢复残留功能

（1）代偿功能的康复训练：患者某些器官遭受破坏出现功能障碍时，应配合正确的康复方法。通过训练，首先被保留下来的、未被完全破坏的器官，能充分发挥代偿功能，以最大限度地弥补失去的功能。如截肢后肢体残端和其他健康肢体的康复训练；喉切除后的食管语言训练；肺叶切除后的呼吸功能训练；肠造瘘术后的排便功能训练等。

（2）配备必要的功能性康复辅助装置：器官残缺严重时，应尽早使用辅助装置如假肢、夹板、支架、助行器、拐杖、轮椅、人工喉、人工呼吸辅助器、排尿排便控制器等。

三、如何保持良好的形体外貌

当恶性肿瘤得到控制，功能得到一定的康复后，形象外貌的改变是患者心理障碍产生的原因之一。形体外貌的康复，能促使残疾后的心理障碍正常化，增强患者的信心，促进其早日回归社会。

（1）调整服饰：适当修改服装的样式和肥瘦，穿戴适宜的帽子、手套、鞋袜、眼镜或装饰品，以掩饰形体外貌的缺陷。

（2）配备美容装饰性康复辅助装置：安装装饰性假手、义眼、颌面假体、假乳乳罩等。

（3）进行必要的矫形外科手术：如果患者经济承受能力较好，乳房切除后可进行乳房成形术，外耳切除后可进行耳廓成形术等，以弥补或改善患者形体外貌的缺陷。

四、头颈部恶性肿瘤患者应进行哪些康复活动

发生在颌面、口腔、舌、腭部、涎腺、鼻咽部及颈段食管的恶性肿瘤均会影响到患者的咀嚼和吞咽功能。另外，由于恶性肿瘤本身的原因以及放疗的不良反应，唾液分泌会随之减少，从而出现恶心、食欲下降、口腔及食管黏膜炎症等，都会影响患者的进食，造成不同程度的营养不良，因此促进患者进食功能的康复尤为重要。

1. 进食功能的指导

（1）保护口腔黏膜：详见本书相关内容。

（2）促进唾液的分泌：使舌头在口腔内来回转动，让舌头充分接触并按摩口腔黏膜及牙龈，促进唾液的分泌。同时吞咽唾液，润滑口咽部的黏膜而减轻口咽干燥、疼痛等不适。

（3）调整饮食：对咀嚼和吞咽功能受损而消化道通畅者，鼓励患者经口进食软食、流质或半流质饮食，必要时经鼻饲管补充营养。对于消化道梗阻的患者，进行胃造瘘或空肠造瘘来提供营养。

（4）饮食指导：饮食要合理调配，进软质、清淡、蛋白质丰富的饮食。多食新鲜蔬菜汁、水果汁，避免过热、过酸、过甜及辛辣、刺激性食物。

2. 张口训练

若患者由于颞下颌关节及其周围组织在放疗损伤后发生纤维化，关节僵硬而导致张口受限、张口困难，甚至无法进食，则应进行张口训练以改善张口功能。可进行局部按摩，以改善血液循环，促进组织软化。上下齿相互叩击，以锻炼咀嚼肌，有助于改善颞下颌关节粘连。进行张口训练应持之以恒，半途而废则影响效果。

3. 语言功能的锻炼

喉切除术后会影响到患者的语言功能，失去喉则导致无发音器官，从而失去语言交流的能力；同时因呼吸道通气途径的改变如改在颈部造瘘口呼吸，则使患者难以适应。因此，语言功能的锻炼是喉切除术后功能锻炼的重点。

（1）非语言交流：术后初期运用绘画、写字、手势、神态、表情等非语言的交流方式。交流时要有耐心，避免情绪急躁。

（2）食管语言训练：学习使咽缩肌收缩形成类似声带的皱襞，使空气进入食管，再以嗳气的方式放出气体，使咽缩肌的"声带"皱襞振动而发生基音，最后经唇、颊、舌、齿等构音器官加工而形成语音。

（3）人工发音装置：食管语言训练失败后可安装人工发音装置，利用气管内气体的振动，使体外人工发音装置发音时，再经构音器官加工而形成语音。

4. 吞咽功能的锻炼

喉癌患者术后，在进食时容易产生呛咳或误吸的危险，帮助患者进行吞咽功能的锻炼，可减少呛咳和误吸的发生。将食物调成糊状，患者取坐位，头略向前倾，在吞咽时用手指按压颈前区，如此反复，直至吞咽时无呛咳为止。

5. 舌功能的康复

舌癌进行舌部分切除或舌全切后舌缺损修复的患者从术后第 3 周开始，练习伸舌、舌的多方向运动。

6. 肩部活动功能的康复

在根治性颈部清扫术中，切断胸锁乳突肌和副神经，术后会出现肩下垂、肩部活动功能障碍及肩关节周围炎。因此在术后 2 周内，要保持患肢高于健肢，以避免出现肩下垂。为了防止肌肉萎缩，患者应坚持进行颈部活动，包括前屈（即下颌尽可能贴向胸壁）、后仰、左右侧弯（即尽可能使耳朵贴近肩部）、颈部左右转动等，练习时需循序渐进，注意不可用力过猛，以免造成肌肉损伤。另外，可用温热疗法、低中频电疗、按摩、主动运动、抗阻运动等来改善肩部的活动功能。严重者可用吊带牵拉、支持肩臂或进行神经肌肉移植术来改善肩部活动功能障碍。

五、乳腺癌根治术后怎么康复

乳腺癌根治手术会导致患者的呼吸功能、肩活动功能受到影响，以及出现淋巴性水肿，因此术后应进行康复锻炼。

1. 呼吸功能的训练

术后应定时更换体位，经常叩击背部，以促进呼吸道分泌物的排出。能坐起或下地时，鼓励患者做深呼吸练习：双手放在锁骨下方，用鼻深吸气，双肩缓慢向外旋转，使胸廓扩张；然后用嘴呼气，胸廓放松。

2. 肩部活动功能的锻炼

（1）摆臂运动：患者坐位或立位，身体前倾，术侧上肢自然下垂，作向前、后、内、外方向的摆动，做内收活动时，使术侧上肢的摆动超过身体中线。

（2）耸肩旋肩运动：患者坐位或立位，缓慢耸肩，使肩上提至耳朵水平，然后下降，再使肩在水平面上做缓慢的内旋和外旋活动。

（3）双臂上举身体侧屈运动：患者坐位或立位，双手握拳，双臂缓慢上举过头，保持手在头顶上方，躯干分别向左、右侧屈，维持6~10秒。重复8~10次。

（4）爬墙运动：患者立位，面向墙壁，足趾离墙约30厘米，双手指尖抵墙面，手指缓慢向上爬，双臂保持平行，连续数次；然后改为侧立，使术侧肩对墙壁，肩外展，手指尖抵墙面，手指缓慢向上爬，连续数次。

（5）扩枕展翅运动：患者坐位，双手十指交叉，上举至额部，然后移向后枕部，将双肘移向前方，再分开移向耳部，然后将交叉的双手举至头顶，再降回到胸前。

（6）肩环转运动：肘关节伸直，以肩关节为中心行旋转运动。

（7）其他：日常生活活动如梳头、戴项链、系裙带等动作，尽量用患侧手操作，也可用患侧手臂越过头顶摸对侧耳。

3. 淋巴性水肿的康复

（1）抬高患肢：将术侧上肢抬高至心脏水平。尽量避免上肢下垂或做重体力活动，以免造成淋巴回流缓慢。

（2）患肢护理：保持患肢皮肤清洁，防止蚊虫叮咬，勿撕拉手指表皮及倒刺。不穿紧身衣服，患肢避免背包及佩戴首饰。避免接触腐蚀性物质及在患肢测量血压、采血及输液等。患肢避免日晒、蒸汽浴、红外线照射及热敷等。患肢宜适度活动或做向心性按摩，以促进淋巴回流。

（3）其他方法：必要时限盐饮食，每日食盐摄入量<6克，水肿严重者可酌情使用利尿剂。

六、恶性骨肿瘤术后如何进行肢体功能康复

骨肿瘤治疗的临床目标是尽量清除肿瘤且保全肢体。恶性骨肿瘤考虑手术＋术前术后的化疗、放疗等综合疗法。以下分别介绍保留肢体患者术后康复训练和截肢术后患者的功能训练。

1. 保留肢体患者术后康复训练

（1）术后初期：即术后到解除外固定支架的这段时间，该段时间的肢体功能锻炼以肌肉等长收缩运动为主，即关节不动，只是肌肉用力收缩。而身体其他部位的锻炼可以加强各关节的主动活动。

（2）术后中期：即手术切口愈合到解除牵引或外固定支具的这段时期。这段时期可在医护人员指导和健肢的帮助下，配合简单的器械或支架辅助锻炼。如膝关节被动活动器，可以逐渐增加病变下肢的运动范围和运动强度。

（3）术后后期：此期指病变部位已基本愈合，外固定支具拆除后的这段时期。该期应加强关节活动范围和肢体应力的锻炼，如下肢手术可以逐步开始进行下地行走等负重练习，并配合按摩、针灸等物理治疗和外用药物熏洗，以促进患肢恢复。

2. 截肢术后患者的功能训练

截肢术后患者面临重建肢体的代偿功能。截肢残端肌肉可发生进行性萎缩、肌纤维退行性病变，从而被结缔组织和脂肪组织所代替，残端出现疼痛、幻觉痛、关节屈曲性功能障碍、骨质外突、瘢痕粘连等并发症。术后重建肢体代偿功能，必须克服上述并发症，缩短残疾时间，减轻残疾。一部分残肢的功能训练工作可在患者住院期间进行，但大部分需在出院后等待安装假肢的这段时间内进行。

（1）肌力训练：在不影响残肢手术效果的情况下应尽早进行残肢运

动训练，如小腿截肢的患者应该尽早进行股四头肌的等长收缩训练，大腿截肢的患者应尽早进行臀大肌和内收肌的等长收缩训练，前臂截肢的患者要进行屈伸肘肌和肩关节周围肌的训练。

（2）保持关节活动度的训练：当硬绷带包扎去除以后应尽早在运动治疗师的指导和监督下进行恢复和增加残存肌肉力量及关节活动度的训练。这是预防关节挛缩、防止关节畸形的重要措施，也为尽早穿戴假肢创造有利的条件。大腿截肢的患者一般术后1周可以取俯卧位，让家属帮助做轻柔的残肢内收和后伸活动，每日1~2次；术后2周可以开始俯卧位自己练习将残肢后伸、内收（大腿残肢与健侧大腿用力向当中并拢）或夹持物体，双侧臀部肌肉用力向上，抬起大腿残肢和健侧大腿，每次抬起应尽力持续一段时间，持续抬起的时间应逐渐延长。

（3）截肢后的全身性训练：截肢对人的精神和身体都有较大的影响，特别是老年人或一些有合并损伤的患者，在配置假肢前应认真注意全身性锻炼，防止和矫正由截肢所造成的不良姿势，同时应增强体质。①截肢者应经常进行全身性体育锻炼，每次功能训练前应做一套广播体操来活动全身。②下肢截肢的患者应尽早开始做双上肢力量的训练，重点训练双侧伸肘的力量，应尽早下床扶双拐站立。③下肢截肢的患者单足站立、跳跃有助于全身肌力协调、平衡和体力的恢复。可先从双手扶床栏、扶墙站立，逐渐过渡到不扶物站立，最终单足跳跃。④有条件者应积极参加游泳活动(可用气圈保护)，有助于全身体力、心肺功能、关节活动范围和肌力的恢复。

（4）幻肢感和幻肢痛：绝大多数截肢患者可能会出现幻肢感和幻肢痛，即截除的肢体仍有存在的感觉并存在疼痛。术后出现幻肢感与幻肢痛是正常现象，通常在术后数周或装完假肢后这种现象会慢慢消失。术后直视患肢，待伤口愈合后可开始轻拍患肢，每日1~2次，每次10~15分钟，并逐渐增加拍打的次数和力量，以及弹性绷带的正确使用，皆可缓解幻肢感与幻肢痛。

（5）截肢患者居家注意事项：①注意患肢的正确摆放姿势。继续使用弹性绷带包扎患肢。②注意截肢部位的卫生，若截肢处感到不适时可用湿毛巾擦拭，避免自行涂擦药膏或用手抓。③超过24小时不穿戴假肢者，可用弹性绷带包扎患肢。④避免体重过重。⑤体重明显改变或成长中的小孩暂不装永久性假肢。⑥假肢有损坏或不合适时需随时修护。⑦每日应检查截肢端是否有起水疱、破皮等情况。⑧坚持康复运动。待伤口完全愈合后4~6周，经医生认可才能配置永久性假肢。

七、结直肠癌根治、造瘘术后康复指导

结直肠癌占胃肠道肿瘤的1/4，根治术是其主要的根治手段。根治术后部分患者需做腹部造口，以改变排便途径，从而造成患者自尊和自我形象受损等心理障碍，同时造口及粪袋的护理可能会给患者家庭带来一定的经济负担。具体康复指导如下。

（1）向患者及其家属进行健康教育指导，例如穿宽松服饰，进行适当的体育锻炼，正常进食及参加社交活动指导等。

（2）排便功能康复：注意肠造口的排气、排便情况。回肠造口肠功能多在48~72小时内恢复，乙状结肠造口通常在术后4~5天开始恢复排气。术后可定时灌肠，以恢复过去的排便规律。注意调整饮食，保持足够的饮水量，防止大便干燥。若无排气或进食后无排便，同时出现腹部胀痛、呕吐等症状，可能为肠粘连，应暂时禁食，并加强翻身，以促进肠蠕动。必要时由医生从造口插入大号导尿管注入液状石蜡约20毫升，或保留胃管负压吸引。

（3）造口黏膜观察：肠造口术后2~5天可见造口轻度水肿，一般不用处理，1周后可自行缓慢消失。若造口严重水肿，应报告医生做相应处理。

（4）指导扩肛：肠造口周围有瘢痕者需防止发生造口狭窄，应及时扩肛，即用食指带上指套涂上润滑油后徐徐入至食指第二关节处，在造口内停留5~10分钟。预防性每周2~3次，治疗性每日1~2次；一般在造口手术1周后进行。大多由医护人员示范后教患者自己做。

（5）更换造口袋：造口术后一般7~10日拆线，拆线前，每日两次肠造口护理由护士执行，并请患者家属一起参与，在出院前给患者及其家属一个"如何进行护理的具体印象"，当患者生活能自理后逐步教会患者自己处理造口，学会自我护理。更换造口袋步骤如下图。

（6）造口器材的选择：造口器材应具有轻便、透明、防臭、防漏和保护周围皮肤的性能，患者应佩戴合适。而且要根据肠造口的位置及经济能力综合考虑。但术后早期的造口器材应选择末端开口的两件式便袋，袋壁应透明，以便操作者不动造口器材便可观察造口的颜色，同时方便护理，即使卧床患者也能掌握末端开口的开关，增强患者的自信心。出院后可根据个人的喜好及具体情况选择造口器材。

卸下原造口底盘

清洁造口周围皮肤

测量造口直径

涂抹造口护肤粉

抹匀造口护肤粉

修剪造口底盘

第十三章 肿瘤患者的机体功能康复指导

装上造口底盘

装上造口袋

完成更换

（7）其他：长期使用抗生素、免疫抑制剂和糖皮质激素的患者，应特别注意肠造口部位真菌感染。

小问答

1. 患了肿瘤又做了手术，感觉浑身没力气，什么时候可以下床活动？

肿瘤患者要注意休息，也应适当活动，避免长期卧床引起并发症。术后下床活动的身体情况可参考下列标准：

（1）意识完全清醒。

（2）生命体征在正常范围内。

（3）无麻醉并发症，如恶心、呕吐、谵妄等。

（4）活动性疼痛 NRS 评分<4 分。

（5）术后疲劳程度<2 分。疲劳程度评分标准：

0分：无乏力感，活动正常，睡眠正常。

1分：轻度乏力，能完成床上活动。

2分：较乏力，完成床上活动费力，无精打采，睡眠增多。

3分：筋疲力尽，不能坐起，嗜睡，情绪不稳定或易激怒。

（6）无活动性出血，切口无渗血。

（7）直立时无头晕、心悸、视物迷糊等症状或有以上症状平卧后可缓解。

（8）无其他医生限制活动的情况。

2. 下肢骨肿瘤手术以后，什么时候可以下地？怎么用拐杖？

下肢骨肿瘤术后，当患者体力允许，并能够利用健肢站立时，可以先借助于助行器或双拐辅助健肢负重，以后根据复查情况及医生的建议，逐步增加患肢负重量、行走时间和距离等。使用拐杖时，身体的重量应集中在手掌上，而不是集中在腋窝下方，以免压迫腋窝部血管、神经，造成上肢功能损害。拐杖选择和使用时要注意：①将拐杖底端置于身体斜前方45°，手肘弯处的角度为25°~30°，肩膀松弛，腋下与拐杖顶端可插入2~3横指，为拐杖合适的长度。拐杖过长或过短在腋下均可压迫到臂丛神经。②走路前要检查拐杖，避免出现螺丝松动的现象。

3. 在家庭活动中应怎样防止跌倒？

家庭活动训练中注意安全保护、防止跌倒。

（1）过道通畅无障碍物、灯光明亮，地面要防滑。

（2）服装轻便，鞋底防滑，裤腿不能过长。

（3）应经常检查步行器、拐杖的防滑橡皮垫，有损坏者应及时更换。

（4）起床活动或如厕前做到3个半分钟：醒来先躺半分钟、再坐半分钟、再站起半分钟，确定无头晕等不适方可行走。

（5）加强自我管理，参与力所能及的活动，但不能逞强，应学会自我评估。

（于红英　贾　勤）

第十四章 肿瘤患者的消化道（含肝、胆、胰）功能康复指导

一、消化系统的概念

消化系统由消化管和消化腺以及腹膜组成。

（1）消化管（也叫消化道）：消化管是指从口腔至肛门的管道，可分为口腔、咽、食管、胃、小肠（十二指肠、空肠和回肠）和大肠（盲肠、阑尾、结肠和直肠和肛管）。临床上通常将口腔至十二指肠的一段称为上消化道；空肠至肛门的一段称为下消化道。

（2）消化腺：消化腺是分泌消化液的腺体，可分为大消化腺和小消化腺两种。大消化腺是肉眼可见的，位于消化管壁外，为独立存在的器官，所分泌的消化液经导管流入消化管腔内，如大唾液腺、肝、胰。小消化腺分布于消化管壁内，如口腔黏膜、小唾液腺、胃腺、肠腺等。

（3）腹膜：腹膜是指覆盖于腹盆腔内壁和脏器表面的浆膜，覆盖于腹盆腔内壁的称腹膜壁层，覆盖于脏器表面的称腹膜脏层。脏层和壁层共同形成的腔隙称为腹膜腔。腹膜脏层和腹膜壁层相互移行形成大网膜、小网膜、肠系膜等结构。

二、消化系统的生理功能

消化系统的主要生理功能是摄取食物、消化食物、吸收营养、排出糟粕。食物经由口、咽、食管进入胃、十二指肠、小肠，经过一系列的机械消化和化学消化过程，最终转化为小分子物质经由小肠吸收。机械消化主要靠消化管的蠕动实现，而分布于消化道管壁的小消化腺和独立存在的大消化腺则负责分泌含有各种消化酶的消化液实现化学消化。作为人体最大化工厂的肝脏同时还负责将小肠吸收的小分子营养物质合成碳水化合物、蛋白质、脂质、维生素等大分子物质供机体存储和利用。此外，肝脏还具

有解毒、免疫等作用，而胰腺除分泌消化液外还有分泌胰岛素和胰高血糖素起调节血糖的作用。胆囊作为胆汁的存储器官，可起到调节胆汁进入消化道的作用。腹膜对腹腔内器官有连接和固定作用。

消化系统作为自然状态下人体摄取外界营养成分及各种物质成分的最主要途径，是机体最重要的物质支持途径，因此，正常运作的消化系统是人体对抗疾病、病后康复甚至自然状态下维持生命的重要前提。

三、肿瘤患者常见消化道功能异常临床处理及康复建议

1. 口腔溃疡

（1）病因：肿瘤患者出现口腔溃疡，除口腔内肿瘤直接导致癌性溃疡外，多数为化疗药物相关黏膜损伤，放射性黏膜炎症损害；部分患者则因肿瘤、放疗、化疗等因素导致免疫力下降后进一步出现口腔溃疡，此外，运用激素减轻化疗反应、精神紧张、营养不良、局部黏膜创伤（鱼刺、咬伤）等情况均可导致口腔溃疡。

（2）临床处理：根据口腔溃疡发病原因的不同，临床治疗主要以补充营养素（维生素C、维生素B），促进黏膜修复（丙氨酰谷氨酰胺、重组人粒细胞－巨噬细胞集落刺激因子）以及药物漱口保持口腔清洁、抗感染为主。

（3）居家建议：可通过多吃水果补充维生素及相关微量元素以促进黏膜再生。化疗药物导致的口腔黏膜损害则可在化疗后适当增加饮水量，促进药物代谢，以降低毒性作用。盐水漱口可一定程度起到清洗、消毒口

第十四章　肿瘤患者的消化道（含肝、胆、胰）功能康复指导

腔并改善口腔环境的作用，但应注意浓度不宜过高，时间不宜过长。高浓度盐水或长时间以盐水漱口都将对健康的口腔黏膜造成损害，亦可能导致口腔酸碱平衡失调、菌群紊乱等情况，继而导致口腔相关疾病的发生。对于高血压患者，长期高浓度盐水漱口可能增加钠摄入而影响患者血压。最理想盐水浓度应为0.9%的生理浓度，大约为99.1毫升水配0.9克氯化钠。简单配置：一碗水可配置一小勺盐，每日漱口3~5次均可。为防止过高浓度盐水对口腔造成损害，建议盐水漱口后再用温开水漱口以降低盐的残留浓度。一般盐水漱口时间不应超过1周，如口腔溃疡症状超过1周没有缓解，亦应及时就医诊治。

2. 反酸、烧心

（1）病因：反酸、烧心主要是指胃酸或胃十二指肠含酸内容物反流，多因胃酸分泌过多、消化道动力异常、贲门失弛缓或贲门切除等引起。除贲门切除外，多见于局部肿瘤刺激（胃癌、食管癌、十二肠癌）、化疗或其他药物的消化道反应、放疗反应、消化道外压（肝癌、胰腺癌、腹水）等情况。

（2）临床处理：主要以抑制胃酸分泌、促进胃动力以及口服药物中和胃酸保护黏膜为主，由药物引起的反酸、烧心应根据情况考虑是否停药。

（3）居家建议：对于反酸、烧心较明显，需药物干预者，首先应遵照医嘱规律用药。症状较轻的则根据情况给予建议。饮食上首先忌食过酸食物包括腌制或添加大量酸性调味品的食物，如泡菜、酸菜等；较为黏腻的食物如汤圆、糍粑等糯米制品，高糖分食品如花生酥、巧克力等，质地较硬不易消化的食物如牛肉干、煎炸食物以及其他较为油腻的食物均不推荐。其次应尽可能规律饮食，并控制食量，避免饥饿或过饱；每餐进食以7~8分饱为宜，部分患者单次食量较少，易出现饥饿，可少量多餐。最后，饭后不宜立刻卧床休息或做高强度活动，可在坐5~10分钟后适当散步，但应注意强度，根据患者体力情况，放慢脚步。

3. 恶心、呕吐

（1）病因病机：肿瘤患者恶心、呕吐的机制主要是上消化道动力异常，上消化道蠕动减慢、停止或逆向蠕动引起。病因大多与反酸、烧心相同，局部肿瘤刺激、压迫，手术及术后恢复不佳，放、化疗及其他药物反应等。

其他原因有：①消化道完全或不全性梗阻多伴有腹胀不适，排便、排气停止或减少，部分伴剧烈腹痛。②颅内病变引起的颅内高压可导致喷射样呕吐，可伴有头晕头痛、肢体活动不利、言语障碍甚至精神异常等表现。③急性胰腺炎，多数患者腹胀、恶心症状明显。

（2）临床处理：恶心、呕吐的处理原则与反酸、烧心大致相同，以抑酸护胃、改善消化道动力、保护消化道黏膜为主，对于放、化疗引起的呕吐则可采用中枢性止吐药加强止吐。对于消化道梗阻引起的呕吐则应根据情况由临床医生判断是否应行手术治疗，不能手术治疗的患者原则上应采取禁食、胃肠引流、灌肠等减压措施，给予静脉营养支持，并根据病情选择相应药物。对于颅高压引起的呕吐，则需采用脱水、降颅压等措施处理。胰腺炎引起的呕吐则根据病情选择补液、禁食、抗感染、抑制胰酶分泌等方法处理。

（3）居家建议：当患者近期首次出现恶心、呕吐症状时，或症状较平时明显加重时，首先建议就医以明确病情。对于手术和放、化疗引起的呕吐，先帮助患者建立自信（心理因素同样是患者消化道症状加重或恢复缓慢的重要原因），多数情况下此类症状可随时间推移，药物逐渐代谢以及机体自然恢复症状得到改善。在饮食方面，症状初期应以流质、半流质饮食为主，症状逐步减轻后应逐步尝试调整至正常饮食，一方面应尽早保证饮食营养充分，另一方面在恢复期适度增加肠道负荷有助于促进恢复。在体力允许的情况下，适当下地走动有助于改善腹腔内压力，并促进肠道蠕动，尤其是术后患者，提倡尽早下地活动以降低肠粘连风险。对于胃、十二指肠肿瘤刺激引起恶心、呕吐的患者，在不能有效去除病灶的情况下，症状较难完全缓解，患者生活质量较差，应尽可能降低上消化道负荷，减少黏膜刺激；饮食宜以流质饮食为主；为保证营养均衡摄入，建议选择肠内营养液、肠内营养粉配置液或婴儿配方奶；对于病灶较小的患者，亦可适当选择米糊或其他碾碎后烹饪的食物。此外，中药穴位贴敷对恶心、呕吐也有改善症状的效果。无论何种病情，患者出现呕吐咖啡色物、近期黑便甚至呕血，无论患者当时"自我感觉"如何良好，均应立即就医诊治。

4. 单纯食欲下降

单纯食欲下降指食欲下降而不伴消化功能的实质性异常，患者仅仅是

第十四章 肿瘤患者的消化道（含肝、胆、胰）功能康复指导

食欲下降，进食后并无明显不适，食物的消化功能也基本正常。轻微食欲下降一般不会影响患者的消化吸收功能，本身也不会直接阻碍疾病的康复或加重病情的进展；若食欲下降明显，患者必须克服厌食情绪强迫自己进食，则对生活质量会产生明显的影响。食欲下降明显的患者，多数不能正确识别"不想吃""吃不下""不能吃"，则会对病情产生误判，从而影响患者的营养摄取，加重心理负担，对患者继续积极配合治疗产生极为不利的影响。因此，应当正确认识并且充分重视食欲下降。

（1）病因：在无其他伴随症状的情况下，单纯食欲下降多见于肿瘤相关性内环境改变，如恶病质，以及抗肿瘤药物的毒副作用，部分肿瘤患者则可因消化系统受累引起食欲下降，此外，排便不畅也可导致短时间的食欲下降。

（2）临床处理：常用药物为甲地孕酮，可用于改善肿瘤晚期患者食欲下降及恶病质情况。中药汤剂内服、中药穴位贴敷对单纯食欲下降有较满意的疗效。

（3）居家建议：出现食欲下降时应自我鉴别，以树立信心，在回答医生问诊时应明确表明是否存在食欲下降及严重程度。在对疾病充分认识的情况下，当出现单纯食欲下降时，患者应主动克服厌食情绪，积极进食，积极配合治疗。通过临床观察发现，单纯食欲下降的肿瘤患者并非完全对所有的食物产生厌食情绪，许多患者会产生特殊的饮食偏好，或偏好飘忽不定，例如有的患者会突然告知家属想吃蛋糕，吃了两口蛋糕后又想吃稀粥，或是午饭吃米饭的时候表示拒绝，向家属要求吃面条，当家属晚餐准备面条后患者又想吃烧饼。有些患者则是对眼前的食物产生明显抗拒，却忽然想吃许多年没吃过的某种小吃或是对某个广告食品产生兴趣；症状较重的患者可出现闻吃色变的情况，但却表示可接受糖水、盐水等。对于此类情况，建议家属适当增加菜色，且增大变化跨度，避免重复和类似的食物，多与患者沟通，寻求较易于患者接受的食物，色泽鲜明、口味突出的食物更容易刺激患者食欲。另外，久居卧室或病房也不利于改善患者食欲和情绪，尽可能让患者下地活动，适当散步、观赏花草，多与乐观、积极的病友交流，均有助于改善患者的身心状态。

5. 单纯便秘

（1）病因：便秘是指排便频率减少，7天内排便次数少于3次，且

排便困难，粪便干结。除肠梗阻外，多数肿瘤患者便秘的原因与自身体质及生活习惯（部分患者发病前即已长期便秘）、化疗、使用止痛药相关，部分结直肠癌患者术后出现便秘主要考虑肠道部分切除后功能下降所致，部分患者肠道支架置入术后排便仍不顺畅，则考虑与支架处肠道润滑及蠕动不佳相关。

（2）临床处理：非梗阻情况引起的便秘主要以口服通便药及药物灌肠为主要治疗手段，中药汤剂内服、中药脐贴也有不错的疗效。口服通便药物种类繁多，包括市面上的部分"减肥茶"也有不错的效果，不同患者因个体差异对不同的口服通便药物敏感度不同，因此，在疗效满意的前提下并不反对患者自行选择通便药物。但应注意的是，临床上，部分长期使用口服通便药物的患者在复查肠镜时发现结肠变黑表现，该变化本身属于色素沉着，不会对患者健康造成直接影响，但不排除增加其他肠道疾病发病的可能。因此，当患者便秘情况得到改善时应减少用药或停药，在自行服用通便药时应严格按照说明书或遵医嘱规律服药，在多种通便药均效果明显时，应选择临床应用较为广泛或医生推荐的药品，避免不必要的风险。

（3）居家建议：许多非器质性病变导致便秘的患者，可以通过改善生活习惯，主动固定排便时间，适当的全身或下肢活动，足量饮水，注意保暖等方法来治疗便秘；适当增加粗纤维摄入可促进肠道蠕动，改善便秘症状。一些偏方、验方如饮蜂蜜水、喝牛奶、喝鲜榨果汁等对不同人群的便秘均有一定作用。若采用辅助通便手段治疗便秘，应注意辅助强度，避免导致便秘、腹泻交替的情况出现。有些患者无明显大便干结或其他大便性状改变、排便不畅等表现，每2~3天排便一次，如不伴随其他明显不适，不应认为是便秘。肠道切除或肠道支架植入的患者，因手术或相关操作部位局部肠腔狭窄、肠道蠕动及分泌润滑功能不佳而引起的便秘，不建议患者通过粗纤维饮食来改善症状，因为这种情况易引起粪石梗阻。此类患者应以摄入足量水分润滑肠道以及适当活动改善肠蠕动为主，不应选择可能加重肠道负荷的方式治疗。另外，对于肠道支架植入术后患者，若大便干结、排便困难明显，建议选择灌肠处理，以降低排便强度过高导致支架移位甚至脱落的风险。

第十四章　肿瘤患者的消化道（含肝、胆、胰）功能康复指导

6. 腹泻

（1）病因：腹泻指排便次数增多，粪便质稀，或带有黏液、未消化的食物。发病机制主要与肠道分泌物增多、肠道吸收障碍、肠蠕动亢进相关。肿瘤患者出现腹泻的原因与其他疾病类似，亦与肿瘤刺激、用药相关，多数腹泻患者伴有肠道菌群失调。应注意的是，对于放疗后出现腹泻的居家患者，因存在放射性肠炎可能，应及时就医。

（2）临床处理：一般腹泻的处理以口服药物为主，如肠道吸附药（蒙脱石散）及调节肠道菌群药，对同时存在感染者，可适当配合抗菌药物。部分药物相关性腹泻，如化疗药物"伊立替康"，因存在致死性腹泻风险，出现明显症状时，为快速控制病情则可选用止泻强度较高的阿片类制剂如"洛哌丁胺"，症状控制后立即停药，以降低相关不良反应风险。对于肠蠕动亢进的腹泻伴腹痛，必要时可以给予松弛肠道平滑肌的药物以缓解症状。部分肠梗阻患者可见腹胀伴稀水样便，而非常规的便秘，因此应注意影像学检查。对于腹泻量较大的患者，同时给予补液、补充电解质、营养支持等处理，一般情况下不禁食。

（3）居家建议：在病情稳定的前提下，对于存在慢性腹泻的肿瘤患者（自身体质、肿瘤、手术因素较多），多数为肠功能紊乱，可口服益生菌，也可长期喝酸奶。从中医学角度讲，多数慢性腹泻均属于虚寒腹泻，居家鉴别判断可从患者腹部皮肤温度、热敷感受、饮食习惯（喜温？喜凉？腹泻与不同饮食相关性？）等方面判断。对于腹部皮肤温度较低，热敷感受较佳的患者，基本属于虚寒型，可从局部热敷（暖水袋即可）、忌冷食、注意保暖，尤其是腹部保暖的角度调护，忌冷食的同时同样反对高温饮食。对于急性腹泻，在明确与相关抗肿瘤治疗（放疗、化疗、靶向药）无关的情况下，如受凉后腹泻，多伴有腹部隐痛，泻后痛减等表现，调护可同虚寒腹泻；而因为进食了"不干净"的东西，腹泻伴有恶心、呕吐时，则应考虑感染性腹泻，建议就医诊治并排除传染性疾病的可能，不建议自行服用"消炎药"；部分人群在进食油腻、辛辣或其他食物后容易出现腹泻，症状持续时间一般较短，可自行缓解，建议避免进食相关食物，无须特别调护。

四、肝、胆、胰相关异常注意事项及建议

大多数新出现的肝脏和胰腺功能异常均需要就医诊治，甚至住院治疗。本文主要针对治疗后居家康复进行介绍。

1. 药物性肝损伤

肿瘤患者内科药物治疗以化疗和靶向治疗为主，化疗药物具有明确的毒性，治疗时为了预防或减轻相关毒副反应及并发症风险，会加用一些药物来配合化疗。另外，因肿瘤病情的复杂性和多样性，许多患者病变累及较广，症状较多，甚至较复杂、不典型，需要药物干预对症处理，故而用药种类多，甚至剂量偏大，这是肿瘤内科治疗的一大特点。多数进入人体的药物均需经肝脏代谢，因此，在肿瘤内科，出现药物性肝损伤的患者并不少见。相关患者住院治疗期间一般会监测肝功能并给予对症保肝处理，大多数药物性肝损伤在停药后可亦逐步恢复，部分患者则需出院后继续服用一段时间保肝药物。当出现药物性肝损伤时无须恐慌，只需耐心配合治疗即可。另外，许多患者需要长期或定期接受药物治疗，肝脏负担较大，当患者出现其他疾病需要治疗如"感冒""腹泻""失眠"等情况需要药物干预时，应与主管医生沟通，包括在首次住院治疗时应向主管医生尽可能充分告知目前在服药物和既往用药情况，以避免药物毒性累加。

注意事项：随着肿瘤发病率的升高以及社会关注度的提高，部分媒体节目、网络、民间传言"抗癌神药""抗癌保健品""独门偏方"以及"抗癌食品"，这些药物一般成分不明，患者服用后可能会出现药物性肝损伤、骨髓抑制、消化道症状等不良后果。因此，无论寻求中医治疗还是西医治疗，都应选择正规的医疗机构，并与主管医生沟通后决定。

2. 胆囊

胆囊作为存储和释放胆汁的器官，功能和作用较为单纯。临床常见疾病主要有胆囊结石、胆囊息肉、胆囊炎、胆囊癌等，胆囊结石，引起胆道梗阻可继发胆囊炎、梗阻性黄疸等情况。许多肿瘤患者晚期可能由于肝功能衰竭或肿瘤压迫胆道引起梗阻而出现黄疸，若患者存在胆囊或胆道疾病，将可能增加相关病变的风险，如胆囊结石患者，当出现胆道受压狭窄时，结石阻塞胆道引起梗阻性黄疸的风险将增加，而患有慢性胆囊炎的患者，

第十四章 肿瘤患者的消化道（含肝、胆、胰）功能康复指导

晚期免疫力低下时胆道感染发生的风险可能增加。因此有部分医生在对患者行腹腔内脏器肿瘤切除前会建议一并摘除胆囊。

对于胆囊摘除后的患者，由于失去了胆汁存储站，肝脏分泌的胆汁直接进入消化道，较难根据进食情况调节胆汁的释放，对油脂的消化功能下降，故应控制油脂的摄入。因个体差异不同，每餐油脂摄入量应由少到多，大致了解自身耐受量后每次进食应控制在最大量之内。需要注意的是，胆囊切除并非失去对油脂的消化能力，只是调节能力下降，为保证均衡营养，不应进食"无脂饮食"。

对于保留胆囊的胆囊结石患者，首先应规律一日三餐，保证胆汁的正常排泄，防止胆汁淤积在胆囊内形成结晶、结石。一般认为适当控制胆固醇的摄入，有助于减少胆囊内胆固醇结石的发生率，但低胆固醇摄入者胆囊结石则以胆色素结石为主。脂质作为人体重要营养成分之一，并不建议为了减少胆固醇结石发生率而过度控制脂质摄入。胆结石患者存在胆管梗阻风险时，如条件允许，建议针对性治疗。

3. 合并慢性胰腺炎或胰腺功能异常患者居家调护

原发性或转移性胰腺癌患者在病情稳定阶段因胰腺局部存在占位、侵犯情况，可能同时合并一定程度的胰腺功能异常，主要表现为淀粉酶轻度升高，上腹部疼痛或不适，并可有类似胰腺炎的表现，如恶心、呕吐、腹胀等，但一般症状较轻，无须住院治疗或药物干预。但由于病情随时存在合并急性胰腺炎的可能，而急性胰腺炎病情凶险，加之肿瘤患者身体基础差，疾病耐受及免疫力相对低下，如果不能及时发现，将可能导致不可挽回的后果。为降低相关风险，从以下几点给予建议：①非肿瘤情况下，急性胰腺炎的诱因主要为暴饮暴食、饮酒，因此要求患者应有严格稳定的膳食结构，每日三餐的时间、量、营养成分构成，尤其是油脂比例应相对稳定，忌酒。②当患者出现新发的腹胀、恶心、上腹部疼痛伴束带感症状，或原有症状加重时，应主动禁食禁水并立刻就医。③监测血糖，胰腺既是内分泌腺也是外分泌腺，胰腺病变患者可能出现继发性血糖水平异常，有些需要药物干预。急性胰腺炎可经血、尿淀粉酶及CT等辅助检查确诊，病情平稳患者居家无法监测相关指标，可通过血糖的异常变化反映胰腺病变的进展情况，此外，维持血糖的稳定对患者本身也十分重要。

五、小结

消化系统作为人体摄取、利用外界营养物质的最主要途径，在肿瘤患者治疗、康复及生命维持中拥有重要地位，疾病本身、抗肿瘤治疗手段都可能引起消化系统功能异常，药物及相关治疗操作可起到一定的治疗作用，从患者角度出发，养成良好的生活习惯，调整心态，合理膳食，减少对消化系统的刺激和损伤，适度的功能锻炼，出现相关症状及时就医，均有助于延缓病情进展并促进机体康复。

小问答

1. 网络及许多周边的朋友都说口腔溃疡是上火引起的，是不是口腔溃疡的时候我就不能吃肉、吃油炸的，葱姜蒜能不能吃？

多数人认为口腔溃疡与"上火"相关，事实上，从中医角度讲，火热毒邪、阳虚、阴虚等情况均有可能出现口腔溃疡，不同人的病机可能是不同的。但是对于辛辣、重盐、过酸、过甜（高糖）、高温以及其他带有刺激性的食物或是较为坚硬、表面较为粗糙，咀嚼时容易与口腔黏膜产生较大摩擦的食物，由于其对黏膜的刺激，均不利于溃疡的修复。清淡饮食虽可减少对黏膜的刺激，但过于清淡的饮食实际并不利于损伤修复，机体损伤修复对于动物蛋白存在客观需求，目前尚无明确证据证明一般肉类会加重口腔溃疡，主要还是取决于烹饪方式，应平和避免刺激。

2. 口腔溃疡应补充些什么，何种食物含量较高？

口腔溃疡应适当补充B族维生素、维生素C、锌等，鸡蛋、瘦肉、牡蛎等食物均含有一定的锌元素，新鲜的果蔬富含维生素，如橙子、橘子、柠檬、猕猴桃、菠菜、青椒（建议选不辣的）等均富含维生素C，西红柿、香蕉、梨子以及豆类等均富含B族维生素。一般情况下，多数果蔬均富含维生素，适当增加果蔬摄入即可补充维生素，无须专门挑选。

3. 反酸、烧心患者不宜食用酸性食物，网上有人说柠檬其实是碱性食物，能吃吗？

笼统地将食物划分为酸性或者碱性其实并不十分合理。首先，绝大多数食物并不是只有一种成分，而是同时含有酸性成分和碱性成分以及中性成分，

第十四章　肿瘤患者的消化道（含肝、胆、胰）功能康复指导

只不过一些食物酸性物质含量相对较多，一些食物碱性物质含量相对较多罢了。其次，一些食物其口感或食用前的酸碱情况在进食后经机体代谢会发生转变。食物的酸碱性可以从很多角度进行判断，如食物进食前的酸碱度、食物的口感、进食后机体对食物吸收利用的主要成分的酸碱性、食物经消化吸收后最终对人体体液环境产生的酸碱影响等，同一种食物，从不同环节评测酸碱性，其结果可能是不同的，因此不应笼统地将一种食物定义为酸性食物或者碱性食物。针对柠檬与反酸来说，进食前柠檬无论从口感还是水溶液酸碱度来说都属于酸性，对于口腔、食管、胃的作用均属于酸性而不是碱性，故而并不建议在反酸的前提下食用柠檬。

4. 都说反酸不应该吃酸性食物，建议吃偏碱性的食物，请问吃什么好？有哪些食物比较养胃？

无论是肿瘤患者还是身体健康者，膳食营养推荐以均衡为主。对于反酸、烧心明显的患者建议避免食用对消化道有刺激的食物，不建议专门或是大量进食某一类食物。例如苏打饼干虽能中和胃酸，但不能以苏打饼干替代其他食物提供能量或专门进食苏打饼干来缓解反酸症状，只可在膳食均衡的前提下将苏打饼干当作点心食用。事实上，胃酸作为消化液，一般情况下非酸性食物对胃酸都有一定的中和作用，无须专门进食所谓碱性食物来中和胃酸。养胃的食物有很多，如脾胃虚寒者，花椒、川椒等虽具有一定的刺激性，但其性温对脾胃虚寒有一定功效，若是胃火炽盛或是胃阴亏虚的人食用则有害无益；又如小米性偏凉（也有部分医家认为性温），对于一健康人或胃火炽盛的人有助于改善脾胃功能，促进胃肠蠕动，但临床观察发现，部分胃底静脉曲张以及胃癌患者，食用小米粥以及其他"粗粮"可能增加消化道出血的风险。总之，多数所谓"养胃"的食物虽有其功效，但具体效果因人而异，并不建议患者自行服用，应咨询专业医生结合自身实际情况选择。

5. 平素有饮茶习惯，胃不好能不能喝茶？

茶的性味的确属于碱性。无论何种人群，浓茶、浓咖啡、烈酒、烟等均认为不利于健康，因此应该限制饮用。但每个人的生活习惯、耐受程度有所不同，所以应根据自身需求自行决定。对于对茶成瘾的患者，建议逐步减量，一次性戒断亦可能导致疾病。

6. 一些较为常见的食物如牛奶、大米粥、薏米粥等日常食用有什么讲究？

明显偏温或偏寒的食物，日常少用的食材，具有一定刺激性气味或口味的调料，只要食用后无明显不适，或无证据证明含有有害物质，均可根据个人习惯、爱好自行选择。针对疾病明确，症状明显的患者，虽然不能明确相关食材、食物一定有害，均不建议患者专门选用，偶尔摄取，若无明显不适，无须因为"吃错了什么"而过度紧张。对于流质、半流质食物，如无特殊性味，可正常选择，但应注意营养均衡。

7. 部分晚期胃癌和食道癌患者在不能祛除病灶的情况下会出现频繁呕吐"痰涎"，每日总量可达数百毫升，这种情况与一般的恶心、呕吐相同吗？有什么好的治疗方法？

出现频繁呕吐"痰涎"与一般的恶心、呕吐是有区别的。一般的恶心、呕吐主要是上消化道蠕动异常造成的，而晚期胃癌和食管癌患者出现频繁大量呕吐"痰涎"则更多是与其吞咽困难有关。正常人每日分泌唾液1000~1500毫升，绝大部分随自然吞咽动作进入下一级消化道。晚期胃癌、食管癌尤其高位食管癌患者会出现明显吞咽困难，在尚可进食的情况下，食物（以流质、半流质为主）通过患者缓慢、主动吞咽进入下一级消化道，当肿瘤引起明显吞咽困难时，平时非特意地吞咽动作难以使所有唾液正常流入下一级消化道，部分停留在口咽部由患者主动吐出或反射性引起呕吐，从而出现频繁呕吐"痰涎"的现象。此外，肿瘤刺激引起分泌物增多也是原因之一。部分患者可经由食管支架植入改善吞咽困难症状后同时改善呕吐"痰涎"情况，但有时食管支架亦可导致分泌物增多。由于唾液具有一定免疫功能，且含有消化酶，因此不建议用药物抑制唾液分泌的方法来改善此种症状。建议患者可增加清水漱口次数，以保持口腔清洁并改善因呕吐"痰涎"引起的主观不适。

8. 患者放、化疗后出现呕吐，不敢吃饭，靠静脉输注营养好不好？

许多患者在放、化疗后出现明显恶心、呕吐等不适，甚至入食即吐，导致患者对放、化疗产生恐惧和抗拒感。首先告知广大患者朋友，治疗产生的相关不良反应并非百分之百发生，其发生与否、症状程度等均因人而异，且随着药物代谢，机体自我调整，在没有其他病因的情况下，绝大多数患者是可以完全恢复的。对于此类症状，建议患者不应因呕吐而拒绝进

第十四章　肿瘤患者的消化道（含肝、胆、胰）功能康复指导

食。从营养支持方面来说，肠内营养无论是营养效果还是保持消化道功能方面，都要优于静脉营养。故而饮食方面建议患者仍尽量保持进食，以流质、半流质饮食为主，推荐糊状食物，如米糊、肠内营养液等，不推荐半流质饮食（含较难消化的肉块、面团等），纯粹的汤水也不推荐。但应注意，对于入食即吐的患者，进食将直接加重症状，则建议控制饮食。另外，无论是进食还是呕吐，都不应卧位，以免误吸而造成窒息。对于体力情况较差，卧床时间较长的患者，若确实不便坐起，建议控制口腔进食或选择鼻饲管，当患者出现呕吐时，家属应协助患者调整为侧卧位或至少将头侧向一边，以降低误吸、窒息风险。

9. 厌食患者如果有饮食偏好，想吃辣椒、豆豉、泡菜等刺激性强的食物，该怎么办？

若患者出现厌食，首先应确定是否为单纯厌食，是否存在消化道黏膜器质性病变（包括消化道肿瘤），因多数刺激性食物容易加重原有黏膜损伤或影响黏膜修复。辣椒、豆豉、泡菜等刺激性强的食物，可以促进胃肠蠕动，从而起到改善食欲的作用，对于无黏膜病变的人群，并不需要限制，但是对于有黏膜损伤的患者，不建议食用。若将刺激性食物只放在口腔咀嚼而不下咽，则未尝不可。另外，对于厌食伴有口干的患者，餐前饮用少量温开水有助于改善食欲。

10. 肠道支架置入术后患者，大便呈糊状，但排便时需要用较大力气才能排出，有时排便前及排便时伴有明显疼痛，是不是支架松动了？

临床上部分肠癌患者因出现肠梗阻而确诊，此时已出现癌转移，于是选择肠道支架置入术以改善患者生活质量。部分肠道支架置入患者，虽然在支架置入术后肠腔通畅，但由于病变处肠道蠕动功能较差，无法与上段肠道形成同步，且肠腔内形态较为固定，则进一步加大相对阻力，故而出现排便时疼痛和排便不畅感。因病变处肠道仍通畅，其实并不需要用力排便。建议此类患者适当延长排便时间，放松心态，可降低上段肠道痉挛及支架移位、脱落风险，若确实存在排便较困难的情况，可适当用药物润滑肠道。

11. 膳食纤维可促进胃肠蠕动，但置入肠道支架或肠道术后患者均不适宜进食膳食纤维，怎么进食膳食纤维？

植物来源的食物都含有一定量的膳食纤维。置入肠道支架或肠道术后

对进食膳食纤维要有选择性。一般情况下，对同一种植物而言，根茎含膳食纤维量较高，其次是叶和果皮，相对而言，果实中膳食纤维的含量较少。一般块根类食物如红薯、芋头、土豆等，以及水叶菜、燕麦、米糠等都含有丰富的膳食纤维。绝大多数膳食纤维并不能为机体所吸收利用，因此摄入过多则会影响其他营养物质的摄取。

12. 结肠改道造口的患者，若出现便秘，应如何处理？

从解剖结构和术式方面来说，多数结肠改道造口的患者并不容易出现肠梗阻和便秘，尤其是结肠起始段造口，粪便并未经大肠吸收水分即排出，若此类患者出现大便数日未解，应警惕小肠梗阻、腹腔病变或原发病进展，居家患者应首先就诊以明确病情。临床上也确实可见少数患者病情稳定，但排便不畅的情况，部分口服通便药仍可服用，必要时也可给予灌肠处理。饮食方面，同样不建议进食块根、笋类等较难消化的膳食纤维，应根据具体情况选择水叶菜的摄取量。

13. 长期使用通便药物可能导致结肠黑变，晚期肿瘤患者长期使用口服止痛药物引起便秘需长期配合通便药物治疗怎么办？

首先结肠黑变并不一定发生，即使发生了也并不会直接导致实质性损害。对于确实需要长期服用通便药物的患者，则无须因此产生过多的心理负担。在积极抗肿瘤治疗有效的情况下，疼痛即可缓解，并非服止痛药物后就需要长期服用。对于需长期用药的患者，在服药一段时间后相关不良反应可出现耐受，便秘、头晕、恶心等相关症状也可能自行缓解，应注意观察，如症状改善，应注意停药。另外，长期服用通便药物的患者，同样应注意饮食、运动、规律作息等良好生活习惯的养成。对于化疗药、化疗期间使用的中枢性止吐药所引起的便秘，药物代谢后症状可缓解，不建议长时间使用通便药物。

14. 患者是肝癌，长期腹泻，每日2~3次，大便有时呈糊状，有时呈稀水样，无明显诱因，无明显寒热表现，应该如何处理？

对于原发性肝癌、转移性肝癌的肝病患者，当肝功能出现一定程度障碍的时候可出现肝源性腹泻，止泻药物效果不佳。但同时，对于肝病患者，一定程度的排便量增加有助于改善机体代谢，促进毒物排出，在症状较轻且对患者生活质量影响较小的情况下，可不予以特殊处理，就医以积极治

第十四章　肿瘤患者的消化道（含肝、胆、胰）功能康复指导

疗原发病,改善肝功能为主,若腹泻次数较多,稀水便较多且患者出现乏力、消瘦的表现，可给予肠道吸附剂及菌群调节剂治疗，并给予营养支持。

15. 有人说腹泻的时候要多吃，有人建议少吃，有人说腹泻的时候不能吃菜，腹泻期间饮食有何讲究？

在便秘的叙述中有提到膳食纤维可促进肠道蠕动，而肠蠕动亢进是腹泻的机制之一，因此腹泻期间应减少膳食纤维的摄入，急性腹泻可暂时不吃素菜、水果，但慢性腹泻患者仍应注意营养均衡。腹泻时不能进食或减少进食的说法是不对的，相反，必要的情况下应给予静脉营养支持。当患者病情较为复杂时，则应根据具体情况由临床医生判断。

（蔡凌旸　米虽才　罗建文）

第十五章 肿瘤患者的肺功能康复指导

第一节 概 述

随着医学技术和经济的发展,肺功能康复治疗已越来越受到人们的重视。医护人员的职责不仅在于为患者诊断和治疗疾病,减轻痛苦,更重要的还要帮助患者尽可能地恢复身心健康,恢复受损器官的功能,减少疾病的复发。进入21世纪,随着生物医药领域的快速发展、放疗技术的提高、靶向药物及免疫治疗药物的涌现,恶性肿瘤正在向慢性病、向带瘤生存转变,患者生存期明显延长。肺癌患者就是现代医学快速发展的受益者,越来越多的肺癌患者带瘤长期生存,生存时间的延长就需要有更好的生活质量。因此对肺癌患者的治疗不能仅局限和满足于肿瘤的控制,而更应追求通过逐步的不懈努力以减轻病情,减少症状和提高生活质量。已有充分证据表明,通过对患者采取全面的肺功能康复措施,包括卫生教育、心理和药物治疗、氧疗、物理治疗、呼吸和全身运动锻炼以及营养支持等,患者的症状可明显改善,呼吸运动效率增加,生活自理能力加强,住院次数减少。

早期肺功能康复的对象是慢性阻塞性肺疾病患者,随着医学技术的发展,对疾病认识的深入,肺功能康复的对象扩展到包括哮喘、肺间质性疾病、神经肌肉疾病、肺癌和呼吸机支持等患者。1994年国际康复会议重新定义的肺功能康复概念是多学科专业人员组成的肺功能康复队伍,以患者保持和获得最大限度的独立生活能力及社会活动能力为目的,多方位、持续性地服务于肺部疾病患者和他们的家庭。肺功能康复的内容已不仅仅是锻炼或教育方案,它包括患者的评估、训练、运动、心理社会干预和跟踪观察等一系列内容,肺功能康复队伍由医生、呼吸师、护士、理疗师、职业治疗师、社会工作者、心理咨询师或精神科医生等组成。肺癌患者肺功能康复的主要是指肺癌(未治疗)患者本身或治疗后所并发的一系列呼吸系统并发症，并造成呼吸系统功能减退甚至呼吸功能衰竭的康复，如肺癌术后，放、化疗后，胸腔积液，阻塞性肺炎，呼吸道梗阻等。

在对肺癌肺功能康复前应对患者的身心状况进行评估，确定肺功能康复的目标。制订目标时应充分考虑疾病范围、病损程度，患者的性格、体能、生活方式及环境条件。要把目标定具体、简单明了，切实可行。让患者充分表达自己的愿望以确定合理的目标。任何方案的近期目标都应是控制症状（如呼吸困难等），巩固疗效，防止病情反复，解除严重的心理压力；再致力于后续的呼吸和运动训练，增加体力和耐力，改善日常生活活动能力并争取恢复工作。应让患者了解呼吸系统症状的病理生理改变，以避免或减少病情的恶化。康复的远期目标是减少患者对别人的依赖，增加独立性，阻止或延缓肺部症状的进一步发展。

第二节　肺功能康复治疗

肺功能康复治疗主要包括以下几个方面。

一、宣传教育

宣传教育的目的是讲解疾病知识，提高患者自我保护和防治疾病的能力，明确康复对自己的好处和解除患者对疾病的忧虑。因人施教，针对患者的疾病和所关心的问题进行宣传教育，如正常肺如何工作，什么是肺癌，应该如何防治，康复锻炼的作用机制，什么时候需要找医生，饮食和营养要注意什么，外出旅行或日常生活如何安排，怎样减少紧张和避免疲劳，以及如何对待疾病等。宣传教育的对象还需包括患者的家属，以取得家属的支持和配合。

二、一般治疗

肺癌患者应严禁吸烟，在肺癌的任何阶段戒烟，均可减轻肺部症状。戒烟应该是任何康复方案的不可缺少的部分。医生不仅要讲戒烟的好处，而且要具体帮助和指导患者戒烟，吸烟者有不同的想法和戒烟的具体困难，医生应与患者一起讨论，帮助找出最适合的戒烟技术和方法。

患者应避免吸入受到污染的空气和其他刺激性气体，避免与呼吸道感染患者接触。在呼吸道传染病流行期间，应尽量避免去人群密集的公共场所或参加大型集会。

环境因素如温度、湿度、海拔高度也应予以考虑。温度和湿度过高或过低均可使呼吸道阻塞的症状加重。室内应用空调器、湿化器或空气过滤系统可能有益于肺功能的改善。

三、药物治疗

在肺癌患者康复方案中，药物治疗也是其重要组成部分。在实现近期目标方面，药物治疗具有重要的作用，但应将药物治疗与其他治疗措施联合应用，作为综合性呼吸治疗方案的一部分。肺癌患者往往同时服用多种药物，需避免药物的副作用和药物之间的交叉反应，应科学地安排用药时间和其他治疗或康复锻炼，以便使患者的日常生活协调、规律。活动之前雾化吸入支气管扩张剂，可逆转或预防支气管痉挛，改善患者的呼吸功能。

支气管扩张剂（包括 β_2 受体激动剂、抗胆碱能药物和茶碱类药物等）是肺癌并发呼吸系统并发症缓解症状的主要措施。目前临床应用较多的有舒利迭（沙美特罗替卡松粉吸入剂）、信必可、思力华、异丙托溴铵等。

四、长期氧疗

对于原有慢性阻塞性肺疾病或全肺切除的肺癌患者，长期氧疗能改善呼吸困难，而且还可阻断或延缓肺心病发展的进程和速度，提高肺癌患者的生活质量和生存率。伴低氧血症的肺癌患者应给予持续低流量吸氧，在心理试验、活动协调、运动耐力和睡眠方式等方面可得以改善。研究表明，每天吸氧至少 15 小时，可使肺癌患者的肺动脉高压和肺心病延迟发生。国内外均已有多种便携式氧源或氧气发生装置，可供患者在家中或外出活动时使用。

呼吸道分泌物黏稠或痰少不易咳出的患者可应用黏液溶解剂雾化吸入，或以 2% 碳酸氢钠或温盐水来湿化呼吸道。但对痰多，咳嗽反射不强的患者不宜应用。湿化疗法对下呼吸道黏稠分泌物的液化是否奏效，有的学者持怀疑态度。

五、运动训练

运动训练包括全身耐力训练、局部肌肉的肌肉训练。可先试一下全身耐力训练，观察呼吸和心血管反应，然后逐渐增加至耐受的程度，摸索出符合患者自身条件的全身锻炼强度，以出现轻微气急和心率增快为限。若强度过大，患者由于症状难受而拒绝，过小则效果差。多数患者对低强度、长时间锻炼，较高强度、短时间锻炼容易接受，并且安全有效。锻炼方式有步行、慢跑、登梯、踏车、打太极拳、气功等。

六、呼吸肌锻炼

肺功能锻炼是肺癌患者稳定期治疗的一个非常重要的内容和方法。特异性的呼吸肌锻炼主要是增强呼吸肌的肌力和耐力，其简单的方法有吹气球、吹蜡烛、缩唇－膈式呼吸以及全身性呼吸体操等。对原有慢性肺源性心脏病肺癌患者来说，主要是吸气性疲劳，因此，呼吸肌锻炼主要是吸气肌锻炼。训练患者缩唇－膈式呼吸，6个月为一疗程，能有效进行深慢呼吸，减慢呼吸频率，降低残气量，改善肺的通气和换气功能。

七、呼吸道分泌物廓清技术（呼吸道卫生疗法）

应用呼吸道分泌物廓清技术的目的是为了清除过多的或潴留于呼吸道的分泌物，从而减少气流阻力，改善肺的气体交换，降低支气管感染的发生率。此外，也用于预防和治疗因黏液堵塞呼吸道引起的肺不张。常用技术包括体位引流，胸部叩拍、振动，有效咳嗽训练和用力呼气等。呼吸道分泌物廓清技术常用于患有基础肺部疾病的肺癌患者，以减少并发症。

（1）体位引流（PD）：是依靠重力作用促使各肺叶或肺段呼吸道分泌物的引流排出。

（2）胸部叩拍、振动和摇动：在体位引流时，经常应用叩拍、振动和摇动等技术来松解分泌物在呼吸道壁上的黏附。

（3）咳嗽训练：咳嗽，无论是有意的还是反射性的，都是清除呼吸道过多黏液的有效技术。

（4）用力呼气技术：由1~2次用力呼气组成，呼气由中肺容量开始持续至低肺容量（用力呼气时不关闭声门），接着咳痰或进行有效的咳嗽，随后放松呼吸（最好用膈肌呼吸），一段时间后再重新开始。

八、营养治疗

肿瘤患者尤其是有呼吸系统并发症的患者由于呼吸负荷加重，呼吸做功增加，能量消耗则会相应增高。但饮食摄入由于气急缺氧、心力衰竭等原因降低，常常出现营养不良。营养不良是肺癌患者健康状况恶化的一个重要原因。呼吸困难、辅助呼吸肌的过度工作而增加热能消耗致体重进行性下降的患者，适当的营养补充是必要的。患者的血钾、血镁、血磷水平应维持正常，以保证肌肉的强度和耐力；另外部分肿瘤患者常常担心营养物质被肿瘤吸收而产生精神性厌食，也会加重患者营养不良的发生。

九、心理与行为干预

肿瘤患者常伴有焦虑和抑郁。其心理健康状况恶化的产生机制可能是：①反复发作的气促、胸闷、心慌及加重期呼吸困难等痛苦造成患者对疾病恐惧和焦虑；②多次就医带来的经济压力，生活质量、家庭依赖性增加、社会活动受限使患者产生抑郁和焦虑；③患者的疼痛也增加了患者的恐惧、抑郁和焦虑；④家属、社会的漠不关心甚至反感情绪使患者自卑、孤独，甚至产生厌世情绪；⑤长期缺氧、高碳酸血症以及部分药物所致的不良反应，易产生心理紊乱。因此针对肺癌患者，临床工作中除了诊治患者的躯体疾病外，还应关注心理疾病的诊治。

第三节　肺癌术后患者常见并发症的治疗与康复

手术切除是治疗肺癌的重要手段之一。由于手术切除了部分正常肺组织及直接涉及胸腔，因此患者术后呼吸功能明显降低，很容易产生呼吸系统并发症。临床较为常见的并发症主要包括术后咳嗽、术后疼痛、术后乏力等。对于术后不同的并发症，运用相应的治疗方案和康复方式，有利于减轻及控制相关并发症，帮助肺癌术后患者更好地恢复，拥有更高的生活质量，达到延长患者生存期的目的。

一、术后咳嗽

术后咳嗽对于肺癌术后患者特别是刚完成手术治疗的肺癌患者，是较为常见的并发症之一，其临床多表现为持续性的咳嗽、咳痰，对术后患者的康复产生不利的影响。术后咳嗽的发病机制主要包括以下几个方面：①气管插管全麻手术的患者，术后呼吸道的分泌物会明显增多且极为黏稠，加上呼吸道黏膜纤毛运动减弱，肺功能下降，手术创伤所致伤口疼痛从而使得患者不敢咳嗽或咳嗽无力，极易造成痰液阻塞呼吸道，导致肺部出现肺不张和反复的肺部感染，从而造成术后咳嗽的发生。②肺癌患者在进行淋巴结清扫过程中，特别是在清扫隆突下淋巴结和上纵隔淋巴结时，摘除淋巴结之后会留下部分空腔。而适应性肺部牵张感受器就位于隆突下和主支气管周围，空腔的形成，使得这些感受器暴露在外，人体的活动造成的机械性牵拉和术后胸腔积液都能刺激到这些感受器，这些刺激通过纤维传导经迷走神经传入脑干再由迷走神经内的运动纤维传出，形成咳嗽反射导致术后咳嗽的出现。③部分肺癌手术中应用闭合器械，在吻合口部分对合不齐，或有异物残留，改变了呼吸道的完整性。导致气管周围的呼吸道黏膜纤毛功能与腺体功能改变，分泌物增多，刺激气管壁引起咳嗽。而手术残留异物对呼吸道的刺激，也会造成反射性的咳嗽，在一定程度上甚至会造成吻合部位反复出现感染，诱发新的癌性病灶。

目前对于术后咳嗽的肺癌患者一方面应当加强术后患者呼吸功能的恢复锻炼，其中深呼吸运动及有效咳嗽能使肺部充分充气，帮助肺泡和呼吸道中微小分泌物排出体外，避免痰在肺内堆积，有利于肺部扩张，增加肺活量和呼吸肌强度，从而改善肺功能。同时及时、合理、有效地选择抗生素对术后肺部感染进行控制，适当地增加部分止咳药物，如复方甲氧那明胶囊、复方磷酸可待因口服液、复方桔梗片等，均能够减少术后咳嗽的发生。而对于异物残留刺激所导致的术后咳嗽，往往单纯依靠药物治疗难以获得满意的疗效，必要时需再次行手术治疗。此外，传统中医药对于术后咳嗽也具有一定的治疗效果，根据患者的临床症状进行辨证论治，采用止咳、化痰、平喘、益气、滋阴等治疗方法，能够辅助西医治疗，更加有效地治疗术后咳嗽。

二、术后疼痛

肺癌术后所造成的疼痛是影响肺癌患者生活质量的一个重要因素，由于手术本身所导致的切口创伤、肌肉韧带拉伤、血管以及肋间神经受损等均会对机体造成不同程度的损伤，导致疼痛的发生。术后疼痛往往呈持续性，表现为手术部位及其周边的针刺样、烧灼样疼痛，对肺癌患者的术后恢复和生活质量产生消极影响，严重者会直接影响患者的呼吸，导致呼吸模式的改变，不能有效咳嗽排痰，从而诱发肺不张、肺部感染等一系列并发症的出现。

针对术后疼痛的治疗，主要是根据患者的疼痛程度及疼痛性质选择相应的止痛药物，对于轻度疼痛的患者，可选择塞来昔布胶囊、吲哚美辛、布洛芬等药物进行治疗。而对于中、重度疼痛的患者则可选择曲马多甚至阿片类药物，如羟考酮缓释片、硫酸吗啡缓释片等对疼痛进行控制，部分患者由于手术对肋间神经损伤所出现的烧灼样疼痛，可选择加巴喷丁胶囊进行治疗。近年来越来越多的临床研究证实心理干预及安慰对于术后疼痛的治疗同样具有重要的作用。有文献报道称术后疼痛除受手术部位、创伤大小等因素的影响外，还取决于患者的情绪、精神及心理状态等因素的影响。给予患者心理干预可舒缓患者的紧张情绪，使术后的疼痛指数明显下降，因此，对患者进行心理干预是必要的。部分肺癌患者缺乏对疼痛知识的了解，担心术后疼痛难以忍受，担心对止痛药物的依赖，常伴有恐惧、焦虑等负面心理，从而刺激大脑神经调节中枢，导致内分泌系统调节功能紊乱，使血液激素酶分泌异常，内源性抑痛物质降低，而致痛物质及抗镇痛物质增加，因而造成术后疼痛时间延长和程度加重。针对部分患者有效的心理干预及安慰可以在一定程度上改善或降低患者术后疼痛程度，部分药物如黛力新、奥氮平等镇静剂对于术后疼痛的患者也具有一定的治疗作用。

肺癌术后的患者在康复锻炼中还可通过采取腹式呼吸，保持舒适体位，减轻胸部张力，以缓解疼痛；剧烈咳嗽时用双手轻度按压患侧胸部，减少牵拉引起的疼痛；促进痰液排出及保持呼吸道的通畅也可减轻术后疼痛。同时对于持续存在的较为严重的术后疼痛，患者也应及时复查并完善相关检查，排除肿瘤转移、胸膜粘连、感染等疾病的发生，避免单纯应用止痛药物而延误病情，造成病情的进展及恶化。

三、术后乏力

对于肺癌术后的患者而言，术后乏力也是临床上较为常见的并发症，临床研究统计发现大部分肺癌术后的患者均会出现不同程度的疲乏感，其发生率约在80%，尤以中、重度乏力较为多见。同时通过对肺癌术后乏力患者的生活质量、预后以及疾病复发率进行统计分析，证实术后乏力不仅对肺癌患者的生活质量及预后有着极其重要的影响，而且也与患者疾病的复发率紧密相关。因此，重视对肺癌术后乏力的治疗及预防，对于肺癌的治疗有着重要的意义。

临床上将术后乏力定义为术后出现的持续存在的一种主观感觉疲劳。临床多表现为疲劳、精神倦怠、情绪低落，严重者可出现情绪焦虑及抑郁、睡眠障碍等。目前针对术后乏力的发生机制尚未有统一的认识，部分临床研究通过对肺癌术后患者的病理分期、肿瘤分化程度、手术方式等进行研究分析，指出肿瘤分期晚、肿瘤分化程度低、手术范围大的肺癌患者术后出现乏力的发生率较高，因此认为术后乏力与肿瘤因子相关。另外一些临床研究则对肺癌术后患者的实验室检查进行统计研究，发现术后乏力与贫血、低蛋白血症以及血肌酐下降等有关，恶性肿瘤其本质是一种慢性消耗性疾病，其在生长过程中会大量消耗和掠夺人体的营养物质，加上手术对机体及脏器功能的损伤，会进一步造成营养物质供给不足，从而造成术后乏力的发生。

针对术后乏力的治疗应当由术后治疗向术前预防的模式转变，手术前充分评估患者的病情及机体状态，进行有效的术前预防，如适当补充相应的营养物质，改善患者贫血及低蛋白血症等，尽可能根据患者病情，选择创伤小、术后恢复快的手术方式等。并且在肺癌术后也应当积极予以治疗干预，一方面指导患者合理有效地进行术后康复锻炼，适量补充营养物质，另一方面还应当对患者的精神心理进行积极乐观的引导，使患者保持良好的心态，树立战胜疾病的信心。此外，中医药在肺癌术后乏力的治疗中也具有重要的作用，通过对患者进行辨证分型，合理采用益气健脾、补血养阴、温补脾肾、调畅情志等治疗原则，选择如黄芪、党参、生晒参、当归、熟地等具有扶正作用的中药进行调理，诸多临床报道均表明对术后乏力的患者具有较好的治疗效果。

重视对肺癌术后并发症的治疗在肺癌患者的康复过程中有着重要的意义，采用合理有效的康复锻炼方式及积极合理的治疗方案，能够有效减轻患者的痛苦，改善患者的生活质量，延长患者的生存期，在此基础上如何更加合理有效地指导患者进行肺癌术后的康复锻炼，预防术后并发症的发生，也值得进一步研究探讨。

第四节　呼吸系统并发症的治疗与康复

恶性肿瘤患者在疾病发生、发展及治疗过程中常常会出现各种并发症，特别是肺癌患者。有的是肺癌进展引起，如胸腔积液、阻塞性肺炎、呼吸道梗阻等；也有些是由肺癌的治疗所致，如放射性肺炎、药物性肺毒性等。这些并发症不仅对肺癌患者的生活质量造成消极的影响，同时会引起患者病情恶化，甚至死亡。因此对肺癌临床常见并发症的治疗及预防，应当给予足够的重视，在治疗并发症的同时，指导患者积极合理地进行康复锻炼及定期复查，对肺癌患者有着极其重要的意义。

一、胸腔积液

胸腔积液是肺癌发展到晚期的常见并发症，临床统计约 50% 的肺癌晚期患者会出现此并发症。其临床表现主要为胸闷、呼吸困难、胸痛等。在肺癌中除鳞癌和大细胞未分化癌较晚出现转移外，其余均较易出现经淋巴、血液以及种植性转移，其中尤以腺癌最为明显，小细胞癌次之。中晚期肺癌转移形成胸腔积液的主要机制为淋巴管转移，壁层胸膜上的小孔可被肿瘤闭塞而直接阻塞淋巴管，纵隔淋巴结可因肿瘤生长而导致淋巴梗阻，此外肺癌也可破坏小孔和引流纵隔淋巴结之间的淋巴管，导致淋巴回流受阻，出现胸腔积液。同时脏层或壁层胸膜被癌细胞所侵犯，癌细胞的种植性转移能够在胸腔内引起炎症的发生，形成胸腔积液。

胸腔积液常作为肺癌患者的就诊病因，临床研究表明对于年龄在 40 岁以上，中等量以上的胸腔积液患者，肺癌是其首要发病因素。临床上对于胸腔积液的诊断较为简便，可通过胸片、CT、B 超等基础检查手段以明

第十五章　肿瘤患者的肺功能康复指导

确诊断。通常肺癌所致的胸腔积液多为渗出液，其中部分早期肺癌的胸腔积液表现为淡黄色、黄色，晚期肺癌的胸腔积液则为血性。胸腔积液在肺癌的诊断及治疗中有着重要的临床意义，胸腔积液中有肿瘤细胞是诊断恶性胸腔积液的"金标准"，胸腔积液中存在肿瘤细胞往往表明患者已有远处转移，对于患者的治疗及预后判断具有一定的指导价值。

目前，临床上针对恶性胸腔积液的治疗主要分为局部治疗和全身治疗。局部治疗主要包括胸腔穿刺置管引流及胸腔内注药治疗。胸腔穿刺置管引流有助于快速缓解患者胸闷、呼吸困难等临床症状，在此基础上可根据肺癌患者的病情进行胸腔内注药治疗，其药物主要有非抗癌硬化剂，常用药物为滑石粉、红霉素、四环素及其衍生物等，这类药物能够使胸膜产生弥散性炎症，并激活局部凝血系统，导致纤维蛋白沉积，脏壁层胸膜粘连融合，闭塞胸膜腔从而减少胸腔积液的产生，常见不良反应为发热、胸痛。而部分化疗药物如顺铂、博来霉素、阿霉素、氟尿嘧啶等，也是胸腔内注药治疗的常用药物，其可刺激胸膜产生化学性胸膜炎，促进胸腔粘连，同时通过直接杀伤肿瘤细胞而达到治疗的目的。不良反应主要有发热、胸痛、恶心呕吐及白细胞减少等，但相对于全身化疗，其不良反应较为轻微，患者多能耐受，是目前临床上应用较为广泛的治疗方式。此外，近年来，免疫抑制剂也逐渐成为胸腔内注药治疗的重要选择，如白介素-2、肿瘤坏死因子、干扰素α-2b等，其既能诱导机体产生免疫效应细胞发挥抗肿瘤作用，又能使胸膜产生化学性炎症粘连、闭塞胸膜腔有效控制胸腔积液的产生，常见的不良反应主要为发热。胸腔积液的全身治疗主要是针对肺癌进行治疗，临床常用的治疗手段包括化疗、放疗、分子靶向治疗以及热疗等。采用局部与全身治疗相互结合的方式才能达到有效控制胸腔积液的目的。

肺癌患者在日常生活中，也应当注意预防胸腔积液的发生，如饮食上选择低盐、易于消化和高蛋白质的食物为主。若出现胸闷、胸痛等不适，应及时就诊，避免延误病情。同时在治疗过程中应将床头适当抬高，保持健侧卧位或半卧位的体位，有利于呼吸道的畅通。在胸腔积液对肺脏压迫后，应适当进行有效咳嗽、深呼吸等呼吸功能锻炼，以促进肺脏的复张，有利于疾病的康复。

二、阻塞性肺炎

阻塞性肺炎是在支气管腔堵塞或狭窄的基础上继发的肺部感染，临床表现为反复出现的咳嗽、咳痰、咯血、胸闷、气急等呼吸系统表现，以及畏寒发热等全身症状。在肺癌的发生及进展过程中，肺癌组织在向支气管腔内生长时往往会引起阻塞性症状，从而导致阻塞性肺炎的发生。在临床上部分肺癌的首发症状即表现为阻塞性肺炎，临床大部分回顾性研究表明，在阻塞性肺炎的病因，特别是中老年阻塞性肺炎的病因中，肺癌往往是首要的病因。因此阻塞性肺炎的发生不仅提示肺癌的可能，其本身也是肺癌的主要危险因素之一。

阻塞性肺炎作为肺癌的常见并发症，从肺癌的分型而论，其在中央型肺癌的患者当中更为常见。就病理类型而言，由于肺鳞癌和小细胞肺癌多发生在主支气管内，因此这两类肺癌患者尤其应当注意预防阻塞性肺炎的发生。此外通过对近十年文献研究报道的分析发现，阻塞性肺炎的发生在晚期肺腺癌患者当中的比例要远远高于中早期，因此其对于肺腺癌的预后判断亦具有重要意义，阻塞性肺炎的发生被认为是肺腺癌预后不佳的危险因素。临床上，肺癌引起的阻塞性肺炎会反复发作甚至迁延数月至数年，因为阻塞因素固定存在，即使抗感染治疗后呼吸系统症状好转或消失，仍会复发，并且对肺癌的治疗及康复产生消极的影响，所以肺癌患者反复发生的阻塞性肺炎应引起足够的重视。

第十五章　肿瘤患者的肺功能康复指导

目前临床上对于阻塞性肺炎的治疗，一方面在积极完善痰培养等相关检查的基础上，选用敏感抗生素控制感染，另一方面是积极针对肺癌这一基础病因进行治疗。只有解除呼吸道及支气管腔阻塞或狭窄症状，保证排痰的通畅，才能有效控制感染，其中在抗生素的选择上，临床针对中央型肺癌并发阻塞性肺炎的研究统计表明，革兰阴性菌是造成阻塞性肺炎的主要病原菌。故在没有明确痰培养及药敏试验结果时，首选亚胺培南、美罗培南及第三代头孢菌素抗感染治疗，必要时可联合氟喹诺类及抗真菌类药物治疗。而对于肺癌的控制，目前仍主要以化疗及放疗为主，尽管未控制的感染是化疗的相对禁忌证，但对于肺癌合并阻塞性肺炎的患者，临床评估能够耐受化疗治疗，可在抗感染的基础上进行化疗，通过对肺癌的治疗控制阻塞性肺炎。此外近年来支气管动脉灌注治疗、纤维支气管镜高频电刀治疗、^{125}I 粒子治疗等治疗方式在肺癌合并阻塞性肺炎的治疗中也显示出较好的临床疗效。

肺癌患者在日常生活中，需养成良好的生活习惯，适当锻炼增强机体的免疫力，避免感染的发生，同时通过有效的咳嗽、咳痰以及缩唇深呼吸，清除呼吸道分泌物，防治痰液积聚并阻塞呼吸道导致阻塞性肺炎的加重，并且可以适当地运用支气管扩张剂，缓解剧烈咳嗽时的呼吸道痉挛，改善呼吸道的通气情况，有利于阻塞性肺炎的康复。

三、呼吸道梗阻

肺癌合并呼吸道梗阻在晚期肺癌患者中较为常见，其主要是由于肺部肿块进行性增大阻塞呼吸道或对呼吸道产生压迫导致呼吸道闭塞，部分肺癌患者由于纵隔淋巴结肿大压迫呼吸道也可出现呼吸道梗阻，导致肺不张。因此患者临床常表现为渐进性的胸闷加重、呼吸困难，且临床用药后也较难缓解。对肺癌患者而言，中央型肺癌较易出现呼吸道梗阻，临床上尤其应当重视。定期复查如做胸部 CT 等相关检查对病情进行评估，有利于早期对呼吸道梗阻进行治疗和处理。

在临床上，呼吸道梗阻并非单纯造成呼吸道闭塞，同时也会诱发其他相关并发症，由于呼吸道闭塞，极易导致痰液等呼吸道分泌物较难排出，造成阻塞性肺炎的发生。同时肿瘤在呼吸道内生长，常会对呼吸道产生刺激，诱发刺激性干咳,合并肺部毛细血管的损伤,会出现咯血等临床表现。因此呼吸道梗阻既是肺癌进展所出现的一个并发症,也是导致疾病恶化的一个致病因素。

对于呼吸道梗阻的治疗,应当在对患者呼吸道梗阻程度进行评估的基础上采用不同的治疗方案,如出现主支气管梗阻、胸闷、气急较为明显的患者可在纤维支气管镜下进行局部肿块的切除或气管支架置入术,暂时解除呼吸道的梗阻症状,在患者胸闷、气急缓解后,根据患者的病情,选择放疗、化疗或分子靶向治疗等治疗方案对肺癌进行有效的控制,避免或延缓梗阻的再次发生。近年来,临床亦有应用经纤维支气管镜介入冷冻治疗呼吸道梗阻的研究报道,对中央型肺癌所致呼吸道梗阻具有较好的治疗效果。而对于小呼吸道的梗阻,则主要选择针对病因进行治疗,即有效对肺癌进行控制。同时临床上还可选用支气管扩张剂缓解呼吸道痉挛等,在一定程度上改善胸闷等临床症状。

呼吸道梗阻作为晚期肺癌常见的并发症,对其治疗目前依然主要集中在针对原发病灶的控制上,早发现、早治疗的治疗原则对其有着重要的临床指导意义。肺癌患者除定期进行相关检查复查病情外,在日常生活中还应当进行呼吸功能的锻炼,以及对胸闷、反复出现的肺部感染、咯血等保持高度的重视,及时就诊,避免延误病情。对呼吸道梗阻进行积极有效的治疗,能够让肺癌患者的生活质量得到更好的改善,有利于延长患者的生存期。

四、放射性肺炎

放射性肺炎是由于胸部恶性肿瘤如肺癌、乳腺癌、食管癌等经放疗后,肺组织受到损伤而引起的肺部炎症反应,也可发生于核辐射事故及骨髓移植预处理后。晚期可发展为放射性肺纤维化,严重者甚至危及生命。胸部恶性肿瘤放疗后放射性肺炎的发病率报道不一,为13%~37%,其中有症状的放射性肺炎的发病率为1%~10%。

放射性肺炎的形成是一个由多种因素共同存在、相互影响、综合调控的复杂过程,其发病机制尚未完全明了,由于研究角度的不同,目前存在多种学说。一般认为,当局部肺组织受到放射性损伤时,会产生大量急性

第十五章 肿瘤患者的肺功能康复指导

期炎性细胞，从而引发一系列信号反应。放疗后，肺泡Ⅱ型上皮细胞受到损伤，导致肺顺应性会下降，肺的换气功能也相应地下降而导致机体缺氧。同时血管内皮细胞的受损会导致血管通透性增加，炎性渗出增多，血管通透性增高还可致纤维蛋白原渗入细胞间质，激活纤维蛋白，并持续刺激成纤维细胞增生，导致血管堵塞和纤维化的形成。此外，肺部自由基增加、淋巴细胞性肺泡炎、遗传因素也与放射性肺炎密切相关。

放疗、临床因素及患者因素是放射性肺炎发生的主要影响因素。当肺部照射剂量<15Gy时，很少发生放射性肺炎；若照射剂量>60Gy，则多会发生不同程度的放射性肺炎；剂量相同时，受照射肺组织容积越大，发病率越高。当照射野体积<25%时较少发生放射性肺炎；单次大剂量照射导致放射性肺炎的发病率明显增加；放疗靶区以肺野为主的患者放射性肺炎发病率较高。胸部立体定向放疗后放射性肺炎发病率一般<10%，调强放疗后的放射性肺炎发病率通常<12%；放疗前或放疗期间做化疗，会促进放射性肺炎的发生；此外，老年人、合并其他疾病（如结缔组织病）、非吸烟者更易发生放射性肺炎。

急性放射性肺炎可在放疗开始后一个时期即在治疗过程中发生，但大多见于放疗结束后。临床表现为干性呛咳、长期低热，用抗菌药物治疗无效；严重者可有气促、呼吸困难及发绀，慢性纤维改变的症状多在放疗结束后的较长时期才出现，早期症状较轻微，如咳嗽、吐白色泡沫痰，但可逐渐加重，并可出现肺功能不全的症状，如气短、呼吸困难等。

诊断标准：①放疗史。②干性呛咳、进行性气急及肺部啰音具有特征性。③胸部X线检查可见肺部炎症或纤维化表现。多数于放疗后2~3个月出现症状。个别于停止放疗后半年才出现症状。急性期表现为在照射野出现片状或溶合成大片、致密的模糊阴影，其间隐约可见网状阴影，与支气管肺炎或肺水肿极为相似。慢性期表现为肺纤维化，呈网状、条索状或团块状收缩阴影，主要分布于肺门或纵隔两侧及其他放射野。由于肺纤维收缩，气管、心脏向患侧移位，同侧横膈抬高，正常肺组织产生代偿性肺气肿。发生肺动脉高压时，表现为肺动脉段突出或右心肥大。常有胸腔积液征。

胸部放疗后，应遵循医嘱定期复查，门诊随访。同时注意保暖，预防感冒，加强营养。如有高血压、糖尿病，注意监测血压、血糖，控制好血压、血糖水平。同时根据自身情况，可行适当康复训练。

很多肺癌患者和家属为了减少患者的呼吸道症状，会主动减少患者的日常活动。事实上，对于大部分肺癌患者来说，适度的康复训练是安全的，可以减少症状、增加活动耐量、改善生活质量，甚至可以减少肺癌术后的并发症。当然，运动的形式、剧烈程度、持续时间应该由患者和医生共同制订，根据患者的耐受情况不断调整。对肺癌人群来说，4分钟的常规锻炼就可能导致呼吸困难。因此，康复训练的强度不宜过大。目前比较推崇的是利用计步器计数保证一定的日常步行距离。肺癌患者的活动量应该量力而行，通常比健康人群的每日1万步要少，各项研究结果多推荐每日为4000~6000步。

如出现新发的咳嗽、咳痰、胸闷、气促、呼吸困难、低热等症状，或该症状较前有加剧，应及时就诊，行胸部CT或X线等检查。如经医生确诊为放射性肺炎，应根据严重程度，决定是否住院治疗。

糖皮质激素是目前治疗放射性肺炎常用且有效的药物，对于有症状的放射性肺炎应常规使用，特别是早期使用更为有效。它能改善肺实质细胞和微血管的损害程度、减轻肺组织渗出和水肿，进而有效地缓解症状。同时，还应积极应用抗生素以抗感染、适当吸氧及其他对症支持处理。通常使用泼尼松，开始时剂量较大（每日1毫克/千克体重），2周后随症状好转而缓慢减量；或每日予以甲泼尼龙（20~40毫克）的短程糖皮质激素治疗。重症患者每日可予以甲泼尼龙40~160毫克静脉滴注，症状缓解后逐渐减量改为口服。

五、药物性肺毒性

抗肿瘤药尤其是化疗药引起的肺毒性反应严重影响患者的生存质量，甚至危及生命。抗肿瘤药相关肺损伤可涉及呼吸道、胸膜、纵隔、肺血管，最常见的肺毒性是间质性肺疾病。

常见可致肺毒性的代表肿瘤药，以博来霉素、氨甲蝶呤、丝裂霉素、白消安（马利兰）、亚硝脲类（洛莫司汀）为首。①博来霉素：总剂量＞300毫克，70岁以上、慢性肺部疾病、胸部放疗、多药联合者，易致肺毒性；②氨甲蝶呤：连续用药（高频）易致肺毒性；③丝裂霉素（3%）：常在治疗6~12个月发现胸腔积液、毛细血管渗透肺水肿综合征，环磷酰胺、放疗、氧浓度高均可增加其毒性；④白消安（4%）：长期服药的慢

第十五章　肿瘤患者的肺功能康复指导

性粒细胞白血病患者，平均在4年发生肺纤维化；⑤卡莫司汀：总剂量>1500毫克/平方米，肺毒性发病率可达30%~50%，单剂900~1500毫克/平方米，分3次应用，可引起22%致死性肺毒性；⑥其他可能导致间质性肺疾病的肿瘤药，如阿糖胞苷、紫杉醇类、环磷酰胺、吉西他滨、伊立替康、奥沙利铂、长春碱、拓扑替康、多柔比星、依托泊苷，靶向药物如贝伐单抗、利妥昔单抗、曲妥珠单抗、厄洛替尼、吉非替尼等。

抗肿瘤药物治疗后出现间质性肺疾病，可在用药后几天至几周发生，延期发作为用药后几周至几个月，迟发的间质性肺疾病可在用药后几年出现。

因临床表现和影像学改变不具特异性，抗肿瘤药物相关性间质性肺疾病的诊断为排除性。需排除以下疾病，如各种细菌、病毒和真菌感染；潜在疾病进展如癌症肺转移；其他原因引起的间质性肺疾病如结缔组织病、职业暴露等；心源性肺水肿；非抗肿瘤药物引起的间质性肺疾病等。

临床表现有咳嗽、呼吸困难、发热。为弥漫性肺泡损伤、间质性肺炎、肺纤维化、超敏综合征、毛细血管渗漏综合征的表现。

处理抗肿瘤药物相关性间质性肺疾病最好方法是预防。抗肿瘤治疗前要进行肺部影像学、肺功能检查，注意间质性肺疾病风险因素。如果临床和影像学改变怀疑间质性肺疾病则应进行支气管镜检以排除感染。对已产生的肺损害尚无肯定有效的治疗方法，一旦发现肺毒性，首要措施是停药。严重时需使用糖皮质激素治疗，但应先排除感染。糖皮质激素增减用量应根据病情变化决定。支持治疗包括吸氧、平喘治疗，甚至需机械通气。

近年来分子靶向治疗药物使用日益广泛，趋向成熟，特别是表皮生长因子受体抑制剂，如吉非替尼、埃克替尼、厄洛替尼等。间质性肺疾病在表皮生长因子受体抑制剂治疗中很少见，但却是其极为严重的并发症，发生率为2%~3%，致死率接近0.3%。表现为新发作的或加重的呼吸困难、低氧血症、限制性通气障碍、弥散功能减低及无明显诱因下出现胸片新发渗出影，一旦肺纤维化形成，将出现不可逆性的肺功能减退，有肺部合并症的患者更容易出现。厄洛替尼引起间质性肺疾病发生率较低。间质性肺疾病多发生于使用吉非替尼治疗的4周内，其发生机制尚不明确。有研究认为，表皮生长因子受体抑制剂在抑制肿瘤组织表皮生长因子受体的同时，也抑制了气管上皮细胞的生长及其损伤的修复，使免疫炎症反应失控，导致发生间质性肺疾病。因此，在服用表皮生长因子受体抑制剂期间应定期进行胸部X线和CT检查，出现原因不明的咳嗽、气急等呼吸道症状时要考虑间质性肺疾病的可能，须立即停药并及时做进一步检查。一旦确诊为表皮生长因子受体抑制剂引起的间质性肺疾病，应立即停用表皮生长因子受体抑制剂并积极给予大剂量糖皮质激素治疗，以避免造成肺部的不可逆病变。

另外不得不提的是最近几年大热的免疫检查点抑制剂（纳武单抗、派姆单抗、阿特珠单抗、德瓦鲁单抗等），在抗肿瘤治疗中一度"封神"，但是，这些免疫检查点抑制剂的肺毒性同样不可忽视，现称为免疫性肺炎。对于免疫检查点抑制剂而言，使细胞毒T淋巴细胞迁移到肿瘤部位是取得疗效的重要步骤，因此，如何激活细胞毒T淋巴细胞浸润肿瘤是提高疗效的关键。以派姆单抗为例，派姆单抗可以使细胞毒T淋巴细胞迁移到肿瘤部位，同时C-反应蛋白升高，增加炎性反应，感染的概率也相应增加，出现发热、咳嗽、肺部啰音等征象，严重者可致死。所以在使用免疫检查点抑制剂时应注意观察患者的肺炎症状，如果仅仅为1级肺炎，即只在出现影像学上的变化时可以继续用药；当出现2级肺炎即出现新发症状，轻、中度，应该暂停使用免疫检查点抑制剂，并每天按千克体重注射1~2毫克的糖皮质激素（如强的松）治疗，在症状好转后逐渐减少糖皮质激素用量，可以恢复用药；当出现3级或4级肺炎即新发严重症状，伴有新发或加重的缺氧，危及生命时，需要永久停用免疫检查点抑制剂，并及时使用糖皮质激素治疗，剂量同前。由此可见，"神药"也并非"无毒、万能"。越来越多的证据表明免疫检查点抑制剂应该在患者一般情况比较好，肿瘤负荷比较小的时候尽早使用。在使用之前，应完善血常规、肝肾功能、电解质、甲状腺功能、凝血、心电图、腹部B超、胸部X线等检查。病情进入终末期、卧床不起的患者；有急性细菌感染，尚未控制的患者；做过肝移植、肾移植的患者；有系统性红斑狼疮、白塞病、干燥综合征、血管炎等自身免疫疾病，尚未控制的患者；携带MDM_2扩增、表皮生长因子受体突变、JAK突变等患者均不适合使用免疫检查点抑制剂。

患者使用抗肿瘤药物后，应向医生了解相关不良反应，并定期门诊随访。居家期比较长的时候患者需注意自身症状变化，并及时告知医生。

第十五章　肿瘤患者的肺功能康复指导

小问答

1. 发生放射性肺炎怎么办？

（1）及时就诊，并配合医生完善相关检查，积极治疗。

（2）对放疗后出现放射性肺炎的并发症要有足够的认识，不盲目治疗。

（3）若按时服用相关治疗药物，定期复查。

（4）对病情的发展情况及时向医生反映，切忌放松警惕导致疾病进展。

（5）加强营养，注意休息，保证良好的生活习惯，加强机体免疫力，避免二次感染。

2. 胸腔穿刺置管引流胸腔积液有哪些注意事项？

（1）克服胸腔穿刺恐惧感，及时配合医生治疗。

（2）注意每日胸腔积液引流量、胸腔积液颜色以及引流是否通畅等情况。

（3）若引流过程中出现胸闷加剧、疼痛、咳嗽明显等病情变化时，应及时向医生反映。

（4）多卧床休息，保持正确引流体位，避免过度活动，造成引流管脱落。

（5）若发生引流管脱落，需及时就诊或向医生反映，切忌私自处理，以免造成感染等使病情恶化。

（吕章春　张　峰　张鹏海）

第十六章 肿瘤患者的心血管功能康复指导

第一节 心脏功能康复

随着肿瘤综合治疗手段的进步,部分肿瘤可以治愈,部分肿瘤患者可长期存活。对于这些患者来说,心脏毒性的危害可能要比肿瘤复发更大。降低抗肿瘤过程中的心血管风险和减少肿瘤生存患者的心脏毒性以达到最终改善患者预后的目的,是医护人员追求的目标。针对抗肿瘤药物治疗和放疗期间对心脏损害进行监测,包括高血压、QT 间期延长、心肌梗死或缺血、心力衰竭及心律失常等,进行早期筛查、预防及优化治疗方案,以减少心血管不良事件的发生。

一、化疗药物对心脏的损伤

蒽环类药物在所有化疗药物中"伤"心指数应该是"首屈一指"。目前临床常用的蒽环类药物包括多柔比星、表柔比星、吡柔比星及多柔比星脂质体等,其心脏毒性依次逐渐下降。蒽环类药物的心脏毒性临床表现差异很大,包括无症状性心电图改变、轻度血压降低、心律失常、心肌炎、心包炎、急性心肌梗死、心力衰竭和慢性心脏病等。急性心脏毒性发生率为 1%,多在患者用药后立刻发生,表现为可逆性心脏收缩力一过性下降。亚急性心脏毒性发生率为 1.6%~2.1%,多在治疗周期中或治疗结束后 1 年内发生。慢性心脏毒性发生率为 1.6%~5%,一般在治疗结束 1 年后发生。蒽环导致的心脏毒性与累积剂量密切相关,严重者可引起左心室射血分数(LVEF)下降,QT 间期延长。蒽环类药物所致心肌损伤多为不可逆的,剂量累积性毒性。当阿霉素的累积剂量达到 550 毫克/平方米、表阿霉素达到 1000 毫克 / 平方米时，充血性心力衰竭发生率为 5% 左右，病死率高达 48%。本类药物具有终身剂量，国际上一般认为多柔比星其终身剂量为 400 毫克 / 平方米；表柔比星终身剂量为 900~1000 毫克 / 平方米。我国也没有相关毒性的研究，目前我们采用的标准与国际上相同。

紫杉类药物也存在一定程度的心脏毒性，常用的紫杉醇和多西他赛的心脏毒性主要表现为心脏节律改变，以传导障碍为主（多表现为心动过缓），还可出现不同程度的房室传导阻滞。尤其在既往已经患有缺血性心脏病的患者，这种药物的毒副反应表现得尤为突出。国内研究报道紫杉醇引起的心律失常发生率为 2.7%，主要表现为无症状性心动过缓，多数发生于用药期间，认为发生心律失常可能是紫杉醇影响心脏的自主节律与心脏传导有关，心电图异常低于 5%。以上研究表明紫杉类药物本身的心脏毒性并不是十分严重。

氟尿嘧啶（5-Fu）类药物也存在心脏毒性，主要表现为心肌缺血综合征，以胸痛伴有心电图改变为特征，而心功能衰竭和心源性休克很少发生。其缺血的发生机制认为与 5-Fu 的致血管痉挛作用有关，此作用是可逆的，常在停药后和应用抗缺血药物后缓解。5-Fu 类口服药物卡培他滨的毒副作用类似 5-Fu，同样可引起心肌缺血甚至致死性心肌梗死。部分研究也发现有发生心房颤动、心肌炎，甚至心室颤动等情况，心肌缺血可能是由于冠状动脉痉挛和血栓形成所致。发生率报道差别较大，临床有个案报道 5-Fu 类药物导致心肌缺血或心肌梗死最终导致死亡的病例。

二、靶向药物对心脏的损伤

肿瘤分子靶向治疗是当前肿瘤治疗的热点，与传统的细胞毒药物相比，靶向药物有更好的选择性，能减少对正常组织的损伤。但是人体的正常组织与肿瘤组织之间没有绝对界限，当靶向药物通过信号转导直接作用于肿瘤组织时，正常组织如心脏也会受到损伤。针对人体表皮生长因子受体 -2（HER-2）的单克隆分子靶向药物曲妥珠单抗的出现，则把 HER-2 阳性早期乳腺癌的复发风险降低了 50% 左右，也极大提高了晚期 HER-2 阳性乳腺癌的疗效。但值得注意的是，心脏毒性是曲妥珠单抗的主要不良反应，主要表现为心功能损害、左心室射血分数（LEVF）下降和充血性心力衰竭（CHF）。总体来说曲妥珠单抗心脏毒性大多比较轻微，多数为无症状性 LVEF 下降，总发生率为 4.2%～13.1%。有症状的曲妥珠单抗心脏毒性临床表现为胸闷、气促、呼吸困难（端坐呼吸、夜间突发性呼吸困难）、疲惫、肺水肿、心脏扩大等，符合临床上心脏功能不全的表现。绝大部分患者心功能受损是一过性的，经对症治疗或停用曲妥珠单抗后多可恢复，真正由曲妥珠单抗引起的心脏毒性而死亡的患者少于 1%。此外，亦有报道曲妥珠单抗可引起慢性心肌病。曲妥珠单抗的心脏毒性发生率与使用过蒽环类药物，接受过胸壁放疗和既往有心功能异常是发生曲妥珠单抗心脏毒性的危险因素，曲妥珠单抗的心脏毒性似乎与剂量无关。研究表明，单独使用曲妥珠单抗的患者中，有 1%～7% 发生心功能不全，曲妥珠单抗与紫杉类药物联用所致的心功能不全的发生率增加到 4%～13%，与阿霉素和环磷酰胺联用所致的心功能不全的发生率高达 19%～27%。

三、免疫检查点抑制剂对心脏的损伤

免疫检查点抑制剂的成功研发，改变了抗肿瘤治疗的格局。抗 CTLA-4 单抗和抗 PD-1/PD-L1 单抗这两种免疫检查点抑制剂的使用，特别是联合使用，对于恶性黑色素瘤、肺癌等几种类型的肿瘤均显示出较好的临床效果。目前有效率虽仅为 20%～40%，但重要的一点是，对于少数疗效较好的晚期肿瘤患者达到了治愈，这在晚期肿瘤的治疗中是鼓舞人心的。免疫检查点抑制剂伴随的副作用会引发一系列问题，近期文献报道在接受了抗 CTLA-4 单抗或抗 PD-1 单抗，以及两者联合治疗的恶性黑色素瘤患者中，出现心脏不良反应，表现为心律失常、左心室收缩功能障碍、心绞痛、心脏停搏等，其中多数患者经糖皮质激素治疗好转，但也出现了心肌炎导致死亡的病例，总体来说，免疫检查点抑制剂相关心脏不良反应发生率很低，其发生机制尚未完全清楚，这种副作用的产生与一种意外的免疫应答有关。目前研究发现 PD-1/PD-L1 通路对心脏组织炎症及细胞损害是一种保护因素，而抗 PD-1 单抗可能抗心肌细胞表面特异表达的肌钙蛋白 cTnI，而引起扩张性心肌病，导致心肌收缩功能障碍。

四、心脏损伤的监测和预防策略

长期监测和早期发现是减少心脏不良事件发生的关键。临床常用的抗肿瘤药物众多，致心脏毒性的发生机制各不相同，尚无可靠的检查方法用于判定心脏毒性，将多种影像学方法与心肌标志物结合进行监测是目前最为可靠的手段。心肌标志物包括心肌酶谱、肌钙蛋白和肌红蛋白、N 端 B 型脑钠肽（NT-proBNP）。心电图（ECG）、超声心动图、放射性核素心血池显像、心脏多层 CT/MRI/PET-CT，甚至心内膜下心肌活检对心脏损伤的诊断有较好的指导意义。

目前针对有关心脏毒性的预防的研究主要集中在蒽环类药物，处理原则限制心脏毒性药物的累积剂量（控制在 300 毫克/平方米以内）；优化药物的给药方式（可分次给药，延长给药时间，从静脉推注改为 24~48 小时甚至 96 小时连续静脉滴注）。调整蒽环类药物的种类（如阿霉素脂质体）；必要时给予预防用药，首选右丙亚胺心脏保护剂。2013 年《中国蒽环类药物防治指南》建议，为了有效预防蒽环类药物导致的心脏毒性，应在第 1 次使用蒽环类药物前联合使用右丙亚胺。而靶向药物曲妥珠单抗造成心脏毒性程度较轻，多为可逆，故重在监测，按照停药原则，及时停药，防止心脏毒性进一步加重，预防性用药尚无较多证据。

第二节 肿瘤相关静脉血栓栓塞症的预防与康复

一、概述

静脉血栓栓塞症（VTE）包括深静脉血栓形成和肺栓塞在内的血栓栓塞性疾病。VTE 在肿瘤患者中发病率为 4%~20%，是恶性肿瘤患者的重要并发症之一，也是肿瘤患者除了复发转移之外的第二大死因。深静脉血栓部位好发于下肢深静脉。肺血栓栓塞症指来自静脉系统或右心的血栓阻塞肺动脉或其分支所导致的疾病，临床多以肺循环和呼吸功能障碍为主要特征，而腘静脉以上部位的近端深静脉血栓是肺栓塞栓子的重要来源。若恶性肿瘤患者合并 VTE，即使肿瘤分期较早，预后仍很差。如何早期诊断、治疗和预防恶性肿瘤相关的 VTE 是患者自身和临床医生值得关注的问题。

为什么肿瘤患者容易发生 VTE？正常情况下，人体中的凝血与抗凝血系统保持着动态的平衡，而肿瘤通过多种途径使机体凝血系统功能紊乱，使机体处于"高凝状态"。恶性肿瘤患者的高凝状态，本身就是 VTE 发生的主要病理基础和重要高危因素。研究表明，肿瘤患者发生 VTE 的风险较非肿瘤患者至少增加 4~7 倍。而积极的抗肿瘤治疗如手术治疗和化疗药物均可导致血管内皮细胞损伤、黏附分子增多，使 VTE 发生风险明显升高。另外，某些抗血管生成抑制剂（如贝伐单抗、沙利度胺、来那度胺、恩度）、内分泌药物（三苯氧胺、芳香化酶抑制剂等）以及纠正贫血使用促红细胞生成素等药物，亦可使 VTE 发病率升高。除此之外，肿瘤或淋巴结压迫血管（如上腔静脉综合征）、肿瘤类型和分期、长期卧床、深静脉置管、自身年龄和体质等因素也可以促使血栓形成。

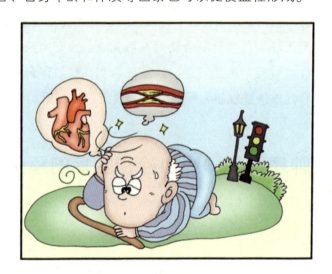

二、肿瘤相关静脉血栓栓塞症的诊断、治疗和预防

1. 肿瘤相关 VTE 发生风险评估

肿瘤相关 VTE 发生风险因素很多，总体归纳起来可分为三类：患者自身相关危险因素、肿瘤相关危险因素和治疗相关因素。

患者自身相关危险因素包括患者的年龄、种族、体力状况、肥胖情况、血栓史和存在其他基础疾病等，其中大于 65 岁、既往有 VET 病史、长期卧床均是患者自身相关 VTE 的重要危险因素。

罹患恶性肿瘤是发生 VTE 最重要的危险因素。研究表明有

第十六章 肿瘤患者的心血管功能康复指导

16%~40%的 VTE 患者其发病与罹患恶性肿瘤相关,其中胰腺癌和胃癌患者发生 VTE 概率更高,转移的晚期肿瘤较局部浸润肿瘤发生 VTE 的概率更高。此外,若肿瘤或淋巴结压迫血管,导致血流淤滞、黏度增加,血流速度减慢,从而引起血栓的发生。

抗肿瘤治疗可能会增加肿瘤患者发生 VTE 的风险。手术、放疗、化疗、介入治疗、靶向药物、抗血管生成抑制剂、内分泌药物等均可造成对内皮细胞的损伤,进而增加 VTE 的发生风险。肿瘤治疗过程使用促红细胞生成素进行治疗和进行输血治疗等均会增加肿瘤患者 VTE 的发病率。此外,进行中心静脉置管也会引起内皮细胞损伤,增加 VTE 的发生风险。

临床医生根据风险因素评分和生物标志物检测在内的风险评估模型,预测和识别出最需要预防 VTE 的患者,来进行 VTE 的预防,进而减少 VTE 发生。

2. 肿瘤相关 VTE 的诊断

肿瘤相关 VTE 缺乏临床特异性表现,容易造成误诊、漏诊。患者若存在上述高危因素,又出现如肢体不对称性肿胀,大腿或腓肠肌部位不适,原因不明的持续性小腿抽筋,面部、颈部或锁骨上区肿胀,肢体局部皮肤温度升高,静脉走行部位压痛等临床表现时,应高度警惕深静脉血栓;若出现突发原因不明的呼吸困难或低氧血症、晕厥、低血压或休克、心脏骤停或胸痛、咯血,或严重程度无法用基础疾病解释,应高度警惕肺栓塞。此时患者应及时到医院就诊,医生结合临床表现、X 线胸片血常规、凝血功能及血浆 +D- 二聚体检验、超声检查、肺动脉 CT 血管造影(CTA)、磁共振静脉造影等方法进一步诊断。

3. 肿瘤相关 VTE 的治疗

若已诊断为肿瘤相关 VTE,应尽快、合理给予抗凝药物治疗。目前推荐用于治疗 VTE 急性期的抗凝药物主要包括低分子肝素、普通肝素和磺达肝癸钠,用于长期治疗的抗凝药物为低分子肝素和华法林。对于明确无抗凝禁忌证的肿瘤患者,一旦确诊 VTE,应立即开始治疗(疗程 5~7 天),可以使用低分子肝素、普通肝素(静脉给药)或磺达肝癸钠。因低分子肝素长期治疗效果更佳,用药相对安全,大多数研究表明不增加出血风险,因此急性期治疗采用低分子肝素更加可取。另外,《肿瘤相关静脉血栓栓塞症的预防与治疗中国专家指南（2015版）》推荐低分子肝素单药治疗（不联合华法林）用于近端深静脉血栓或肺栓塞的长期治疗及无抗凝禁忌证的晚期或转移性肿瘤患者的复发性VTE的预防性治疗。

如果部分患者需要更换为华法林作为长期用药，那么应该有一个至少5~7天的过渡期，在此期间，需要联合使用低分子肝素与华法林。每周2次检测国际标准化比值（INR），直至INR≥2，可停止使用低分子肝素，仅服用华法林。

抗凝药物停药指征：肿瘤患者合并深静脉血栓者应接受3个月以上的低分子肝素或华法林治疗，导管相关性血栓通常给予3个月的抗凝治疗。而合并肺栓塞的患者应接受6个月以上的治疗。对于活动性肿瘤或持续高危的患者，也应考虑无限期抗凝治疗。

4. 肿瘤相关VTE预防管理策略

（1）机械性预防：对于住院的肿瘤患者，可采用静脉加压装置进行机械性预防。但前提是排除机械性预防禁忌证，比如外周动脉疾病、开放性伤口、充血性心力衰竭、急性浅表静脉或下肢深静脉血栓形成等情况。分级加压弹力袜作为一种机械性预防方法，可与静脉加压装置联合使用。

（2）药物预防

1）临床医生参考Khorana评分和Caprini评分系统对肿瘤患者进行VTE风险评估，并根据患者就诊类型分为住院患者、围手术期患者及门诊患者等不同人群，提出合理的预防抗凝治疗指导意见。

2）住院肿瘤患者：对VTE高危患者或者活动量较少的、无进行抗凝治疗禁忌证的住院患者，应将抗凝治疗贯穿在其整个住院期间。

3）围手术期肿瘤患者：预防性抗凝治疗对恶性肿瘤手术患者有益已经获得广泛共识，目前研究的重点在于手术抗凝治疗的持续时间。目前建议对高危恶性肿瘤手术患者术后进行4周的预防性抗凝药物治疗。

4）门诊化疗肿瘤患者：对于接受高凝风险化疗方案的门诊肿瘤患者，应考虑对其进行VTE的预防性治疗。

目前推荐的预防性抗凝药物可选择低分子肝素或华法林（调整至INR 2~3），有关比较不同抗凝治疗方案对肿瘤患者VTE预防作用的研究并没有明确哪个方案的疗效更加卓越。但对于高危患者更多建议使用低分子肝素预防，不仅可降低 VTE 的发生，亦有研究发现除抗凝作用外，低分子肝素可能具有调节肿瘤生长、增殖、浸润、转移和血管生成等抗癌作用。因此有人推测抗凝治疗可以改善恶性肿瘤患者的生存率，长疗程抗凝的治疗可能使肿瘤患者获益，但证据尚不充分。

5. 新型口服抗凝剂的研究

目前常规的抗凝剂治疗肿瘤相关的 VET 仍有缺点。低分子肝素具有需要持续的皮下注射，出血风险增加（尤其对于溃疡的胃肠道肿瘤）等缺点。华法林虽为口服制剂，但药效容易受食物和药物等影响，需要定期监测 INR，增加患者医院就诊次数和频繁抽血检测，给患者带来很大不便。新型的口服抗凝药物，包括凝血酶抑制剂（如达比加群）和因子 Xa 抑制剂（如利伐沙班、阿哌沙班、依度沙班）等，具有口服给药简单、方便，很少受到食物和其他药物影响的优点，可以给予固定的药物剂量，无须根据 INR 调整剂量等优势。这些新型的口服抗凝药物的疗效不差于低分子肝素和华法林，可能有相似或更高的安全性。目前，利伐沙班是唯一被欧盟药监局批准用于治疗肿瘤相关 VTE 的药物。新型口服抗凝剂治疗肿瘤相关 VTE 的疗效和安全性仍需要进一步探索。

第三节　使用 PICC 和 PORT 患者的居家护理

随着肿瘤分子生物学和遗传学研究的不断深入，肿瘤转化性研究的兴起，有效的抗肿瘤新药不断进入临床，提高了抗肿瘤治疗的效果，提高了肿瘤患者的生存率。肿瘤内科治疗周期较长，化疗需半年左右的时间，而乳腺癌术后靶向治疗需要持续 1~2 年。大家都知道，抗肿瘤药物多数是需要从静脉输液中给药的，因此静脉输液工具的选择和维护显得非常重要。对于需要长期静脉输注抗肿瘤药物治疗的患者，为了保护静脉，减少输液过程中化疗药物渗出血管外造成局部皮肤的损伤甚至溃烂，目前临床采用从外周静脉置入中心静脉导管（PICC）和完全植入式静脉输液港（PORT）

作为维持长期治疗的静脉通路装置。对于这些新工具的应用,患者需要对血管的功能和使用中可能出现的一些问题有所了解,这样可以更好地遵从医护人员的教育,做好对导管的自我护理工作。

一、了解人体血管的一些知识

人体的血管分为动脉和静脉,动脉是从左心室起始的主动脉及其各级分支,在行径中不断分支变细,小动脉最后移行为毛细血管。动脉血从左心室流到全身的毛细血管,在此与组织液进行物质交换,供给组织细胞氧和营养物质。动脉管壁较厚,平滑肌较发达,弹力纤维较多,管腔断面呈圆形,具有舒缩性和一定的弹性,可随心脏的收缩、血压的高低而明显地搏动,我们平时能摸到的搏动的血管就是动脉。心脏功能正常者动脉搏动和心脏跳动的节律是一致的。血液在毛细血管代谢后产生二氧化碳和代谢产物,动脉血变为静脉血,再经各小静脉、中静脉最后经过上、下腔静脉及冠状窦流回右心房,然后经过肺循环回左心房,再到左心室,循环往复,所以叫血液循环。静脉管壁薄,平滑肌和弹力纤维均较少,缺乏收缩性和弹性,管腔断面较扁,平时我们看到的体表一根根"青筋"就是静脉。我们平时"打吊针"就是将药物从这些静脉输入体内,经血液循环后发挥作用的。

二、了解什么是化疗

化疗是化学药物治疗的简称,是利用化学药物阻止癌细胞的增殖、浸润、转移,直至最终杀灭癌细胞的一种治疗方法。它是一种全身性治疗手段,与手术、放疗一起,并称为癌症的三大治疗手段。治疗肿瘤的化疗药物可杀灭肿瘤细胞,又称为细胞毒药物。化疗药物有近百种,一些药物来源于自然植物,另一些药物是人工合成的,为了提高药物治疗的效果,临床上常以不同的强度联合用药,也就是说一次化疗会使用两种或两种以上的药物。当然也有一些化疗药物是以片剂或者胶囊剂的方式服用,另一些是经肌内注射或皮下注射的,还有脊髓腔内注入(鞘内注射)、胸腔、腹腔注入,但最常用的还是静脉用药,静脉注射可在数分钟内完成,也可放在大容积的液体内滴注数小时。

三、化疗药物对血管有哪些损害

所有静脉输注的化疗药物都会对血管造成一定的损害，联合用药较单项用药损伤更重。化疗药物浓度高，刺激性强，其 pH 值和渗透压与血液的正常值相差较大，会对血管产生不同程度的刺激。化疗药物刺激使血管壁变薄，弹性下降，脆性增加，静脉萎缩变细。渗透压低时组织间液被吸入血管，使血管内压力升高，内膜受损，引起化学性静脉炎。化疗药物在杀伤肿瘤细胞的同时对正常组织细胞具有一定损伤，如丝裂霉素易损伤血管内皮细胞，阿霉素外渗后引起局部严重的细胞炎症，若不及时处理会造成局部溃烂。还有少数化疗药物存在难溶性或未溶物，这些物质注入血管，被血管内的吞噬细胞吞噬后，释放 5- 羟色胺等致炎物质，造成血管通透性增加，组织液炎性渗出，局部会出现红、肿、热、痛等炎症反应。

四、静脉化疗时选择哪些静脉较好

化疗药物可根据外渗化疗药物对皮肤的损伤程度分为三类：发疱性化疗药物、刺激性化疗药物和非刺激性化疗药物。发疱性化疗药物包括长春碱类（诺维本、长春新碱等）、蒽环类抗肿瘤抗生素（阿霉素、表阿霉素等）及丝裂霉素，这些药物要避免从外周浅静脉输入，建议选用中心静脉通路。其他两类可根据化疗的疗程及患者自身情况选择最佳的静脉通路。临床常用的静脉通路有外周浅静脉、PICC、PORT 及颈内或腹股沟深静脉置管（CVC），后面三种通路我们统称中心静脉通路。CVC 一般只能单次住院使用，不适用于长期使用，超过 1 周以上用药或需要多个疗程化疗的患者建议使用 PICC 或 PORT，可以一针穿刺满足整个治疗计划。经外周浅静脉行化疗的患者要尽量避免联合用药，以减轻静脉损伤的程度。外周浅静脉留置针可以避免短期内反复穿刺，能够有效减少因药物渗出导致的疼痛、局部肿胀、组织坏死等情况，适合于自身血管条件较好且化疗疗程短非发疱性药物治疗的患者，但是外周浅静脉的应用不能保证化疗药物迅速稀释，对血管的损害是依然存在的。外周浅静脉穿刺时应尽量选择双上臂粗直弹性好的静脉，避免选择关节处静脉，以免活动不慎引起药物外渗后造成关节功能障碍。化疗药物输注避免使用钢针（头皮针）。

五、了解 PICC 患者居家护理要求

PICC 是一根细细的、柔软的导管，从外周静脉（手臂静脉）置入的头端到达上腔静脉中下段（接近心脏的大血管），是可以长期使用的静脉导管，能满足肿瘤患者多次输入强刺激性的化疗药物及高浓度营养物质，可以减少患者反复静脉穿刺，有效保护外周血管。它可以在体内留置1年，甚至1年以上，但需严格无菌操作和有效维护导管。在导管的长期留置中，若不及时发现一些并发症和做好相关导管维护，则会产生严重的后果，如血栓、过敏、感染等。那么，在日常生活中如何做好 PICC 维护和观察呢？

1. 置管后管理

置管后的规范维护是保证导管按计划安全使用的最重要的保证，患者要遵守医院护士的宣教要求，做好功能锻炼并按规定时间去专业医院进行维护，这样可以预防和及早发现并发症。

（1）置管当天，置管侧手臂尽量不要做弯曲、伸直等活动，抬高带管侧手臂。为适应导管的存在，促进静脉回流可做转腕、指尖弹钢琴等活动，不要做过度的力量训练，以免造成穿刺点出血。穿刺当天穿刺点有少量渗血是正常现象。

（2）置管后 24~28 小时，必须进行导管维护——在无菌操作下更换 PICC 贴膜，护士会观察局部情况，同时清除局部的少量渗血、渗液，减少感染的风险。在护士操作时，注意配合将头转向对侧，避免对着护士在消毒的区域说话、呼吸。

（3）置管后的前3天，为预防因导管对血管内膜摩擦而引起的机械性静脉炎，可以用红外线灯对置管部位上方进行照射或用热水袋适当热敷，每次热敷 15~30 分钟，温度 60℃，热敷时注意避免烫伤。

（4）输液治疗结束时必须用大于 10 毫升的注射器抽取生理盐水或稀肝素液冲封管。如果是紫色的耐高压导管，冲管频率为每 12 小时一次，注意提醒护士按规范执行。治疗间歇期，每 7 天要到医院对导管行冲封管、换贴膜、换输液接头等维护。注意保持穿刺部位的清洁干燥，不要擅自撕下贴膜。贴膜若有卷曲、松动、汗液、潮湿要及时到医院更换。

（5）从置入导管后第1天起置管侧手可以捏握力球，建议每天 500

第十六章　肿瘤患者的心血管功能康复指导

次以上，可以在每天不同的时间分 5~6 次完成。起床时不要用穿刺侧手臂用力撑床。导管植入后注意适当增加饮水量，每天保持饮水 2000~3000 毫升。

（6）日常生活中可以淋浴，淋浴前以穿刺点为中心用干毛巾包裹再用保鲜膜在毛巾外缠绕 2~3 圈，然后在上下边缘用胶布贴紧，尽量将手臂举到旁边，避免水进入到穿刺部位。淋浴后去掉保鲜膜后检查贴膜下有无浸水，若有浸水及时去医院更换贴膜。注意绝对不能用任何利器如剪刀去剪保鲜膜。不可以洗盆浴和游泳。市场上已有专门的防水袖套供应。

（7）在导管留置期间，可以从事一般性日常生活、学习和体育锻炼。避免使用拖把来回拖地、洗刷衣服等肩关节大幅度的甩手活动；避免举哑铃、做引体向上、俯卧撑等锻炼活动；坐公交车时不能拉头顶上的拉环；避免穿刺侧手臂抱孩子；避免弯腰捡地上的东西，要蹲下去捡；避免置管侧手臂提超过 5 千克的物品；避免做一些过度拉伸肩关节的活动。活动不当会造成导管头端移动到颈内静脉或其他静脉中，也有可能造成导管断裂，使导管不能按计划长期使用；避免碰触 PICC 导管体外部分，以免损伤导管或将导管拉出体外。

（8）需做造影检查时，请提醒护士不能通过该导管高压静脉注射造影剂（除非是紫色的耐高压导管）；需做护理操作时，提醒护士不要在置管侧手臂测量血压及使用止血带。

（9）置管后若不能回置管医院维护导管，可在当地找正规医院专业护士进行维护治疗。一般县级以上医院都设有专门的护理服务项目。

（10）记得随身携带 PICC 维护记录本，便于护士维护后记录。

2. 置管后观察

置管后要学会自我观察，每天至少观察 2~3 次，如果出现下列任何一项都应立即到医院处理。

（1）导管穿刺点有渗液、渗血。

（2）穿刺部位出现皮疹和皮肤瘙痒。

（3）有红肿、疼痛、静脉呈条索状发硬和局部皮肤温度增高，穿刺点有脓性液体流出，甚至有全身发热体温升高 >38℃的情况。

（4）沿着静脉走向部位出现疼痛和肿胀，有可能出现血栓症状，血栓的发病率为2%~5%。

（5）导管存在内外滑动自由进出穿刺点的情况。

（6）导管内有回血。

（7）置管侧手臂麻木、疼痛、手臂肿胀、臂围增粗超过原臂围2厘米。

（8）有不明原因的呼吸困难和心跳加快。

六、了解PORT患者居家护理要求

PORT是一种植入皮下可长期留置在体内的静脉输液装置，由一个供穿刺的注射座和一根静脉导管系统组成，借助于专用的隔膜和导管，可建立长期稳定的静脉通路，可用于输注各种药物，包括抗肿瘤药物、营养支持治疗、输血以及血样采集等，越来越多地应用于肿瘤化疗患者。应用输液港技术作为静脉通路的患者在日常生活中为妥善维护输液港，必须严格遵守护士的教育，做好居家期间的安全管理。

1. 植入输液港后管理

输液港植入后患者要遵守医院护士的教育，按相应的指导进行功能锻炼，按规定时间去有服务能力的医院进行维护，做好预防并及早发现并发症。

（1）输液港一般都埋植在胸壁皮下组织丰富的地方，植入后皮肤上会有3~4厘米的伤口，一般情况下7~10天可以拆除皮肤缝线，化疗期间建议10~14天拆线，防止伤口愈合慢拆线后发生裂开。

（2）在日常生活中要注意保护输液港植入处皮肤，避免搔抓造成皮肤损害而出现皮肤破溃，避免重力撞击输液港部位造成港体移位或者损坏。伤口拆线以后可以正常洗澡，轻轻擦洗输液港植入处皮肤，去除污垢，保持输液港植入处皮肤清洁干燥。

（3）治疗间歇期应每4周到医院冲管一次以保持导管的通畅，冲管时必须使用专用的一次性无损伤蝶翼针，避免造成港体穿刺座损伤。冲管必须使用10毫升以上的注射器，冲管后用稀肝素封管，减少堵管的发生率。导管植入后注意适当增加饮水量，每天保持饮水2000~3000毫升。

（4）植入输液港后不影响一般日常工作、家务劳动，睡觉时采用对侧卧位，尽量避免输液港植入侧卧位。

（5）避免打羽毛球、练瑜伽等肩关节拉伸幅度大和过度扩胸的运动；

第十六章　肿瘤患者的心血管功能康复指导

避免举哑铃、做引体向上和俯卧撑等持重锻炼。可以打太极拳、散步及快走等。

（6）严禁从输液港高压注射造影剂，如做 CT、MRI、造影检查，以免造成导管破裂，除非植入的为耐高压输液港。

（7）记得随身携带输液港维护记录本，便于护士维护后记录。

2. 植入输液港的并发症

输液港植入后治疗间歇期患者一般都在家休养，患者要了解可能出现的相关并发症，注意是否会出现与输液港相关的不适症状。如果出现下列任何一条症状都应立即到具有专业服务能力的医院去处理。

（1）局部皮下血肿：常见于术后 24 小时内，医生处理时可给予加压包扎或针管抽吸。

（2）感染：输液港周围皮肤有红肿、灼热感及疼痛等炎症反应，不明原因的体温高于 38.5℃，输液港植入后感染发生率为 4.8%~8.8%，一旦感染，可能会出现比较严重的后果，要取出输液港。

（3）导管堵塞：引起导管堵塞的原因有机械性堵塞、血栓性堵塞和药物沉淀，导管堵塞时护士在使用导管时就会抽不出回血，需要护士用尿激酶进行溶栓通管。

（4）血栓形成：出现肩、颈部及同侧上肢水肿或疼痛，肢体远端末梢血运差、皮肤温度改变、皮肤颜色发暗等症状，考虑血栓形成。血栓形成后需要给予抗血栓药物治疗。

（5）注射座周围皮肤肿胀：一般是由于穿刺针刺入深度不够，也可能是导管与注射座连接处滑脱，液体渗入皮下组织内所致。若发现局部肿胀疼痛，应立即报告护士，便于做相应的处理。

（6）导管夹闭综合征：是输液港植入后的严重并发症之一，即导管经锁骨下静脉穿刺置管时进入第 1 肋和锁骨之间狭小间隙，受第 1 肋和锁骨挤压导致狭窄或夹闭而影响输液。输液过程中因体位改变而发生液体滴速减慢或不滴，平卧手臂外展时滴速又正常时，考虑夹闭综合征的发生。严重的夹闭综合征可致导管破损或断裂，虽然发生率较低（约为 8‰），但一旦发生断管，游离导管进入心脏和肺动脉，会引起肺动脉栓塞而导致严重后果。一旦发生断管需立即手术取出导管及注射座。

（7）注射座翻转：植入注射座的囊袋太大，或者患者出现明显消瘦与植入时体重相差很大，皮肤及皮下组织松弛后可能出现，注射座翻转会导致输液时穿刺和固定困难，发现时医生、护士会做相应的处理。

小问答

1. 哪些化疗药物在使用过程中需要格外重视心脏毒性的发生？

蒽环类、紫杉类、氟尿嘧啶等在治疗期间或治疗后短时间内需要格外重视心脏毒性。这些药物更广泛地使用在乳腺癌、软组织肉瘤、胃癌、妇科肿瘤等患者中。治疗过程需要监测心电图、超声心动图、心肌酶谱、肌钙蛋白和肌红蛋白以及脑钠肽等指标。

2. 靶向药物和免疫治疗的心脏毒性有何特点？

以曲妥珠单抗为代表的靶向药物的心脏毒性绝大多数是可防可治的，在赫赛汀使用过程中需要监测左室射血分数，必要时及时停药，停药以及对症处理后，心脏损伤多可恢复。以免疫检查点抑制剂为代表的免疫治疗药物的心脏毒性，总体发生率较低，但一旦发生，病情进展速度快，重者危及生命，如果出现心脏不适症状尽快就诊，尽早处理。

3. 为什么说恶性肿瘤患者预防血栓极为重要？

首先，多种因素导致肿瘤患者容易发生静脉血栓栓塞症。再者，它是肿瘤患者除了复发转移之外的第二大死因。

（覃　晶　江子芳）

第十七章 肿瘤患者的神经功能康复指导

第一节 概　述

"偏侧瘫痪、说不出话、不能吃东西、身体麻木……"患者经常问，为什么得肿瘤却是中风的症状呢？

其实这就是神经功能损伤，这在肿瘤患者中比较常见，有15%~20%的肿瘤患者在肿瘤的整个发展过程中会出现神经系统损害的症状。这种神经系统损害所导致的功能障碍是促使患者就诊的主要原因之一，而且也是除了常规手术和放、化疗以外，肿瘤患者住院治疗的最常见的病因之一。随着医学的进步，肿瘤治疗手段的不断提高，患者生存期越来越长，故改善患者功能障碍、提高生活质量也显得非常重要。

肿瘤患者神经损伤包括神经系统自身肿瘤对神经的损害、非神经系统肿瘤所导致的神经系统损害及对肿瘤治疗过程中对神经系统的损伤。故恶性肿瘤患者中神经系统的损害有以下几个途径：①神经系统肿瘤直接侵犯导致；②肿瘤间接导致神经系统损伤；③神经系统副肿瘤综合征，其中神经损伤不同部位，其功能障碍也不尽相同。

第二节 肿瘤患者常见的神经损伤及功能障碍

一、神经系统肿瘤直接侵犯导致功能障碍

神经系统分为中枢神经系统和周围神经系统，故其肿瘤也可分为中枢

神经系统肿瘤和周围神经系统肿瘤。

1. 常见的中枢神经系统肿瘤有哪些

原发性中枢神经系统肿瘤发生于脑组织、脑膜、垂体、脑神经、血管及残余胚胎组织,其发病率(7.8~12.5)/10万,可发生于任何年龄,成年患者多为胶质瘤(约40.3%)、脑膜瘤(约16.9%)、垂体瘤(约12.3%)等,老年患者多为胶质瘤和脑转移瘤。按照病理分型,中枢神经系统肿瘤有神经上皮性肿瘤、脑膜肿瘤、淋巴瘤和造血组织肿瘤、生殖细胞肿瘤、鞍区肿瘤及转移瘤等,其中以胶质瘤最为多见,约占40%,其次为脑膜瘤16%。

2. 常见的中枢神经系统肿瘤所引起的功能障碍有哪些

中枢神经肿瘤,如原发性的颅内肿瘤,神经损伤及功能障碍主要取决于肿瘤生长的部位,而颅内肿瘤的发生部位与肿瘤类型有很大的关系,例如发病率较高的胶质瘤好发于大脑半球,垂体瘤好发于鞍区,髓母细胞瘤多发于小脑蚓部,因此我们还可以根据患者特有的症状和体征来大致推测肿瘤的定位。那么大脑不同部位肿瘤会引起哪些功能障碍呢?

(1)幕上大脑半球肿瘤:额叶肿瘤可引起对侧上肢运动障碍、痉挛性肌张力增高,如果双侧病变则表现为淡漠、痴呆;颞叶肿瘤可引起失语、记忆改变,出现对陌生环境熟悉感或对熟悉环境陌生感;顶叶肿瘤可出现相应区域的感觉减退或缺失,以及失语、失用、失读、失写、失算、对侧忽略、左右失定向、视觉性空间定向障碍等;枕叶肿瘤可产生对侧同向偏盲。

(2)幕上中线部肿瘤:胼胝体肿瘤,前部可侵入额叶产生进行性痴呆、失用症和人格改变,中部肿瘤可向两侧侵犯产生双侧运动及感觉障碍,后部肿瘤可压迫四叠体出现类松果体瘤症状;脑室肿瘤表现出颅内压增高如头痛、呕吐、意识模糊等;丘脑肿瘤可引起头痛、感觉障碍及内分泌障碍;基底节肿瘤可引起主观感觉障碍、共济失调、眼球震颤、偏瘫及偏身感觉障碍等。

(3)蝶鞍区:如垂体瘤,可引起视觉障碍如视力减退,视野的缺损,发病后发现看不清某一侧物体,经常要调整头部。因垂体是人体的内分泌腺之首,因而会出现内分泌功能紊乱,男性表现为阳痿、性欲低下,女性表现为月经经期延长、闭经、不孕等。生长激素分泌过盛,在发育成熟前

第十七章 肿瘤患者的神经功能康复指导

可导致巨人症，在发育成熟后则表现为肢端肥大症。

（4）小脑半球：半球肿瘤可表现为颅内压增高，患侧肢体辨距不良，语音不清，眼震，行走步履蹒跚，易向患侧倾倒；小脑蚓部肿瘤可表现为步态不稳，逐渐不能行走；脑桥小脑脚肿瘤可引起听觉和平衡功能障碍如眩晕、耳鸣、眼震、进行性听力减退，同时可引起共济失调，如行走不稳、左右摇晃似醉酒状态等。

（5）脑干：中脑肿瘤可出现Weber综合征，表现为动眼神经麻痹如上眼睑下垂、视物重影，对侧痉挛性瘫痪；脑桥肿瘤可产生周围性面瘫如面肌麻痹、两侧脸部不对称，外展神经麻痹如舌肌麻痹，舌后部分味觉消失、咽喉麻痹，吞咽时呛咳，复视及对侧偏瘫等。

3. 常见的周围神经肿瘤及其相对应的功能障碍有哪些

（1）神经鞘瘤，可发生于全身的周围神经，常见的有听神经瘤，发生在小脑桥脑角处，有耳鸣、听力下降、眩晕；声音嘶哑、饮水呛咳、眼震等。

（2）神经纤维瘤，为常染色体显性遗传病，是基因缺陷使神经嵴细胞发育异常导致多系统损害。病患肢体的麻木、疼痛、感觉过敏等。

4. 转移性肿瘤

根据临床调查，由其他部位肿瘤转移至中枢神经系统而导致神经损害的约占全部临床肿瘤的1/5，其中恶性肿瘤死亡病例中有10%~50%可有脑转移，而转移性肿瘤对神经的损害也与神经系统自身肿瘤一样，损害不同部位神经可产生不同的症状，基本症状与神经系统自身肿瘤所导致的症状相同。

二、肿瘤间接导致神经系统损害

除原发性及转移性肿瘤对神经系统产生直接损害外，在对肿瘤治疗的同时也可能损害神经系统，如放、化疗对中枢神经及周围神经都有不同程度的损伤，肿瘤致代谢障碍损害神经系统等。下面是几种比较常见的肿瘤治疗对神经系统的损害。

1. 放射性脊髓损伤

放射性脊髓损伤常见于鼻咽癌、食管癌、甲状腺癌、纵隔肿瘤、脊椎肿瘤放疗后，是脊髓组织接受放射线治疗后损伤的一组症状，主要累及脊髓白质。不同阶段及损伤程度不同，其表现也有所差异，有短暂性和迟发性两种，其中最常见的是短暂性放射性脊髓炎，表现为感觉异常，如麻木、刺痛、触痛、皮肤烧灼感、颈肩部疼痛，屈颈或用力时症状加重，做屈颈动作时，有触电感，主要症状是感觉方面的异常及沿脊柱向肢体放射的触电感。迟发性放射性脊髓炎主要表现为下肢麻木、感觉迟钝，进而出现四肢无力如不能行走，括约肌功能障碍如大小便失禁等。

2. 放射性脑病

放射线可以引起局灶性弥漫性脑坏死，根据发病时间的不同，可分为急性型、迟发型、晚发型。急性型常见于大剂量放射线治疗后，主要表现为头痛、发热、嗜睡；迟发型常见于全脑放疗后1~4个月，常有恶心、嗜睡、易怒等表现；晚发型为放疗后数年发生，表现为明显的记忆力减退甚至认知障碍等。

（1）放疗致周围神经损伤，以喉返神经损伤、舌下神经损伤比较常见，主要表现为声音嘶哑、发音和吞咽困难。

（2）化疗损伤周围神经，主要是指化疗药物对周围神经的损伤，如紫杉醇类、铂类、沙利度胺等药在治疗肿瘤的同时对周围神经有不同程度的损伤，表现为肢体麻木、疼痛、烧灼感、感觉过敏等，有的患者甚至因为忍受不了这些副作用而停止化疗。

（3）肿瘤致代谢障碍而引起神经症状，如低钙血症引起的肢体抽搐，高钠血症引起的头晕、头痛、言语错乱、意识障碍等。

三、神经系统副肿瘤综合征

神经系统副肿瘤综合征不是由肿瘤的直接浸润或转移引起，而是由于体内原发恶性肿瘤的远隔影响造成神经系统损伤而引起功能障碍的疾病，在病变局部不见癌变细胞。例如肺癌、卵巢癌等可以出现中枢神经系统的灰质炎性病变和神经退行性病变的远隔效应。本病临床症状的发生和严重程度与体内原发癌症的大小和生长速度无关，但与受损的神经系统部位和程度有关。常见受损部位有周围神经、神经肌肉接头、大脑、脑干、小脑、脊髓等，其中以副肿瘤性周围神经病和Lambert-Eaton肌无力综合征在临床上最为常见。下面是不同的受损神经系统部位及所引起的功能障碍。

（1）副肿瘤性周围神经病变，是临床常见的神经系统副肿瘤综合征之一,主要表现为深浅感觉障碍,如不能确定自身所处位置、不能感受到痛温觉从而不能躲避危险等,疼痛过敏如自觉异常疼痛、触痛等。

(2)神经肌肉接头病变,如 Lambert-Eaton 肌无力综合征和重症肌无力,以肌肉无力、容易疲劳为主要表现,并常伴有复视、眼睑下垂、吞咽困难、咀嚼无力等症状。

(3)侵犯大脑,常见病变累及边缘系统导致记忆力障碍、明显焦虑抑郁,最后出现进行性痴呆,并可能伴有全身性癫痫发作、肌阵挛、言语障碍、共济失调等。

(4)累及脑干,可表现出相应的脑干受损症状,如言语构音不清、吞咽困难、视物不清、视物重影、眩晕、眼球震颤等。

(5)累及小脑致小脑变性,表现为小脑性共济失调,如行走不稳似醉酒步态,构音障碍如吐音不准、语速不均等,眼球震颤、呕吐等。

(6)累及脊髓时病情较凶险,又称副肿瘤性脊髓病,临床表现始于双足感觉异常、行走无力,数天内发展为感觉完全丧失、瘫痪,继而影响上肢,大小便障碍,可能于数周内死亡。

第三节 肿瘤患者常见神经功能康复治疗及用药指导

对于肿瘤患者,神经功能康复治疗方法除了基础治疗方法如放疗、化疗、手术外,还有必要采取其他手段以改善患者功能障碍,进而提高患者的生活质量。下面详述临床中肿瘤患者常见的神经功能康复治疗方法及用药指导。

一、疼痛康复

多数肿瘤患者在疾病发展过程中都会出现疼痛,而肿瘤影响神经系统时也会产生疼痛。中枢神经系统受损时最常见的是头痛,周围神经系统受损时常见的是麻痛、刺痛及痛觉过敏。这些疼痛都会引起患者情绪的变化进而影响患者生活质量，因此控制疼痛是肿瘤治疗的一个重要组成部分。

1. 疼痛的药物治疗

对于癌痛，世界卫生组织建议采用癌痛三阶梯治疗方案，对于轻度疼痛的患者应主要选用非甾体抗炎药如阿司匹林、对乙酰氨基酚、双氯酚酸、布洛芬、塞来昔布等；中度疼痛应选用弱阿片类药物如可待因、强痛定、双氢可待因等；重度疼痛则应选用强阿片类药物如吗啡、杜冷丁、美沙酮和芬太尼等。目前这个三阶梯原则可以使77%~100%癌痛患者的疼痛缓解。对于周围神经的麻痛、刺痛及痛觉过敏，可以加用营养神经类药物如甲钴铵、B族维生素制剂等增加止痛效果。

2. 疼痛的康复治疗

癌痛除了药物治疗外，还有传统针灸、电刺激等治疗手段也能缓解疼痛。

3. 疼痛控制过程中的居家建议

（1）正确认识疼痛，协助医护人员制订出合理的治疗方案。

（2）正确认识副作用，不要因为怕产生副作用而不用止痛药，同时对副作用做出相应的防治措施。例如阿司匹林破坏胃黏膜屏障而引起的胃出血，可以改用肠溶片或者饭后服用，或与抗酸药同服以减少对胃的刺激。

（3）家属应给患者创造一个舒适的环境，帮助患者采取舒适的体位并多与患者沟通以排除恐惧心理。

二、感觉异常

肿瘤患者感觉异常主要为脑神经、末梢神经和自主神经损害所致，主要表现为手指、足趾的对称性麻木或疼痛等症状，还可出现感觉减退、感觉异常等。根据国际疼痛学研究协会指南，躯体感觉功能包括触觉、振动觉、温度觉和疼痛觉，感觉异常一般与疼痛分布区域相一致。

1. 药物治疗

临床治疗药物包括预防性治疗药物和对症治疗药物。

（1）预防性治疗药物：氨磷汀可有效缓解铂类化疗药所致的累积神经毒性，谷胱甘肽可有效防治铂类引起的神经病变且不降低铂类的临床活性。此外预防性治疗药物还有维生素类、核苷酸类、钙镁合剂、促红细胞生成素、谷氨酰胺、重组人白血病抑制因子等。

（2）对症治疗药物：一种是三环类抗抑郁药如阿米替林、去甲替林和地昔帕明等，另一种是抗惊厥药如加巴喷丁、卡马西平、普瑞巴林等。

2. 康复治疗

根据患者感觉障碍的程度选择适当的训练方法和训练工具，训练要循序渐进、由易到难、由简单到复杂。可使用木丁来提高手的感知觉能力，在木丁外侧用各种材料缠绕，如砂纸、棉布、毛织物、橡胶皮、铁皮等，在患者抓握木丁时，各种材料对患者神经末梢的感觉刺激和视觉的参与可提高其中枢神经的感知觉能力。此外还可以用冷、热水袋交替刺激四肢也可以提高中枢神经的感知觉能力。

3. 居家生活注意

在家庭生活中，对于感觉异常患者还应注意以下几个方面。

（1）感觉障碍患者除了使运动功能受到较大影响外，感觉的丧失或迟钝还易造成烫伤、创伤、感染等，所以要帮助患者在治疗和日常生活中，养成用视觉代偿的习惯，防止意外伤害的发生。因感觉异常，患者在遇到伤害刺激时不能及时躲避，可戴手套、穿袜子保护四肢末端避免受伤。

（2）避免冷热刺激，避免冻伤或烫伤。

（3）可行一些局部按摩及电刺激治疗，以缓解局部感觉异常。

三、癫痫发作

癫痫俗称"羊角风"或"羊癫风"，肿瘤能通过脑转移、副肿瘤综合征、脑膜癌病等因素直接引起癫痫的发生，也可因代谢紊乱、感染及化疗药物的使用等继发性因素导致癫痫的出现。治疗原则包括病因治疗及抗癫痫治疗，首先确定病因，如对于化疗药物诱发的癫痫，应立即停用该化疗药物，大部分患者停药后癫痫发作往往自行终止，大部分患者在原发肿瘤得到控制后，癫痫可以不再发生。但少数患者有反复发作的癫痫，治疗包括原发肿瘤的控制及抗癫痫治疗。

1. 药物治疗

抗癫痫药物的选择需要考虑其与抗癌药物的相互作用，具有肝酶诱导作用的抗癫痫药物，如苯妥英、苯巴比妥、卡马西平等都能促进化疗药物的代谢，从而降低血清药物浓度，影响疗效；许多化疗药物也能通过诱导肝酶影响某些抗癫痫药物的血清浓度，所以，最好选择非肝酶诱导类抗癫痫药如左乙拉西坦、加巴喷丁、拉莫三嗪、托吡酯和普瑞巴林等，具体用药种类由医生决定。

2. 居家康复建议

（1）定时、定量、规律服药，不能漏服或随意增减用药剂量，定期去门诊随诊。

（2）生活规律，按时休息，保证充足的睡眠，避免熬夜、疲劳、感冒。

（3）避免参加刺激性、兴奋性活动如打游戏机、打麻将。

（4）避免长时间看电视，并避免看过度兴奋、悲伤、刺激、恐怖的影视节目。

（5）清淡饮食，避免咖啡、可乐等兴奋性饮料及辛辣食物，戒烟、戒酒。

（6）当出现癫痫先兆如焦虑不安、错觉、幻觉、肌肉阵挛时，家属要及时稳定患者情绪。

（7）当出现癫痫大发作时，首先要保护好患者舌头，用毛巾包住铁制调羹放入患者口中避免咬伤舌头，并将患者立即放平，头偏向一侧以利于呼吸道分泌物及呕吐物排出体外，并同时送入正规医院治疗。

四、恶心、呕吐

肿瘤患者神经系统受损引起恶心、呕吐，一般是颅内压增高、脑膜刺激或牵拉所致。恶心、呕吐很少危及生命，但却是患者最恐惧的不良反应之一，呕吐严重时，可引起脱水、食欲不振、营养不良，甚至影响化疗的继续进行，应给予止吐药及对症支持治疗。

1. 药物治疗

依据临床症状采用一线药物治疗，可给予胃复安、维生素 B 等药物。

2. 居家康复建议

（1）家属应关心体贴患者，做好心理疏导，通过咨询医生了解相关知识后要纠正患者不正确的认识，减少患者的恐惧和焦虑。

（2）饮食上以清淡易消化的高营养、高维生素食物为主，温热适中。

（3）呕吐时患者应坐起，卧床不起的患者可取侧卧位或将头偏向一侧，以免呕吐物吸入呼吸道造成吸入性肺炎或窒息。

第十七章　肿瘤患者的神经功能康复指导

（4）及时清除呕吐物，保持环境清洁无异味，避免对患者造成刺激。

（5）呕吐频繁时，短时间内禁食，然后缓慢进食流质饮食，如果营养严重失调且不能经口进食者，可酌情给予肠内或肠外营养支持。

五、语言障碍

语言是人际交流的主要途径，肿瘤患者语言障碍是由肿瘤压迫脑组织引起语言障碍或者喉癌后行喉切除术后所致的语言障碍。据调查，肿瘤患者的语言障碍大大影响患者后期生存质量，患者患肿瘤后有一定的恐惧心理，如果语言发生障碍后不能自由表达自己的意愿，常常会出现一定程度上的心理障碍，进而出现很多负面情绪，对治疗失去信心，甚至具有自杀的倾向。居家康复建议有以下两个方面。

（1）首先要解除肿瘤压迫，如果是喉切除术后所致，可重建新的可以代替声带振动的器官，并通过康复训练就有可能再度说话。目前主要有三种恢复发声的方法即食管音、气管食管音和人工喉。

（2）对于有语言障碍的肿瘤患者，家属要注意对患者提供情感支持，并提供信息支持，帮助其尽快恢复语言功能或通过其他有效沟通手段，唤起其对语言康复的信心，以减轻对患者的实际影响，从而使其生活质量及心理健康水平得到较大幅度的提高。

六、吞咽障碍

肿瘤压迫脑组织及放、化疗均可引起吞咽障碍，它是指口腔、咽、食管括约肌或食管功能受损及发生病变时，患者无法吞咽食物或在吞咽过程中受到了阻碍，不能安全有效地把食物由口送到胃内提供足够的营养和水分。由于进食困难，导致摄入的热量和营养素不足而引起体内水、电解质紊乱，营养不良以及不同程度的脱水，增加了对其他疾病的易感性和死亡率；同时吞咽障碍可能引起严重的并发症，如误吸、吸入性肺炎、惧食、窒息、心情沮丧、焦虑等各种生理和心理问题。

治疗建议：

（1）治疗病因。

（2）吞咽训练，包括咽部基础的训练，例如用冰冻的棉签蘸少许水，轻轻刺激咽后部，然后嘱患者做空吞咽动作；也可嘱患者经鼻孔练习深吸气，做清嗓动作，练习发"啊"声。

（3）通过基础训练后再行进食训练，进食训练时进食体位是躯干30°仰卧位，要选择柔软半流质食物。

七、认知障碍

认知障碍是各种原因引起的各种程度的认知功能损害。肿瘤患者认知障碍以轻度多见，可表现为记忆力、语言运用能力、注意力、推理和抽象思维能力、解决问题的能力等下降，低度恶性肿瘤患者因生存期较长，更易出现认知障碍。

1. 药物治疗

可选用改善认知的奥拉西坦、尼莫地平、银杏叶制剂、多奈哌齐、卡巴拉汀、加兰他敏或石杉碱等。

2. 康复治疗

如果是轻度认知障碍可用心理咨询疗法。

3. 居家康复建议

（1）根据患者病情及个性特点进行心理知识宣教，采用安慰、鼓励、暗示等方法予以开导。

（2）强化记忆锻炼，增加信息的刺激量，鼓励患者回忆往事，并叙述亲身经历的大事。

（3）鼓励患者多参加娱乐活动如打牌、下棋，多用脑、勤用脑，以刺激大脑的思维活动。

（4）多给患者进食核桃、芝麻、莲子、大枣、山楂、葡萄、鱼、鸡蛋、木耳等益智食物。

八、大、小便障碍

肿瘤患者会出现便秘、尿潴留或大、小便失禁等现象，患者会因此感到焦虑和尴尬，从而产生紧张、焦虑、烦躁等情绪，进而加重症状。

1. 康复治疗

对于大、小便障碍的治疗，目前无有明确效果的药物，一般采用康复治疗如盆底肌电刺激、传统针灸疗法、生物反馈、按摩疗法等。

2. 居家康复建议

（1）注意患者的心理疏导，避免不良情绪。

（2）养成良好的生活习惯，如定时排便。

（3）注意清洁，要及时清洗及更换衣服、被单。

（4）多吃富含纤维素的食物，多喝水。

（5）积极锻炼身体，鼓励患者做力所能及的运动，如打太极拳、慢跑等。

第四节　肿瘤患者神经功能损伤症状护理

一、安全照护

提供安全的治疗环境，对有意识障碍、智能障碍和癫痫发作的患者及年老体弱、动作迟缓、步态不稳的患者应由专人照护；对长期卧床的患者应安装床档和适当保护以防止坠床；对意识模糊、行走不便及反应迟钝的患者应限制其活动范围；癫痫患者有症状发作时应立即平卧，避免摔伤，发作时切勿按压肢体以防止骨折或脱臼。对受幻觉、妄想支配而产生伤人、毁物、自伤等异常行为的患者应清除所有危险物品，为患者提供舒适、安静的环境，减少不良刺激。

二、记忆及认知障碍照护

记忆障碍主要表现为易遗忘，所以可鼓励患者应用记事本、备忘录等辅助记忆方法，不但可以加强记忆，还可以减轻遗忘带来的焦虑。也可对患者进行记忆训练，目前常用PQRST训练法。

PQRST训练法：给患者一段文章，篇幅由短到长，内容由易到难。

P（preview）浏览要记住的内容；

Q（question）向自己提问与内容有关的问题；

R（read）为了回答问题而仔细阅读资料；

S（state）反复陈述阅读过的资料；

T（test）用回答问题的方式来检验自己的记忆。

三、睡眠障碍照护

患者可能出现睡眠障碍，同时伴有焦虑情绪和躯体不适。其主要表现为睡眠倒错、夜间不眠或躁动不安，白天却蒙头大睡。为患者提供良好的睡眠环境，如病房内空气新鲜，温度适宜，周围环境安静等。为患者建立有规律的生活，白天安排适当的活动并减少卧床睡眠时间，帮助患者尽快适应生活方式和环境的改变。睡前可用温水泡脚促进睡眠，必要时可通过几个星期的最小有效剂量催眠药，无效者需要接受睡眠心理专家的专科治疗。

四、饮食照护

为患者提供营养成分丰富、清淡易消化的食物，鼓励患者选择自己喜爱的食物，并有专人负责照顾，谨防噎食；避免同一时间吞咽固体和液体食物，因为同一时间把固体和液体食物放入口中，患者会倾向于把食物吞下而不加以咀嚼，可能因此导致窒息；同时患者可能出现不知进食或不知饥饱的现象，照护人员不可过分对其指责或对其要求置之不理。对不知进食的患者，可适当调整进食环境，如安排与家人一起进食，以增加食欲，保证其摄入量；对不停想吃东西或不断索取食物的患者，可安置单独进食，亦可在正餐时不要给予太多的食物，将部分食物留待患者要求时再给予，避免暴饮暴食，并为患者提供规律的生活和适当的活动来转移其注意力。

五、大、小便管理

对于伴有不同程度的感觉障碍、记忆和智能障碍的患者都会间断出现便秘、尿潴留或大、小便失禁及弄湿床褥和衣裤等现象，患者会因此感到焦虑和尴尬。照护人员应注意观察患者排便情况，评估大、小便形态和次数；对便秘、尿潴留者，鼓励多做适当的活动以利于肠蠕动，指导和训练患者养成定时排便的习惯，鼓励患者增加液体摄入，每日保证供应

2500~3000 毫升，卧床患者排尿时扶患者坐起或抬高床头以利于排尿，必要时给予药物或灌肠及导尿。对于大、小便失禁的患者定时督促，带领患者如厕或给予便器，提醒患者睡前尽量少饮水并先排尿，避免食用刺激性强的食物和饮料以减轻对肠道和膀胱的刺激。

六、癫痫先兆症状的识别

对住院治疗期间发生过癫痫的患者，出院后可继续按医嘱服用抗癫痫发作的药物，如苯巴比妥、卡马西平、丙戊酸钠、加巴喷丁等，具体应根据患者癫痫的类型由主管医生决定药物的使用。服药需注意定时定量，以保证有效而稳定的血药浓度，注意不要漏服或随意增减用药剂量，万一发生漏服药，补服药物时需注意此次补药时间点距离下次服药时间点间隔的时间。具体可咨询治疗期间的医生。

通常癫痫发作前患者会出现错觉、幻觉、自动症、局部肌阵挛或其他特殊感觉等。

（1）躯体感觉性：如肢体麻木、刺痛等；肌肉或肌群颤动、发声或咀嚼、头眼转向一侧等；心悸、气短、呼吸窘迫、出汗、脸红、胃肠不适等。

（2）情绪先兆：包括焦虑、不安、压抑、恐惧等，恐惧是最常见的；出现错觉、幻觉，或看见了、感到了实际上不存在的东西和场景等。

（3）五官先兆：看见运动或静止的光点、光圈、火星、黑点、一团单色或彩色的东西等。

当出现以上这些症状时，家属首先要对患者做好心理安慰，稳定患者情绪；其次可临时加大原抗癫痫药的剂量，同时做好救治癫痫大发作的准备，如用不锈钢调羹外裹柔软小毛巾或手帕，在癫痫发作时垫在磨牙处（从磨牙处垫入，切忌用力撬动门牙，容易使门牙断裂），防止因面部肌肉抽搐导致牙关紧闭而咬伤舌头；以防止癫痫大发作时呕吐物吸入呼吸道，或倒地或碰撞而发生外伤。

七、头痛照护

脑部原发肿瘤或继发瘤，患者因头痛到医院就诊，部分患者在完成治疗后仍可存在间歇性或持续性的头痛，可按医嘱服用止痛药物，缓解疼痛，改善患者的生活质量。当疼痛的程度、部位或性质发生变化时,应及时就诊,排除器质性病变。

小问答

1. 一侧肢体功能障碍的患者平地行走应注意哪些问题?

对一侧肢体功能障碍的患者,可使用拐杖帮助行走,将着力点分布在健侧肢体上以防止患者跌倒。

2. 一侧肢体功能障碍的患者上下楼梯应注意哪些问题?

一侧肢体功能障碍的患者上下楼梯应遵循:"上健侧,下患侧";也就是当患者上楼梯时健侧脚先迈楼梯,再患侧脚跟上;下楼梯时患侧脚先迈下楼梯,再健侧脚迈下的原则;同时需有家人陪伴才能尝试楼梯行走。这里值得注意的是当患者患侧肢体肌力小于3级时(肌力3级相当于患者坐于靠背椅上时,能将脚后跟由前往后移动)不建议上下楼梯。

3. 一侧肢体功能障碍的患者卧床休息时应该怎样安置体位呢?

详见二维码里的视频。

(眭明红　沈　霞)

第十八章 肿瘤患者的泌尿生殖功能康复与生育指导

第一节 肿瘤患者泌尿系统功能康复与男性生育指导

一、肿瘤患者泌尿系统功能康复

肿瘤发病率逐年增长，经过各种治疗后，肿瘤患者尤其是泌尿系统肿瘤患者多数会有不同程度的泌尿系统功能异常。而居家的肿瘤患者最常见的泌尿系统功能异常为尿失禁和排尿困难，这给患者心理和生理上都带来了极大的痛苦。科学的居家康复训练及护理能提高患者的生活质量，甚至能使部分患者的泌尿系统生理功能恢复正常。

1. 长期留置导尿的患者居家康复护理

长期留置导尿的患者在家应注意保持导尿管功能良好，预防尿道损伤，防止逆行感染。①将集尿袋固定在床旁，集尿袋不得超过膀胱高度并避免挤压，防止尿液反流。②患者翻身时注意保护导尿管勿脱出，集尿袋内尿液达 1/3~1/2 时应立即倾倒，防止重力作用使导尿管脱出。对烦躁患者约束固定好四肢，以防患者强行拔管，使膨大的气囊强行拉出，而导致尿道黏膜撕裂出血。③保持外阴清洁，以减轻尿道口黏膜损伤和水肿及预防感染。④集尿袋每周应至少更换两次，男性患者每月更换导尿管一次，女性患者每半个月应至医院更换导尿管一次。⑤更换集尿袋时，避免用力牵拉导尿管，观察导尿管是否扭曲、受压、移位；若发现问题，及时至医院就诊。⑥保持导尿管－集尿袋引流管接口的清洁。⑦鼓励肿瘤患者多饮水，每天保持尿量在 2000 毫升以上，以达到膀胱自净的作用。

2. 长期卧床患者泌尿系统功能康复

长期卧床的肿瘤患者因卧床时间长、活动时间短,容易引起泌尿系统感染或尿路结石,应鼓励患者多饮水,利于排尿。每天清洗会阴 1~2 次,清洗后自然通风晾干,保持会阴部干燥。

3. 泌尿系统肿瘤患者术后尿失禁的康复训练

泌尿系统肿瘤的患者应培养定时排尿的习惯,训练其定时排尿的方法:①刚起床排尿。②定时排尿。即不论有无尿意,白天每隔 0.5~1 小时排尿一次,以后逐渐延长至 2.5~3 小时排尿一次,夜间前后夜各起床排尿一次。③就寝前排尿。若规定的排尿时间未到,患者想排尿应尽量控制尿意,待排尿时间到时再排尿;若规定的排尿时间已到,患者无尿意,也应按规定时间进行排尿,排尿时应采取蹲式,以便促使膀胱排空,从而训练患者形成规律的排尿反射。

4. 盆底肌康复训练

居家的肿瘤患者通过盆底肌训练可加强盆底肌力量恢复排尿控制能力。盆底肌训练方法:患者采用双膝分开的屈膝仰卧位或双足分开站立位和双膝分开坐位,平静呼吸,进行肛门会阴收缩并上提盆底肌,收缩持续时间每次 10 秒,放松休息 15 秒,然后再收缩提起。每次训练最少要进行 15 次收缩运动。训练流程:上午卧位完成 15 次,下午站立位完成 15 次,晚上坐位完成 15 次。

二、男性肿瘤患者生育指导

随着早期诊断与治疗技术的不断发展,肿瘤患者的存活率得到极大提高。随着年轻癌症幸存者数量的增加,他们治疗后的生活质量以及成为人父的渴望应该受到重视。育龄肿瘤患者中发病率最高的恶性肿瘤是白血病、霍奇金淋巴瘤和睾丸生殖细胞瘤。而相关的化疗、放疗和手术等治疗,都会对男性生育造成威胁,而恶性肿瘤本身对生育也能造成一定影响。肿瘤治疗所造成的男性不育可能是暂时的,也可能是永久的,并且程度也从轻微到严重不等。

1. 恶性肿瘤对男性生育的影响

恶性肿瘤对男性生育的影响是存在的,有数据表明,癌症本身会影响

第十八章 肿瘤患者的泌尿生殖功能康复与生育指导

精子产生。未开始行任何治疗的肿瘤患者，少精子症就比健康男性更常见。有报道表明少精子症存在于28%的睾丸癌患者、25%的霍奇金淋巴瘤患者、57%的白血病患者，以及33%的胃肠道恶性肿瘤患者中。引起肿瘤患者精液质量降低的确切机制尚不明确，多种因素都可能参与其中，包括治疗前生殖细胞中已经存在的缺陷以及癌症的系统性作用。肿瘤分泌的物质，如激素和细胞因子，可能会影响精子产生和精子的功能，导致精子活动力下降。恶性肿瘤也可能引起营养不良，并伴随着维生素、矿物质和微量元素缺乏，而这些物质是性腺保持最佳功能所需的。有些恶性肿瘤会伴随着一段发热期，这对精子产生也有不利影响。

2. 化疗对男性生育的影响

化疗对男性生育的影响主要集中在细胞毒药物上，细胞毒药物能自由到达位于生精小管外边缘的睾丸间质细胞和精原细胞中，很多甚至可以穿透支持细胞屏障并损伤晚期生殖细胞，其中分化中的精原细胞增殖最活跃，对细胞毒药物尤其敏感。细胞毒药物中的烷化剂与高风险无精子症相关，ABVD与MOPP化疗方案都是治疗霍奇金淋巴瘤的常用方案，两种方案强度大且都含有多种烷化剂，因此都有可能使患者出现永久性不育。尤其是MOPP方案中的丙卡巴肼与长期的无精症相关，所以MOPP方案极可能导致患者不育，而ABVD方案相对来说导致永久不育的风险要小一些。其他肿瘤的化疗对男性生育的影响相对较小一些。

3. 放疗对男性生育的影响

放疗通过直接诱导DNA损伤，对精子发生造成暂时或永久的负面影响。许多变量会影响放疗对性腺功能的有害效应，包括总剂量、放射源、性腺防护、散射辐射以及个体敏感性等。腹部及盆部放疗时，扩散到睾丸的剂量占应用于肿瘤的总剂量的1%~2%。而没有进行睾丸防护的阴囊辐照通常与无精子症相关，所以应该常规使用性腺防护，但是一小部分的散射辐照是不可避免的。辐照剂量低至0.15Gy就能引起精子损伤。直接照射剂量0.15~0.35Gy会导致少精子症；剂量在0.35~0.5Gy可造成可逆性无精子症。精液参数在治疗后4~6个月通常达到最低点，并需要10~18个月才能完全恢复。剂量≥1.2Gy时精子发生的恢复有降低的风险，恢复时间可能也取决于剂量。当分段照射时，累积剂量>2.5Gy时精子发生开始出现不可逆损伤。精子无法承受 > 6Gy 的应用剂量。直接睾丸辐照的剂量 > 15Gy 会导致睾丸间质细胞受损；如果剂量 > 20Gy，这种损害是不可逆的。

4. 手术与男性生育

一些手术如睾丸癌患者腹膜后淋巴结清扫术，由于神经损伤导致的射精功能损伤，会使患者发生不育。随着外科手术的改良和发展，根据腹膜交感神经的解剖施行保留神经的改良 RPLND 手术已表明能使 90% 的患者术后可以保留正常的射精功能。前列腺、膀胱、尿道或结肠手术可能会导致逆行射精，使男性有不育的风险。低前段或腹会阴处的胃肠道恶性肿瘤也可能引起男性射精障碍。

5. 肿瘤治疗后男性生育的恢复

恶性肿瘤类型和治疗前精子浓度是影响治疗后精子参数以及精子发生的恢复最重要的因素。在睾丸癌幸存者中，大部分人能成功生育，即使其中有些病例需花费多年时间，而且这也取决于放疗和化疗的强度以及治疗后的健康护理。霍奇金淋巴瘤幸存者在治疗后通常要经历一段时期的无精子症，许多患者可在一定程度上恢复精子产生，但可能需要 5~10 年。非霍奇金淋巴瘤的治疗通常比霍奇金淋巴瘤的性腺毒性小一些，所有基于 CHOP 方案（环磷酰胺、阿霉素、长春新碱和泼尼松龙）化疗的患者在治疗期间是无精子的，但 5 年之后有 67% 的人会恢复精子产生。

6. 辅助生殖技术的应用

辅助生殖技术（ART），指采用医疗辅助手段实现妊娠的技术，包括人工受精、体外受精 – 胚胎移植、卵泡浆内单精子显微注射、胚胎植入前遗传学诊断（PGD）。目前相关研究表明 ART 子代罹患恶性肿瘤的概率与非 ART 基本一致，但其远期的潜在风险尚未明确。

7. 子代患恶性肿瘤的风险

从目前可得的资料来看，经过治疗的男性恶性肿瘤患者，其自然生育的子代并没有发现罹患先天恶性肿瘤风险增高。而通过 ART 生育的子代，目前有限的资料也并未发现其罹患恶性肿瘤的风险增高，但远期潜在风险尚未明确，子代需长期随访。

第十八章 肿瘤患者的泌尿生殖功能康复与生育指导

小问答

1. 留置导尿的肿瘤患者洗澡的时候有什么要注意的？

留置导尿的肿瘤患者洗澡时应当注意对导尿管的保护，不应把导尿管浸入水中。洗澡的时候可以顺便清洁尿道口周围区域和导尿管表面：注意使用清水清洁，清洁后有条件的可采用长效抗菌材料喷洒尿道口周围皮肤、黏膜，导尿管体外段自尿道口往下 6 厘米范围及 3 个导尿装置接口处，分别每次喷洒 3 次，每日 2 次，可有效防止感染。

2. 居家康复的留置导尿肿瘤患者什么情况下应及时就医？

患者如果出现导尿管阻塞、不慎脱出或导尿装置的无菌性和密闭性被破坏时，应及时至医院更换导尿管。如果发现尿液有异味、浑浊、沉淀或结晶时，或者无其他明确原因引起的新出现的或加重的发热、寒战、精神状态改变、全身乏力或嗜睡症状，腰痛，血尿等均应及时就医。

3. 睾丸肿瘤患者治疗后多久可以生育？

睾丸肿瘤患者大多都比较年轻，有生育的需求，虽然睾丸肿瘤患者治疗后的后代中没有出现罹患非遗传性肿瘤危险因素的升高（除视网膜母细胞瘤外），但其治疗后仍有出现染色体异常的可能性，因此最好应在治疗后 12~18 个月再考虑生育问题，以尽可能减少潜在的胎儿畸形危险性。

第二节 乳腺癌患者生育保护与生育指导

中国乳腺癌患者发病年龄总体上较国外患者更为年轻。伴随着晚婚晚育比例的增加以及二胎政策的落实，很多女性患者在确诊为乳腺癌时还未曾怀孕或者仍有生育要求，她们都有做母亲的权利，渴望幸福美满的家庭生活，渴望有活泼可爱的宝宝。因为担心怀孕会影响乳腺癌的治疗和胎儿的健康，很多患者都放弃生育，从而面临着身体和精神上的痛苦。目前专家共识认为乳腺癌患者在完成治疗后怀孕是安全的，在治疗期间则应该注意保护生育能力。

一、患者应意识到生育保护

我国乳腺癌患者比较年轻,国外一般认为年龄≤40岁为年轻患者,而国内专家认为≤35岁为年轻患者。保护生育能力对乳腺癌患者日后能否怀孕非常重要,尤其是年轻人,但实际上绝大多数患者并不太关注保护生育能力。原因包括:①患者在确诊之初,更关心自己的乳腺癌问题;②担心保护生育会影响乳腺癌的治疗。有数据显示仅有29%的乳腺癌患者在刚确诊时就提出保护生育能力的要求。

二、乳腺癌治疗对生育能力的影响

1. 乳腺癌化疗对生育能力的影响

乳腺癌化疗是导致患者不孕的主要原因,其中患者的年龄、肿瘤的类型、治疗时间长短和剂量大小都是重要的影响因素。

首先,年龄是一个独立的影响因素。一般认为≤35岁的年轻乳腺癌患者化疗后更容易恢复月经,不孕的风险相对较小。

其次是化疗药物种类及剂量。有资料显示乳腺癌化疗后闭经的发生率在40%~68%。原因有以下两点:一是化疗药物直接导致卵子的坏死;二是化疗影响卵巢的血流。但因证据有限,尚缺乏明确意见和建议。

乳腺癌最常用的化疗药物包括蒽环类和紫杉类。目前专家认为蒽环类化疗药物相对安全,可以谨慎地使用于妊娠中晚期的乳腺癌患者,但紫杉类药物尚缺乏足够的证据支持。在所有的化疗药物中,烷化剂(如环磷酰胺)对卵巢功能损伤的可能性最大,因此对于有生育要求的年轻患者应避免使用含有环磷酰胺的化疗方案。

2. 乳腺癌内分泌对生育能力的影响

他莫昔芬是治疗绝经前乳腺癌患者(尤其是年轻乳腺癌患者)的常用药。目前尚缺乏足够的数据证明他莫昔芬可以直接损伤卵巢功能,但该药有一定的致畸性,所以用药期间应避免怀孕。根据目前的指南推荐,他莫昔芬至少要服用5年,甚至长达10年,因此35岁以下的患者可能会错过最佳怀孕时间。对于这部分患者,是否可以缩短内分泌治疗还无明确定论。一项国外开展的研究可能会给出答案,认为对于低复发风险的患者,

第十八章　肿瘤患者的泌尿生殖功能康复与生育指导

如果其愿意承担中断内分泌治疗所带来的风险，在他莫昔芬治疗 2~3 年后中断治疗可以怀孕，直至哺乳结束后再继续内分泌治疗。

3. 乳腺癌分子靶向治疗对生育的影响

目前针对分子靶向治疗对生育影响的研究较少，多数学者认为靶向治疗药物如曲妥珠单抗、拉帕替尼等不会影响卵巢功能，但因数据证据不足，样本量较少，尚未定论。

三、保护生育能力的方案

早在 2006 年美国临床肿瘤协会和美国生殖医学协会就联合发布了保留肿瘤患者生育能力的共识。医生需要告诉育龄期患者乳腺癌治疗可能会造成不孕。最佳的保育治疗应该尽量减少对乳腺癌治疗效果的影响，并且尽可能提高怀孕率。目前保护方案包括：胚胎冷冻、卵子冷冻、卵巢皮质切片冷冻和卵巢功能抑制等手段。

（1）胚胎冷冻和卵子冷冻保存是目前相对应用较为广泛和易于接受的保育方案，这两项技术都是基于体外生殖技术而发展起来的，且卵子冷冻技术已成功应用于临床，而非临床试验。目前的研究表明，冷冻复苏后的卵子和新鲜的卵子具有相同的受精能力。但该技术的弊端是需要男性的参与或精子捐献，且促排卵过程会延误乳腺癌本身的治疗。另外，促排卵还会促进雌激素分泌，这将增加乳腺癌的复发风险，然而来曲唑和他莫昔芬（乳腺癌内分泌治疗药物）的联合应用，既实现了促进卵巢排卵又抑制了雌激素分泌，研究结果并未发现乳腺癌复发率升高，但该治疗方法仍需要更长的随访来判断疗效。

（2）卵巢皮质切片冷冻保存是一项迅速发展的低温冷冻技术。该技术从理论上讲是最理想的生殖功能保存方法，其优点有：①可以一次保存大量未成熟卵母细胞；②经腹腔镜或超声活检获取卵巢皮质，不延误治疗，无须促排卵；③最适用于青春期女性的技术。

（3）卵巢功能抑制在生育保护中的作用尚未定论。促性腺激素释放激素类似物（GnRHa）作为人工合成激素，主要应用于卵巢功能抑制。其具有较强的性腺抑制作用，可阻止原始卵泡的发育，减少卵泡被化疗药物破坏及卵巢对细胞毒药物的敏感性。研究数据证实，对于激素受体阴性的绝经前患者，辅助化疗期间加用GnRHa进行卵巢功能抑制可以保护卵巢功能并减少化疗导致闭经的可能性。但对于在激素受体阳性的患者，尚缺乏数据证实，另外有研究称GnRHa并无保护生育力的作用。因此，GnRHa可作为卵巢保护剂应用于临床，但作为生育功能保护治疗尚缺乏足够的证据。

四、乳腺癌患者治疗后多久可以怀孕

对于乳腺癌综合治疗完成后何时可以怀孕，中国抗癌协会发布的乳腺癌诊疗指南建议生育时机必须充分考虑患者的疾病复发风险和治疗对后代的影响，同时与患者也要充分沟通，以下情况可以考虑怀孕：①乳腺原位癌患者手术或放疗结束后；②淋巴结阴性的浸润性乳腺癌患者术后2年以上；③淋巴结阳性的浸润性乳腺癌患者术后5年以上；④需要辅助内分泌治疗的患者，在怀孕前3个月停止内分泌治疗（例如诺雷得、三苯氧胺或其他选择性雌激素受体调节剂），直至生育后哺乳结束，再继续内分泌治疗。欧洲专家建议完成治疗2年后怀孕，以便卵巢功能恢复且避开复发高峰期。对于需要接受至少5年内分泌治疗，但治疗时间较长可能错过生育年龄的患者，若愿意承担中断内分泌治疗的潜在风险，可在他莫昔芬治疗2~3年后中断治疗并怀孕，直至生育结束后再继续内分泌治疗。目前已经在进行的相关方面研究是一项针对内分泌治疗敏感、有妊娠意愿，且已完成2年内分泌治疗的早期乳腺癌患者的前瞻性研究，主要目标是评估生育对患者及后代的影响，包括妊娠结果（流产、异位妊娠、死胎、活产率）、生育结果（早产、低体重儿、出生缺陷率），以及乳腺癌患者的总体生存率及无病生存率，这一研究的最终结果值得期待。鉴于他莫昔芬的致畸性，需要多久的停药时间并无结论，建议至少停药3周并咨询生殖学专家。

五、妊娠对乳腺癌的影响

乳腺癌作为一种激素敏感性肿瘤，其发生、发展与雌孕激素水平密切相关。部分学者担忧妊娠期间雌、孕激素水平的升高会影响患者的预后，而不建议患者治疗后怀孕。研究显示，高达30%的患者在医生的建议下流产。事实上研究数据显示，妊娠并不会影响乳腺癌患者的预后。一项研究对比了小于45岁的乳腺癌治疗后妊娠的患者和正常女性，剔除年龄、种族、疾病分期等影响因素后，结果显示妊娠并不增加乳腺癌的复发和转移风险。另外部分数据支持怀孕不增加乳腺癌复发风险。但有学者质疑这些研究样本量偏小，时间跨度大，结论可靠性低。丹麦学者的研究结果显示完整妊娠周期有利于降低患者的死亡率。一项多中心的回顾性研究，研究组为已知雌激素受体状态且在乳腺癌诊断后任意时间发生妊娠的患者，对照组为未妊娠女性患者，剔除雌激素受体状态、淋巴结状态、辅助治疗、年龄及诊断年龄等因素。数据显示，妊娠都不会对患者的预后产生不良影响。如果不考虑雌激素受体状态，妊娠组患者的总生存率更优。对于乳腺癌患者治疗后妊娠反而预后更佳的原因，目前有两种假说：一种观点认为，乳腺癌患者在辅助治疗期间，长期处于低雌、孕激素水平环境，妊娠后高浓度雌、孕激素水平可以诱导乳腺癌细胞的凋亡；另一假说认为，女性怀孕后体内出现胎儿微嵌合体，可以激发体内的免疫系统，清除母体循环中潜在的乳腺癌细胞，从而改善患者的预后。

六、乳腺癌对胎儿的影响

新生儿的健康是所有母亲最为关心的问题，但目前关于乳腺癌患者在新生儿健康方面的数据不多，有研究显示乳腺癌及化疗并不增加新生儿畸形等不良事件的发生率。对于携带有BRCA基因突变的患者，因其与家族性乳腺癌密切相关，妊娠前应当寻求医生帮助，以阻止突变基因遗传给下一代。总体而言，从目前的证据来看，乳腺癌患者治疗后妊娠是安全的、可行的，若患者有妊娠的意愿，应当支持。

1. 乳腺癌患者的母乳喂养问题

根据加拿大妇产科学会的临床实践指南，目前并没有证据表明乳腺癌患者的母乳喂养会增加乳腺癌的复发风险及第二原发乳腺癌的风险，也不会影响婴儿的健康。与此相反，母乳喂养期间因泌乳素水平的增高，可能在某些患者中能起到降低乳腺癌发生率及延长生存的效果。因此，推荐所有乳腺癌治疗后的患者在现实允许的情况下进行母乳喂养。一般而言，健侧乳房可以成功哺乳，这一点已很明确；对于行保乳加放疗的治疗侧乳房，亦有报道可以成功哺乳，但大部分患者的哺乳功能有不同程度的减退，数据显示约有40%的患者治疗侧乳房不能成功哺乳。此外，母乳喂养是一种母亲与婴儿特有的交流方式，能帮助患者完成社会心理康复。

2. 乳腺癌患者哺乳时应注意的问题

对于哺乳期乳腺癌患者来说，若需要化疗，则应尽量避免哺乳，因为乳汁中化疗药物的含量尚不清楚。若患者产后需行内分泌治疗，由于该类药物可进入乳汁，因此在治疗期间应禁止哺乳。加拿大妇产科学会乳腺病委员会对乳腺癌患者哺乳做了以下推荐：①尽可能多地进行哺乳以排空乳汁，每24小时8~12次；②哺乳时改变体位有助于使乳汁充分排空；③经常对乳房进行从腋下至乳头的按摩有助于疏通乳管；④母乳喂养不得随意中断。假如在哺乳期间出现了异常情况，诸如乳房局部红肿、乳头血性溢液、新发的乳房肿物、腋窝下可触及的包块以及经久不愈的感染等，应尽快至乳腺专科医生处就诊。

七、怀孕时得了乳腺癌怎么办

据数据显示，孕妇的癌症发病率约为1/1000。对于妊娠早期（前3个月），可以考虑终止妊娠，如患者要求继续妊娠，则应充分知晓并承担治疗可能对患者及胎儿带来的风险，尽早施行手术，并且在妊娠第2个3个月开始进行化疗，因为妊娠早期化疗有高达20%的胎儿致畸致死率，而中后期化疗的副作用并不明显；对于妊娠中期（第2个3个月）

第十八章　肿瘤患者的泌尿生殖功能康复与生育指导

发现的乳腺癌患者，推荐新辅助化疗（手术前的化疗）+产后全乳切除或保乳+腋窝分期；对于妊娠后期（最后3个月）推荐行全乳切除或保乳+腋窝分期，且上述情况均需根据肿瘤情况决定产后是否行放疗和内分泌治疗等。

小问答

1. 乳腺癌的治疗方案包括哪些？

乳腺癌是全球女性最常见的恶性肿瘤，目前治疗以综合治疗为主，包括手术治疗、化疗、放疗、内分泌治疗、分子靶向治疗及免疫治疗（目前尚未用于临床）等，其中手术治疗主要包括乳房全切、保留乳房的手术以及乳房全切+再造等。乳腺癌的化疗药物主要为蒽环类和紫杉类。内分泌药物包括他莫昔芬、托瑞米芬、阿那曲唑、来曲唑、依西美坦、氟维司群、CDK4/6抑制剂等，根据激素受体表达情况的不同而应用于不同的乳腺癌患者。分子靶向药物包括曲妥珠单抗、拉帕替尼、帕妥珠单抗等。乳腺癌患者一旦确诊后，需要在乳腺专科医生的指导下，根据肿瘤的类型和患者自身情况制订个性化的治疗方案。

2. 乳腺癌患者如何保护生育能力？

目前乳腺癌患者保护生育能力的方案主要包括：胚胎冷冻、卵子冷冻、卵巢皮质切片冷冻和卵巢功能抑制等，其中胚胎冷冻和卵子冷冻保存技术比较成熟，安全可靠。但该技术的不足是需要男性的参与或精子捐献，且促排卵会延误乳腺癌治疗。另外促排卵还会促进雌激素分泌，增加了乳腺癌复发风险。卵巢皮质切片冷冻保存是一项迅速发展的低温冷冻技术，可以避免上述风险，是目前唯一适用于青春期乳腺癌患者的治疗方案。卵巢功能抑制在生育保护中的作用尚未定论，故暂时不作为保护生育能力的推荐。

3. 乳腺癌患者怀孕是否安全，治疗后多久可以怀孕？

基于目前的大量研究数据支持，乳腺癌患者怀孕是安全的。一般推荐在完成乳腺癌治疗2年后可以怀孕。但对于>35岁且正在接受内分泌治疗的患者，如果担心会错过生育年龄且有强烈要求，愿意承担风险，可考虑在医生的指导和评估下中断内分泌治疗，在分娩及哺乳结束后继续完成内分泌治疗。

4. 如果怀孕期间得了乳腺癌该怎么办？

妊娠期乳腺癌需要根据妊娠的时期制订不同的方案。妊娠早期（前3个月）可以考虑终止妊娠，如要求继续妊娠则须早期手术，如果需要化疗，需要等到第2个3个月，以避免化疗药对胎儿的影响；妊娠中后期的患者可以考虑先化疗，等生产后再手术治疗及后续辅助治疗。

第三节 女性生殖系统肿瘤患者生育保护与生育指导

一、女性生殖系统肿瘤的治疗对患者生育功能的影响

女性生殖系统肿瘤俗称妇科肿瘤，包括子宫、阴道、卵巢、输卵管、外阴等部位的肿瘤，表现为生长在这些器官的占位性、浸润性或破坏性的病变，按病变的性质可以大致分为良性和恶性肿瘤，病变的性质决定了治疗方式以及结果。良性肿瘤以子宫肌瘤发病率最高，其次为卵巢良性肿瘤，如卵巢浆液性或黏液性囊腺瘤，以及卵巢成熟性畸胎瘤。恶性肿瘤以宫颈癌最多见，其次为卵巢恶性肿瘤和子宫内膜癌。女性生殖系统肿瘤占女性肿瘤的12%~15%，其中21%的患者是育龄期女性。近年来妇科恶性肿瘤的发病率有升高和年轻化的趋势。我国生育政策的开放，使得女性生育年龄范围变宽；另外随着社会生活、教育水平的普遍提高，妇科肿瘤患者个体化治疗的需求，包括生育的需求越来越明显，生育力保护成为一种常见的情况。因此当今妇科肿瘤的治疗已不仅仅局限于单一的治疗目的，生育以及正常生理功能的保护，已经成为医学发展的一个新的目标，是肿瘤治疗的重要组成部分。

当育龄期女性怀疑或诊断为妇科肿瘤时，不要慌乱，不要出现病急乱投医的情况。由于肿瘤尤其是恶性肿瘤的首次诊断及治疗非常重要，因此建议找妇科肿瘤的专科医院就诊。如果患者已婚已育，但还有生育需求，需要尽早将自己的生育需求以及迫切程度告知医生，如果已婚未育或者未婚的年轻女性，医生比较容易主动关注到患者的生育保全问题。当今生育

第十八章　肿瘤患者的泌尿生殖功能康复与生育指导

问题成为妇科肿瘤治疗中伴随的非常重要的医学以及人文问题，是需要医患在良好沟通基础上来解决的复杂的医学问题。在疾病的初诊初治阶段，患者必须通过以下的步骤。

第一步：妇科肿瘤的初步诊断。患者可能由于腹痛、腰酸、阴道不规则出血、白带增多等不适而就诊，也可以是无症状，如体检发现异常，继而进行相关检查，包括影像学检查（B超、CT、MRI）、血液检查、妇科检查等，根据检查结果，初步判断是否有妇科肿瘤，以及肿瘤来源的部位以及肿瘤性质。部分肿瘤如宫颈癌、外阴癌可以取肿瘤局部组织活检进行病理检查来确诊，多数肿瘤的性质需要术后的病理检查才能确诊。

第二步：决定是否需要接受治疗。不是所有的妇科肿瘤都需要即刻接受治疗，例如无症状的子宫小肌瘤、卵巢小囊肿，可以暂时不处理，定期随访，这个是否治疗的决定往往由医生来进行推荐，并且是建立在与患者沟通、了解患者病史、生育史的基础上。

第三步：接受治疗。当需要接受治疗时，接受何种治疗方式是重要环节。治疗方式是由肿瘤部位、大小、性质以及程度决定的，其中关键是肿瘤的性质，肿瘤性质的确定需要依赖肿瘤组织的病理检查，肿瘤组织的来源多为手术切除，部分可来自活检。而能否保留生殖器官以及生育功能的保全程度是由治疗方式决定的。

目前妇科肿瘤主要的治疗方式是：手术治疗、化疗、放疗、化疗联合其他治疗（如射频治疗等），这些治疗方式不同程度地对生育功能造成影响。从肿瘤的治疗方式而言，能够较好地保留生育能力的治疗方式是手术治疗和化疗，而放疗是保护生育能力最为困难的一种治疗方式。

1. 手术方式

当今妇科肿瘤的手术方式主要有三种：开腹手术，腹腔镜手术，机器人辅助手术。三种手术方式各有优缺点，前者为传统手术方式，优点是比较容易完整地取出肿瘤，无瘤的手术原则容易遵循，是经典的手术方式。后两者为微创手术方式，其中腹腔镜手术已成为一种越来越普遍的手术方式。由于机器人价格昂贵，机器人辅助手术在国内开展的并不多，以腹腔镜手术为代表的微创手术，在有丰富妇科肿瘤治疗经验以及微创手术经验的医生操作下，可以切除大多数妇科肿瘤。微创手术可治疗的肿瘤包括子宫肌瘤、卵巢肿瘤、子宫内膜癌、宫颈癌等良、恶性肿瘤，可以达到开腹手术的效果。同时还具备以下优点：腹部切口小、组织损伤小、恢复快，降低了术后粘连，因此有利于维护盆腔正常解剖及术后功能的恢复，对保留生育功能具备一定的优势。

2. 化疗

化疗是妇科恶性肿瘤的重要治疗方式，根据治疗目的可分为根治性和辅助性。例如卵巢生殖细胞肿瘤和子宫滋养细胞肿瘤是化疗敏感的肿瘤，前者可以通过较小的手术范围（保留生殖器官）结合化疗，后者单用化疗，均可以达到根治目的；在上皮性卵巢癌治疗中，化疗是整体治疗策略中不可缺少的一个环节。由于化疗药物具有很强的生殖毒性，轻则影响卵泡的生长成熟障碍，表现为黄体功能减少或丧失从而月经失调，患者妊娠机会减少，容易发生妊娠后流产或胎儿死亡；重则影响卵巢卵泡储备，卵泡数减少，导致卵巢间质纤维化、萎缩、坏死。不同的化疗药物生殖毒性有区别，对卵巢损害较大的化疗药物主要为烷化剂，如环磷酰胺、白消安、氮芥等，使用烷化剂化疗卵巢早衰的发生率增加4.52倍，使年轻女性发生卵巢早衰的风险增加9倍，环磷酰胺治疗后约60%的患者发生卵巢早衰；对卵巢损害较小的化疗药物如顺铂、氨甲蝶呤、氟尿嘧啶。保留生育功能的年轻患者在接受化疗时，尽可能采用生殖毒性低的药物，预先采取保护措施，如下丘脑促性腺激素释放激素类似物（GnRHa）用于患者化疗前，通过抑制下丘脑-垂体-卵巢轴，使大部分卵泡处于静息状态，减小化疗药物对生长期卵泡的损伤。胚胎冷冻、卵母细胞冷冻、卵巢组织冷冻等新技术提供了治疗前介入的机会，但目前部分技术未成熟，能开展实施的医院不多。

3. 放疗

卵巢对放射线非常敏感，卵子对放疗尤为敏感，2Gy以下的放射剂量足以破坏整个卵泡池中一半的卵细胞，约3Gy的照射剂量就可以造成卵巢功能不可逆的丧失。卵子是生育的基础，因此放疗是最容易破坏女性生育能力的一种治疗方法。常见妇科恶性肿瘤所需要的盆腔放疗剂量一般为45~50Gy，除非在盆腔放疗前采取卵巢移位、卵巢皮质组织冻存、促排卵

第十八章　肿瘤患者的泌尿生殖功能康复与生育指导

治疗、卵子冻存（未婚者）、胚胎冻存（已婚者），否则患者会因为盆腔放疗完全丧失生育能力。

不同部位、大小、性质以及程度的妇科肿瘤接受不同的治疗，结局不同，一般来说良性肿瘤保留生育能力的机会高于恶性肿瘤，随着近年来肿瘤治疗中不断出现的新理念、新方法，恶性肿瘤患者保留生育能力的机会在逐渐增多。

妇科良性肿瘤：一方面，部分妇科良性肿瘤自身可能会影响卵子发育、成熟、排卵、配子输送、胚胎着床等孕育新生命的各个环节，例如子宫肌瘤突向宫腔以及黏膜下肌瘤，会不利于胚胎着床，甚至导致不孕，需要手术切除肿瘤来改善状况；另一方面，手术同时也会造成不良影响。盆腔手术史会引起盆腔粘连，导致卵子不能顺利到达宫腔；卵巢肿瘤剔除术会附带将部分周围正常卵巢组织切除；手术中电凝止血、缝扎等手术操作会破坏了剩余正常卵泡；这些状况可能会影响受孕能力。宫颈锥切术为小手术：①手术切除部分的宫颈黏膜，可造成宫颈黏液的分泌减少，从而使精子进入子宫腔时阻力增加；②破坏宫颈局部免疫屏障，增加了上行性感染的机会，易产生盆腔炎从而引起输卵管性不孕；③宫颈锥切术后，宫颈再生修复、肉芽增生、瘢痕挛缩会引起宫颈狭窄与粘连，导致经血不畅甚至受孕困难。事实上在治疗过程中，多数良性肿瘤均可以保留生殖器官，在现代生殖技术下，理论上都有怀孕的可能，但由于手术直接或间接地影响生殖功能，可能会不同程度导致受孕难度的增加。因此患者需要充分了解手术目的以及可能带来的不良影响，积极地面对今后的问题。

妇科恶性肿瘤：妇科恶性肿瘤自身具有局部复发、远处转移的生物特点。往往需要足够的破坏性手段才能达到初始治疗目的，例如足够的手术范围，合适的辅助治疗，必要时放疗。当患者有生育需求时，足够安全的治疗以及生育功能的保护，却常常是临床处理中矛盾的双方，保留生育能力的情况相对比较复杂，需要专业的医生以及多学科团队的支持才可以进行正确合理的取舍。早期的患者保留生育能力的概率高，不同的肿瘤类型保留生育能力的概率大不相同。值得庆幸的是，近年来肿瘤生殖学颇受关注，医学界对恶性肿瘤手术改良的探究，以及深入研究化疗导致卵巢功能损害的预防和应对，给不少患者创造了获得生育以及更高生存质量的机会。

随着宫颈癌等妇科肿瘤的筛查以及早诊早治的开展，妇科恶性肿瘤保留生育功能不再是遥不可及的梦，越来越多的年轻患者通过不同的个体化治疗圆了做母亲的梦。

妇科常见的恶性肿瘤是宫颈癌、子宫内膜癌、卵巢恶性肿瘤，比较少见的肿瘤如子宫肉瘤、阴道癌、输卵管癌、外阴癌等。下面是妇科常见的恶性肿瘤保留生育能力的简要临床处理。

宫颈癌的发病年龄一般为45~55岁，近年来保留生育能力的理念及手术方式日趋成熟，医学上符合以下条件的早期宫颈癌可行保留生育能力的手术治疗：①渴望保留生育能力；②没有临床证据证明有其他影响生育的疾病存在；③FIGO分期IA2~IB1；④局部肿瘤≤2厘米；⑤无淋巴结转移证据；⑥没有血管、淋巴管转移。在这些早期患者宫颈根治术与传统的宫颈癌根治术相比，疗效相当。另外，宫颈癌是可防可治的疾病，定期的筛查、早期发现对广大年轻女性来说非常重要。

子宫内膜癌的发病年龄一般为50~59岁，约有10%的女性在40岁之前发病，标准的治疗是全子宫＋双附件＋盆腔和腹主动脉旁淋巴结切除，术后根据病理情况予以观察、辅助放疗和（或）化疗，患者的生育能力是无法保留的。临床中，符合以下条件者，可以尝试生育能力的保全：①患者年龄≤40岁；②有强烈的生育要求；③病理类型为子宫内膜样腺癌；④病理分化程度为高分化；⑤病变局限于子宫内膜，无肌层浸润、子宫外扩散及淋巴结受累；⑥孕激素受体表达阳性（适用于孕激素治疗者）；⑦患者无孕激素治疗禁忌证；⑧患者经充分知情并能顺应治疗和随诊。治疗前对患者应进行充分评估。治疗方式为经过宫腔镜电切后应用大剂量孕激素，或直接应用大剂量孕激素治疗。临床最常用的方案为每日甲羟孕酮250~500毫克，一般连续用药3个月为一疗程，每一疗程结束后进行疗效评估。治疗期间需要间断进行诊刮、磁共振及超声检查以监测疗效，经过大剂量孕激素治疗后，子宫内膜癌患者复发率为40.6%，生育率为28%；不典型增生组治疗满意率为85.6%，复发率为26%，生育率为26.3%。子宫内膜癌大剂量孕激素治疗后生育率远低于子宫颈癌，可能药物治疗使卵巢功能及子宫内膜容受性均受到一定程度影响，影响了妊娠。

卵巢恶性肿瘤的分类繁杂，治疗方法复杂，治疗结局不同。如卵巢生

第十八章　肿瘤患者的泌尿生殖功能康复与生育指导

殖细胞肿瘤的发病年龄多为青少年，无论早期和晚期都可以保留生育能力，但对于上皮性卵巢癌，保留生育功能仅限于早期患者。对于卵巢恶性肿瘤，目前的观点是卵巢交界性肿瘤、早期上皮性卵巢癌（IA 期 G_1）、性索间质肿瘤（IA 期）以及各期生殖细胞肿瘤均可行保留生育能力的分期手术，经术中探查，切除患侧卵巢、大网膜、盆腔及腹主动脉旁淋巴结、盆腹腔肿瘤，保留健侧或正常卵巢和子宫。

二、女性生殖系统肿瘤治疗后适宜的生育时机

从优生优育的角度来看，女性的最佳生育年龄为 24~30 岁，男性的最佳生育年龄为 27~35 岁。高龄女性怀孕，有诸多弊端，妊娠的并发症会增加，如妊娠高血压综合征、妊娠合并糖尿病等；难产的概率增加，因为产道弹力下降、骨盆变硬；胎儿的疾病发生率增加，如先天愚型等。因此妇科肿瘤治疗后的患者，如果肿瘤已处于治愈或稳定的状态，手术瘢痕（主要是指子宫瘢痕及宫颈瘢痕）能耐受妊娠过程，经过医生评估后，允许备孕的情况下，建议尽早怀孕。

一般认为子宫肌瘤剔除术后 2~3 年子宫瘢痕肌肉化达到最佳状态，此前，瘢痕组织多为纤维结缔组织，其强度和韧性仍较差，妊娠后子宫破裂的风险较高，严重时可致大出血、休克，甚至危及母婴生命安全，因此多建议患者在子宫肌瘤剔除术后 2 年内避孕。由于子宫肌瘤剔除术后有一定的复发率，或因孕妇年龄偏大希望术后短期内受孕，因此现在新的观点是术后 18 个月就可以再次怀孕，尤其是肌瘤不大，剔除范围小、瘢痕小、未损伤子宫内膜者可以适当提前怀孕。

宫颈锥切术破坏了宫颈的完整性，术后的再生修复是炎性浸润的过程，需要一定的时间，修复后的组织不同于原来的宫颈间质，会导致宫颈功能不全而引起早产、流产等，因此一般建议宫颈锥切术后 6 个月可以怀孕，间隔时间越久、宫颈切除范围越小，孕妇早产、流产率越低。

至于早期子宫内膜高分化腺癌患者孕激素治疗后间隔多长时间可以准备妊娠，目前意见不一。一种观点建议一旦病变消退应即刻助孕，以缩短停止治疗到妊娠的时间，减少病变复发的风险；也有作者建议经间隔 3 个月的两次内膜活检证明病变消退后方可怀孕，这些患者多数都经

历过数次内膜活检,以诊断疾病或鉴定疗效,反复的刮宫术可能造成子宫内膜的损伤,降低胚胎着床率。另外,内膜本身的病变和大剂量孕激素的应用可能也影响了内膜的容受性。对此,目前还没有很好的应对策略。由于自然受孕比较困难以及存在疾病复发风险,病情缓解后建议尽快施行助孕技术。

三、良好的生活习惯有助于备孕

1. 均衡营养,保持良好生活习惯

保证充足的睡眠,做到按时休息,早睡早起;保证营养、科学、健康饮食,要适量补充一些营养丰富的食物或保健品;尽量不要食用刺激性的食物,以免引起肠胃不适等症状;备孕夫妻双方的任何一方饮酒或吸烟过度,都可能造成胎儿某些方面缺陷;在医生指导下可适量补充叶酸,可预防胎儿畸形、贫血。

2. 要适当地进行锻炼

在肿瘤治疗康复后,可以选择适合自己的一些运动,如慢跑、游泳、大步走等;运动有助于拥有好体质、好心情,但是不宜过量。

3. 保持健康的心理状态

妇科肿瘤经过治疗后,许多患者背负精神压力,容易产生自卑、焦虑的情绪,担心不能受孕,担心自身及胎儿的健康。当经过妇科、肿瘤科与产科医生的共同评估后被允许备孕,说明目前肿瘤的病情是稳定的,受孕是安全的,胎儿的健康则通过产前检查来筛查。因此备孕女性不必给自己造成不必要的思想负担,事实上,沉重的思想负担对备孕有害无利。若女性情绪变化较大,容易致使内分泌发生紊乱,进而降低受孕概率。心理健康与受孕是彼此相依的,不可分割的,保持情绪稳定,摄养心身,是受孕的重要前提。丈夫应多加体贴、谅解,保持家庭快乐。做到这些,怀孕有子的愿望是可以达到的,抱上可爱的小宝宝不再是梦。

4. 美化、净化居家环境

干净整洁的居家环境能使人心情愉悦。保持室内空气的清新与湿度,定期整理及清洁室内外,包括卫生死角。使用优质的装饰材料和家具,减少来自这些材料的有害物质的散发。尽量避免与宠物近距离接触,是为了

避免弓形虫的传染，造成胎儿畸形。

怀孕是复杂的生理过程，不能期待一次就成功，要放平心态，不要操之过急，循序渐进，有时候也需要寻求外界的帮助。

四、适时向医生求助

部分妇科肿瘤的手术，可能会改善女性的受孕状态，但多数手术会对受孕造成不良影响。因此被允许怀孕后，如果准备充分，无避孕的情况下，6个月内还未能受孕，考虑原有肿瘤的特殊情况，夫妇二人要寻找医疗帮助。在诊疗过程中，要做到以下几点：①做好与医护人员的沟通，不隐瞒病史；②由于每次以及总的诊疗时间可能会漫长及繁琐，要调整好心态，事先安排好工作，保持耐心；③家属给予足够的心理、经济支持及身心关怀。

如果自然受孕困难，则应及早采取医学助孕。由于助孕技术是比较复杂的医学过程，从准备、实施到观察的过程环环相扣，一丝不苟，均需要夫妻之间的共同配合。夫妻需要做好相关的准备，包括心理、生理等各方面，以及夫妻双方与医护团队之间的配合；夫妻要保持良好的心态，避免互相指责；配合医嘱进行各项准备，不明之处应当及时与医护沟通，不可焦虑不安，要以平和的心态对待这一漫长而又令人期待的过程。

与一般的不孕患者相比，妇科恶性肿瘤患者医学助孕的难度及效果存在差异。

（1）妇科恶性肿瘤的手术、化疗或放疗都可以引起卵巢储备功能降低，这些患者在促排卵治疗中常常出现卵巢低反应，妊娠率显著下降。因此，在医学助孕前，患者及家属要有一定的心理准备，必要时可以放宽体外受精-胚胎移植的指征，使患者尽快妊娠。

（2）着床率下降，最明显的是保留生育能力的子宫内膜癌患者都经历过数次内膜活检，会造成子宫内膜损伤，降低胚胎着床率。另外子宫内膜本身的病变和大剂量孕激素的应用也影响了子宫内膜容受性，对此，目前还没有很好的应对策略。

（3）医学助孕对妇科恶性肿瘤有一定的影响。子宫内膜癌是雌激素依赖性肿瘤，促排卵治疗过程中高水平雌激素是否会引起子宫内膜癌的复发目前尚无定论，是否影响卵巢癌患者的远期预后目前亦无定论，因此必须加强孕期和分娩后的远期随访。

五、妊娠过程中患者的注意事项

不同的妇科肿瘤手术时,如果损伤子宫肌层、子宫内膜、子宫颈,这些部位的瘢痕形成,会对妊娠以及分娩带来不良的影响。如流产、早产的发生率会上升,甚至妊娠晚期瘢痕破裂导致大出血危及生命等,因此,在妊娠及分娩过程中患者需特别注意并密切观察。

1. 怀孕初期

怀孕初期应避免出入高温场所,因为身体持续高温会使孕妇血管扩张,血液大量流到皮肤表层,增加心脏的负荷,可能导致有心脏病的孕妇心脏病发;而子宫、胎盘血流量也会相应减少,使得胚胎的营养供给锐减。怀孕期间腹痛是很常见的现象,腹痛的原因很多,最常见的原因,乃是由于怀孕后子宫变大,子宫韧带受牵扯而引起,一般这种疼痛并不严重,可能会造成一些不适,但不会影响日常生活,通常并不需要特别治疗。但若疼痛程度较重,必须到医院就诊,确定有无流产、宫外孕等异常情况。定期通过B超检查了解胎盘种植部位与瘢痕的关系,密切注意先兆流产、先兆早产症状,如有上述症状,需积极处理,必要时终止妊娠。

2. 怀孕中期

怀孕中期随着胎儿逐渐成长,加重了孕妇腰椎、尾椎的负担,加上盆腔淤血,均会导致腰酸。因子宫增大,压迫到大肠,使得排便时不易用力;怀孕时肠胃蠕动不好,肠胃中食物的运送比怀孕前慢30%,因此容易造成便秘。日常生活中应维持定期排便习惯,排便时不要用力过猛,多喝水,多吃纤维类食物。忌食辛辣、燥烈的食物。每天早晚做适量的运动,如散步、体操等,要避免长时间站立。白天活动时,最好穿弹力袜及平底鞋,将重心往后调整;晚上平躺时,可在膝下垫个枕头,或以特殊枕头托住肚子。同样要注意腹痛情况,定期通过B超检查了解胎盘种植部位与瘢痕的关系。

3. 怀孕后期

怀孕后期胎儿发育迅速,胎盘、子宫及母体乳房增大,羊水及血液量增加,故而应加强营养。对于瘢痕子宫者,定期做B超检查,观察子宫前壁下段厚度及子宫瘢痕的回声状态,测量子宫下段厚度(≥3毫米为切口

第十八章　肿瘤患者的泌尿生殖功能康复与生育指导

愈合良好），B超检查若发现子宫下段瘢痕出现缺陷，或下段厚薄不一，子宫下段局部失去肌纤维结构或羊膜囊自菲薄的子宫下段向母体腹部前壁膀胱方向膨出，应考虑子宫不全破裂，建议提早剖宫产。

对于子宫肌层、子宫内膜、子宫颈不存在手术瘢痕的患者，怀孕过程的注意事项同普通妊娠女性。

六、选择恰当的分娩方式，迎接健康宝宝

对于子宫无瘢痕者，分娩方式如健康女性，不必考虑腹部瘢痕。对于瘢痕子宫患者，分娩方式上存在争论，一种观点认为考虑子宫破裂的隐患，选择剖宫产；另一种观点认为子宫破裂终究是少数，可以选择顺产。医生应在产前认真负责地客观评价，分析产妇阴道分娩的可能性，要先向孕妇及其家属讲清阴道试产的利和弊，认真分析两种分娩方式的优缺点及可能发生的并发症和预防措施。专业人员的助产技能是影响孕妇分娩方式的重要影响因素。阴道试产的成功取决于产前对阴道试产指征的合理掌握。经阴道试产者必须具备：①不存在双胎或多胎、前置胎盘、胎儿宫内窘迫、羊水过少、过期妊娠、脐带绕颈、胎位异常等。②子宫瘢痕为子宫体部纵瘢痕。③孕妇全身营养状况好，无营养不良、贫血、严重组织水肿、低蛋白血症。④本次妊娠无严重内科合并症。⑤医院具备随时手术、输血和抢救的条件。⑥禁止使用镇痛分娩，因其将掩盖下腹压痛及腹痛的症状，致使先兆子宫破裂的诊断、处理延误。⑦宫颈锥切术后并不降低阴道分娩的成功率，并不一定导致宫颈性难产，不应成为剖宫产的指征。另外，加强孕期管理，及时发现并治疗阴道炎症，减少不良事件发生。

小问答

1. 常见的妇科肿瘤有哪些？

良性肿瘤以子宫肌瘤发病率最高，其次为卵巢良性肿瘤，如卵巢浆液性或黏液性囊腺瘤，以及卵巢成熟性畸胎瘤；恶性肿瘤以宫颈癌最多见，其次为卵巢恶性肿瘤和子宫内膜癌。

2. 妇科肿瘤的治疗有几种方式，哪种治疗方式对生育能力破坏最大？

妇科肿瘤的主要治疗方式有手术、化疗、放疗，根据肿瘤的性质来决

定治疗方式。一般来说，手术以及化疗保留生育的概率较大，放疗对生育力破坏最大。

3. 患者有子宫肌瘤病史5年，定期复查，一直处于稳定状态，现在想备孕，这个肌瘤要不要处理？

小的子宫肌瘤尤其位置好的肌瘤不会影响怀孕，一般可以不予处理；大肌瘤、位置不好的肌瘤会影响怀孕，无避孕6个月后未怀孕者，建议切除肌瘤。

4. 宫颈癌患者是否必须要切除子宫？

医学上符合以下条件的早期宫颈癌可行保留宫体的手术治疗：①渴望保留生育能力；②没有临床证据证明有其他影响生育的疾病存在；③FIGO分期IA2~IB1常大；④局部肿瘤≤2厘米；⑤无淋巴结或淋巴管转移证据；⑥没有血管转移。这些早期患者宫颈癌根治术与传统的宫颈癌根治术相比，疗效相当。另外，宫颈癌是可防可治的疾病，定期筛查、早期发现对广大年轻女性来说非常重要。

5. 最近体检发现有"卵巢囊肿"，医生要我做手术，可是我还想要生孩子，怎么办？

卵巢囊肿如果是生理性囊肿或良性肿瘤，完全可以保留生育能力。如果术后发现为卵巢恶性肿瘤早期，则还是有机会保留生育能力。

6. 宫颈癌行宫颈切除术后已3年，无避孕1年，至今未怀孕，可以进行辅助生育吗，辅助生育会导致肿瘤复发吗？

正规评估病情，如无复发迹象，建议尽早接受辅助生育计划，辅助生育不会导致肿瘤复发。

7. 5年前因卵巢恶性畸胎瘤进行过化疗，现在怀孕了，非常担心胎儿的健康。

化疗药物的确可以影响生殖细胞，有致畸的潜在可能。研究表明，妇科恶性肿瘤化疗幸存者下一代先天畸形无显著提高，因此不必担心，借助现代医学产前诊断手段进行筛查即可。

8. 终于怀孕了，因为有子宫肌瘤手术史，我是否应减少活动，以免流产？

有子宫肌瘤手术史后怀孕，可以选择适合自己的一些运动，如慢跑、游泳、散步等，运动有助于拥有好体质、好心情，但是要注意适量，不宜过量。

9. 宫颈癌会不会遗传给下一代？

不会。

10. 小林近日愁眉不展，经检查发现怀孕的同时患有宫颈癌，陷入治疗癌症还是要孩子的两难境地。

对于宫颈癌 IA1 期的患者，可行宫颈锥切术，保证足月生产；对于大于 IA1 期的宫颈癌，若为早孕，可先行流产，若为孕中晚期，则可剖宫取胎或剖宫产的同时采用手术治疗。

（潘月龙　李　娟　王　蓓　吕晓皑　楼寒梅）

第十九章 肿瘤患者的肢体淋巴水肿防治指导

灵巧的四肢是执行大脑各种指令的关键工具，是生活质量的重要保障。但是，有一种大家并不是很熟悉的疾病——淋巴水肿，它会影响上肢的灵巧、下肢的活动，严重的还会合并肢体感染，严重影响了患者的生活质量。在以前，针对淋巴水肿的发生，由于其发病原因不明确，既没有很好的预防措施，也没有较好的治疗措施，特别是对于肿瘤治疗相关的淋巴水肿，由于更多关注了肿瘤本身，对于因治疗而产生的淋巴水肿，关注的人就更少了。随着疾病治疗效果的提高、肿瘤治疗后长期生存的患者的增多，对于患者治疗后生活质量的保障已经越来越受到重视；而淋巴水肿作为肿瘤治疗后最常见的并发症之一，已不再像以前那样被"忽视"，而是已有了很多的预防及治疗方法。

那么，怎样才能减少淋巴水肿的发生呢？

一、淋巴水肿发生的原因及发病情况

淋巴水肿分为原发性淋巴水肿和继发性淋巴水肿。原发性淋巴水肿一般由遗传性原因引起，主要由淋巴管系结构缺陷导致。而继发性淋巴水肿的原因多见于肿瘤根治性手术和放疗后，其他病因还包括患肢反复丹毒、淋巴结特异性和非特异性炎症、淋巴结增殖性病变、淋巴瘤、淋巴结活检手术、副乳切除手术等。淋巴水肿以前不被重视，因其发生概率并不高。准确地说，原发性淋巴水肿的确比较罕见，但继发性淋巴水肿并不罕见，尤其是肿瘤相关的淋巴水肿。随着我国肿瘤患病率、生存率的逐步升高，在我国淋巴水肿患者人数约有数千万。一般认为，只要涉及淋巴清扫的手术均可导致淋巴水肿，而肿瘤中，又以乳腺肿瘤、盆腔肿瘤相关的淋巴水肿最为常见。

1. 乳腺癌相关淋巴水肿

乳腺癌相关淋巴水肿，一般指的是上肢淋巴水肿，目前考虑病因有头

第十九章　肿瘤患者的肢体淋巴水肿防治指导

静脉属支的结扎使血液回流障碍、淋巴结的清扫使淋巴管堵塞，使淋巴液积聚在组织间隙而发生水肿。简单来说，就是因为乳腺癌相关的治疗阻碍了淋巴回流的正常进行，导致了很多物质包括大分子蛋白质"流离失所"，留在了上肢，肿胀也随之发生。这种肿胀的发生，与治疗模式有很大的关系。在外科治疗中，行前哨淋巴结活检者，其淋巴水肿发病率平均为6.3%（0~23%）；行腋窝淋巴结清扫者，其淋巴水肿发病率平均为22.3%（11%~57%）。放疗也会增加淋巴水肿的发病率、加重淋巴水肿的严重程度，因放疗同样会导致淋巴管回流障碍，组织液局部残留。另外，腋窝反复积液、术区或上肢的感染、年龄偏高、肥胖等因素均是发生淋巴水肿的高危因素。发生淋巴水肿，最直观的感受就是手臂变粗了、手臂上的"皱纹"变少了，同时会伴有上肢的肿胀感、活动障碍、皮肤紧绷感，可见肘部软组织增厚，也有部分患者会合并感染，从而出现皮肤发红、疼痛等表现。

上肢淋巴水肿

2. 盆腔肿瘤相关淋巴水肿

盆腔肿瘤相关淋巴水肿，一般指下肢淋巴水肿，是妇科恶性肿瘤术后或放疗后的常见并发症之一，其发病机制与乳腺癌相关的淋巴水肿类似，主要是由于手术或放疗损伤了淋巴管，淋巴回流通路受阻，大量淋巴液进入组织间隙，从而导致下肢水肿。轻者随着侧支循环的建立而缓解，严重者可导致外观异常、乏力、反复感染和下肢功能障碍，影响患者的生存质量。研究表明，妇科恶性肿瘤治疗后患者发生淋巴水肿的平均发生率为25%，其中子宫内膜癌发病率为1%，宫颈癌发病率为27%，外阴癌发病率则达到了30%。

下肢淋巴水肿

虽然淋巴水肿发病率不低，但未引起足够的重视，来医院就诊者就更少了。在欧美国家，有1/3发生淋巴水肿的患者未被诊断和治疗，而在我国未得到系统、有效诊断与治疗的淋巴水肿患者人数可能更多。这主要与淋巴水肿的非致命性有关。临床更关注于肿瘤围手术期的治疗和护理、术式的改良和复发率的降低，而忽视了淋巴水肿的损害。

二、淋巴水肿的诊断及检查

我们该如何发现淋巴水肿呢？淋巴水肿一般慢性起病，早期仅有轻度肿胀时，用手指按压可有凹陷性压窝（指凹征），抬高患肢和卧床休息后肢体肿胀可以消失或减轻，大部分患者这时候往往不会太在意。此时如果不加以注意和治疗，肿胀会继续加重，导致皮下组织发生纤维结缔组织增生，肢体变得粗肿而硬，皮肤增厚，弹性消失，指压时凹陷性压窝不明显，休息和抬高患肢都不能使肿胀消减，两侧肢体明显不对称，严重者会有肢体疼痛、酸胀或活动障碍。提重物、感染等都会诱发淋巴水肿病程加重，有时会合并淋巴管炎，出现皮肤发红、皮温升高、酸胀感明显等表现。

第十九章　肿瘤患者的肢体淋巴水肿防治指导

根据美国理疗协会的分度标准，将淋巴水肿分为3度。①轻度水肿：患侧肢体体积大于健侧20%以内；②中度水肿：两侧肢体体积相差20%~40%；③重度水肿：患者肢体体积大于健侧40%以上。也可根据临床表现，根据国际淋巴协会（ISL）分级标准进行分期。0期：亚临床肿胀状态（肿胀不明显，淋巴运输功能受损）；Ⅰ期：早期阶段，肢体有凹陷性水肿（指凹征），患肢抬高可使水肿消退；Ⅱ期早期：患肢抬高水肿难以消退、指凹征明显；Ⅱ期晚期：病变组织纤维化，患肢可伴有或者不伴有指凹征；Ⅲ期：患肢出现组织硬化（纤维化），指凹征消失，皮肤增厚。不管采用何种测量方法和分度标准，关键在于动态监测，以评估水肿发生的动态变化及治疗效果。

影像学检查能够提供确定淋巴水肿诊断和评估所必需的信息。目前，核素淋巴显影是观察淋巴系统的首选方法，它是一种安全、非侵入性、符合生理且对淋巴管内皮无损伤的检查方法。该技术不仅能观察淋巴管形态，而且还可以观察周围淋巴管的功能。磁共振成像（MRI）可以了解肢体水分的储存分布；吲哚菁绿荧光成像（ICG）可显示出浅层淋巴管的状态，并能进行动态观察。电子计算机断层扫描（CT）、彩超、近红外荧光成像（NIR）等也是常用的技术。

值得一提的是，有一种与淋巴水肿很像的疾病，即静脉血栓性水肿，两者临床表现很相似，但在发病原因、治疗方式上有很大区别，应注意鉴别。静脉血栓性水肿是由静脉血栓引起。静脉血栓本身是恶性肿瘤患者的一种常见并发症，1968年Trousseau首次提出恶性肿瘤患者易发生血栓症的观点，其发生危险度为普通人群的4.4倍，这一方面可能与肿瘤导致的血液高凝状态有关；另一方面则与患者接受的治疗（包括手术、化疗、激素治疗、放疗及留置中心静脉导管）有关。妇科恶性肿瘤治疗后血栓性下肢水肿发病率为0.3%~23%。危险因素除了恶性肿瘤诊断和化疗外，还有高龄、肥胖、吸烟史、遗传等。静脉血栓可以发生于浅静脉、深静脉，其中深静脉血栓发生又最常见，不易发现。症状随栓塞的部位不同而不同，症状明显且常见的为髂静脉、股静脉血栓，多为突然出现。表现为肢体疼痛，有运动性疼痛、体位性疼痛、温差性疼痛、特发性疼痛、静息性疼痛之分；有皮肤温度变化，与血管供血好坏有关，严重者的患肢皮温明显下降；

肢体肿胀，后期发展为静脉曲张；一些患者有皮肤颜色发绀，或难治性溃疡，若累及动脉，则会出现动脉搏动减弱或消失。乳腺恶性肿瘤治疗后血栓性上肢水肿发病率没有妇科肿瘤那么高，一般为0.3%~3%，发病原因除了化疗、PICC置管外，还有就是使用内分泌药物治疗引起的血栓性肿胀，这类药物引起的血栓可发生在身体的任何部位，应该引起患者们的注意。

三、淋巴水肿的治疗

淋巴水肿是需要治疗的，治疗的目的在于改善肢体的肿胀程度，增加肢体的活动度，减少肢体发生继发性病变（如感染、纤维组织增生）的机会。目前治疗淋巴水肿的方法可分为两大类，即保守治疗和手术治疗。

1. 保守治疗

保守治疗主要指的是综合消肿治疗（CDT），CDT是近几年来兴起的治疗淋巴水肿的方法之一，对于有完整淋巴回流的水肿患者效果尤为明显，包括人工淋巴引流、压力绷带治疗、皮肤护理等。患者一般需要接受每周5天、每天2小时的人工淋巴引流按摩，持续3~8周。该过程完成后，再经过长时间的自我皮肤护理及锻炼，并使用专用的绷带包扎患肢，以完成整个CDT过程。CDT的原理是依据人体淋巴系统的分布，利用手法按摩，打通各个体表淋巴引流区之间的交通支，使患侧区域的淋巴通过交通支从健侧淋巴系统回流。治疗从肢体的远心端（末端）开始，驱使淋巴液向近心端流动，通过健侧腹股沟淋巴系统或腋窝淋巴系统回流。经过治疗滞留的组织水肿液得到疏通和排除，患肢变得松软，体积随之缩小。有研究证实，CDT可有效减轻淋巴水肿、提高患者生活质量。一般情况下，患肢体积平均下降50%~63%，若能一直坚持，患肢体积下降能达到79%。CDT模式作为治疗上肢水肿的有效方法之一，虽然具有无创、副作用少、疗效持久等优点，但不足之处在于治疗时间长，需要患者坚持不懈地配合。

锻炼、药物治疗也是保守治疗之一。美国国家综合癌症网络（NCCN）指南建议，肿瘤患者保持健康的生活方式，特别对于淋巴水肿中度风险者，锻炼不仅可以减轻水肿程度，还会增加关节的运动范围。药物治疗包括使用利尿剂等，在部分淋巴水肿患者中有效，但疗效不持续，也不稳定。淋巴水肿在中医学属"水肿""脉痹"范畴，治疗原则为利水消肿、补气通络、

第十九章　肿瘤患者的肢体淋巴水肿防治指导

活血化瘀，因此采用活血通络汤浸浴及熏蒸，以达到疏通活络、清热解毒、祛风除湿的功效，在部分淋巴水肿患者中也起到了一定的作用。另外，控制体重、穿宽松衣物对于淋巴水肿的治疗也有一定的作用。

CDT 后

淋巴水肿的保守治疗方法还有空气波压力治疗，但其挤压的压力过大，会造成肢体近心端水肿液滞留，长期使用会加重组织纤维化，远期效果不佳。

2. 手术治疗

在过去的十年中，手术往往被运用于保守治疗无效的淋巴水肿中，一般运用于水肿严重患者（重度水肿的患者）。尽管如此，手术治疗的效果目前仍有待证实。手术治疗淋巴水肿的方式多种多样，其目的在于降低淋巴系统负荷，提高淋巴系统转运能力，包括局部切除术、吸脂术、淋巴重建和组织转移手术等。

（1）局部切除术：最早出现的模式是 1912 年的 Charles 模式，即大范围切除病变处皮肤、皮下组织及深筋膜后再在创面植皮。其优点在于对Ⅲ期淋巴水肿患者及过度焦化的患者也能起到一定的作用。局限性在于仅切除局部肿胀组织，并不能治愈淋巴水肿，有多种潜在的并发症，如再次发生肢体肿胀、伤口愈合不良和感染等。Salgado 等在其研究中报道，局部切除术能减轻淋巴水肿的 21%。

（2）吸脂术：最常见于整形美容手术，20 世纪 80 年代才应用于临床的一种较新的治疗淋巴水肿的方法。其优点在于可选择性去除肿胀组织并保持皮肤的完整性，短期内效果明显，创伤也比局部切除术小。但其局限性在于不能逆转或减缓淋巴系统的病理生理发展过程。重度纤维化的患者，因抽吸脂肪时纤维组织产生阻力，因此具有一定的难度。其主要并发症是感染、伤口延迟愈合等。在一项基于 6 个临床研究的综合分析中，入组了 101 例上肢水肿患者，经过吸脂治疗后，平均上肢体积缩小了 94.7%（18%~123%）。在实践中，建议抽脂后进行患肢穿戴弹力袜以维持治疗效果。

（3）淋巴重建和组织转移手术：利用微创手术进行淋巴重建是一种可选择的治疗淋巴水肿的方法之一，该手术方式是符合正常人生理特点的，利用淋巴－静脉回流、淋巴－淋巴回流、淋巴结－淋巴回流来治疗淋巴水肿，短期效果较佳。但这类手术难度大，术后可能出现淋巴液倒流、管腔闭塞等情况，导致手术失败，且远期效果也不确切。

手术治疗淋巴水肿是一种有创的操作方式，较保守治疗，其减轻淋巴水肿的短期效果好，远期效果仍有待进一步观察。目前，已经有多项研究在进行手术、保守治疗联合的治疗方式，初步结果均具有良好的治疗效果。淋巴水肿手术治疗也有禁忌证，患有心脑血管疾病和肺、肝、肾功能不全者，下肢深静脉血栓后、抗凝药物治疗中、高龄等患者均不宜进行手术治疗。对于手术时机没有一定的限制，当患者不能忍受肢体带来的痛苦时，或患者的手腕或脚踝开始出现肿胀，而保守治疗疗效又不确切时，即可以考虑手术治疗。目前乳腺癌术后上肢水肿的治疗是一项临床难题，现阶段强调以预防为主，可根据个体差异制订综合治疗方案。

四、淋巴水肿的预防及康复

对于淋巴水肿的预防，主要以减少手术范围、适当的治疗后锻炼以及注意平时生活细节为主。①手术范围的减少：如针对早期乳腺恶性肿瘤的前哨淋巴结活检替代腋窝淋巴结清扫，已经将术后淋巴水肿的发病率降低

第十九章　肿瘤患者的肢体淋巴水肿防治指导

到10%以下。再者，对于保乳手术，即使前哨淋巴结存在1~3枚淋巴结的转移，也可考虑放疗代替腋窝淋巴结清扫。手术范围的减少，在保证疗效的前提下，不仅利于患者的顺利康复，也利于减少包括淋巴水肿等并发症的发生。②肢体功能的锻炼：术后3~4天即可进行适当的肢体功能锻炼，按不同阶段先易后难，循序渐进。锻炼时避免过劳，适可而止，重在坚持。对于乳腺癌相关淋巴水肿，功能锻炼不仅有利于上肢静脉血和淋巴液的回流，促进上肢功能恢复，也能减轻腋窝瘢痕形成和因腋窝长期不能舒张所致的瘢痕挛缩影响淋巴回流通路。③日常注意事项：患侧肢体尽量不负重劳动，保持清洁，避免外伤，防止感染。尽量不用患侧肢体进行抽血、静脉穿刺、输液等医疗项目。坚持适度的体育锻炼，建立良好的饮食习惯，控制食盐量，保持理想体重。

随着大家对淋巴水肿认识的不断加深以及对其研究的不断深入，将会有更多更好的方法来减轻、消除已发生的淋巴水肿；也随着肿瘤治疗技术的不断进展、精准医疗的精确治疗，因肿瘤治疗导致的淋巴水肿的发生率也必定越来越低。

小问答

1. 什么原因导致了淋巴水肿？

导致淋巴水肿的原因有很多，有的由淋巴管自身原因导致，也有的由外界原因导致，但最常见的原因是与肿瘤治疗相关的，如肿瘤根治性手术、肿瘤放疗等引起的淋巴水肿。由于上述治疗影响了淋巴系统正常的回流，以及淋巴管周围组织中大分子蛋白的聚集，从而导致了组织中液体的潴留，引起淋巴水肿。通俗地讲，肿瘤会通过淋巴系统转移，因此包括手术在内的抗肿瘤治疗需要将肿瘤引流区域的淋巴组织清除，但是，清除过程也会影响正常淋巴组织的回流以及组织中正常的液体回流，而出现水肿。水肿最常见的部位在上肢及下肢。

2. 淋巴水肿能治愈吗？

一般认为，去除了导致淋巴水肿的原因，就可以治愈淋巴水肿。例如由丹毒、感染等原因导致的淋巴水肿，感染得到控制后，淋巴水肿也就会被治愈。但是，在肿瘤相关的淋巴水肿中，由于手术或放疗等抗肿瘤治疗，已经破坏了正常的淋巴系统，而淋巴系统又不能再生，因此治愈淋巴水肿已是不可能，但可通过治疗，减轻淋巴水肿肿胀程度或延缓淋巴水肿的发生。

3. 发生淋巴水肿后能做家务和正常工作吗？

抗肿瘤治疗后，并不是人人都会发生淋巴水肿。目前研究表明，肿瘤相关的淋巴水肿发病率为 3%~30%，这其中大部分是轻中度的，一般并不会影响日常的工作和生活。但是，平常生活和工作需要注意一些基本事项，例如勿使患侧肢体负重过多、勿发生肢体感染等。

4. 发生淋巴水肿后能锻炼身体吗？

生命在于运动！身体锻炼是人人需要的，只不过，在患有淋巴水肿的患者中，或者患者存在发生淋巴水肿高危因素时，锻炼需要注意一些事项。对于患侧肢体，可按照医院曾告知的方法进行一些适当锻炼，不能用力过度、也不要进行负重运动，平时可对患侧肢体进行按摩，按摩方向是从远到近，力度要轻微，其目的不是放松肌肉，而是促进淋巴回流。

5. 淋巴水肿日常生活要注意些什么？

患侧肢体尽量不负重劳动，保持清洁，避免外伤，防止感染。尽量不用患侧肢体进行抽血、静脉穿刺、输液等医疗项目。坚持适度的体育锻炼，建立良好的饮食习惯，控制食盐量，保持理想体重。

6. 淋巴水肿什么时候要来就诊？

如果感觉一侧肢体明显较对侧肢体肿胀，表面皮肤发红、紧绷，有时会合并瘙痒、疼痛，肢体活动障碍加剧，这些都是淋巴水肿发生的信号，提醒患者尽快到专科门诊就诊。

7. 如何有效地治疗淋巴水肿？

淋巴水肿是需要治疗的，治疗的目的在于改善肢体的肿胀程度，增加肢体的活动度，减少肢体发生继发性病变（如感染、纤维组织增生）的机会。目前治疗淋巴水肿的方法可分为两大类，即保守治疗和手术治疗。保守治疗主要指的是综合消肿治疗，这是国际淋巴水肿诊疗协会推荐的治疗方法，对于有完整淋巴回流的水肿患者效果尤为明显。该方法具有无创、副作用少、疗效持久等优点，但不足之处在于治疗时间长，需要患者坚持不懈地配合。锻炼、药物治疗、空气波压力治疗、控制体重等也是保守治疗的方法之一，对于轻度的淋巴水肿可采用此类方法。手术往往用于保守治疗无

第十九章　肿瘤患者的肢体淋巴水肿防治指导

效及水肿严重的患者（重度以上的患者）。手术方法有创，对术者要求也高，目前一般与综合消肿治疗联合，以期达到或维持一定的治疗效果。

8. 淋巴水肿与肿瘤复发有关吗？

一般认为淋巴水肿与肿瘤复发无关。淋巴水肿发生是由于治疗或其他原因破坏了淋巴系统正常的回流导致的，与肿瘤发生的机制是不同的。但是，肿瘤复发可能会加重淋巴水肿回流障碍，加重组织间液的潴留，从而使淋巴水肿发生或加重。

9. 淋巴水肿患者能使用化妆品吗？

一般认为，使用化妆品不会导致淋巴水肿，但是要谨慎使用会加重淋巴水肿诱因的护肤品，例如在丹毒或感染引起的淋巴水肿中，就要谨慎使用含有糖皮质激素的化妆品，因为糖皮质激素会导致丹毒或感染加重。

10. 淋巴水肿的患者能蒸桑拿吗？

桑拿可促进血流循环，但对于存在淋巴水肿高危因素或已经发生淋巴水肿的患者，长时间或温度过高的桑拿，由于淋巴回流系统的破坏，患者不能承受加快的血液循环，反而会加重淋巴水肿的发生，所以，对于淋巴水肿的患者不推荐蒸桑拿。

（何向明　邹德宏）

第二十章 肿瘤康复期患者的就医指导

第一节 概 述

恶性肿瘤是一种严重威胁人类健康和生命的疾病。近年来无论在发达国家或发展中国家,恶性肿瘤的发生率和死亡率均不断上升。在我国恶性肿瘤已位于死因的首位,成为国家医疗卫生政策和预防控制关注的重点。随着医药科技的迅猛发展,肿瘤的治疗方式也不断创新、进展。在肿瘤治疗中有多种治疗手段,如外科手术、微创手术、放疗、化疗、血管介入治疗、内分泌治疗、微创消融治疗及中医药系统诊疗,等等。近些年来,基因靶向药物治疗、免疫治疗、生物治疗、精准放疗等学科迅速发展,这也要求在治疗中根据不同患者的具体病情选择不同方法进行治疗。

同时,在积极科学的治疗过程中,肿瘤患者自身体质的锻炼、生活方式的调整、饮食的合理搭配及适当的引导按摩、科学的康复方式等,对整体治疗也尤为关键。

正如WHO指出的,恶性肿瘤是一种慢性全身性疾病。科学、规律、系统的诊疗以及积极乐观地面对它,我们总能找到战胜它们的方法,充分享受优质健康、充实美好的生活。目前,肿瘤的主要治疗手段包括手术、放疗、化疗、生物免疫治疗、基因靶向治疗等,每种治疗手段都有各自的优势与不足之处,针对不同人的疾病特点,科学合理地应用它们,从而使治疗事半功倍,疗效更佳。

因恶性肿瘤具有复发转移的特点,经规律合理治疗后的患者处于肿瘤康复期,仍需要长时间定期随诊、治疗、复查。因而对于患者而言,正确有效的临床治疗很重要,而康复期的康复治疗尤为关键。这是因为肿瘤治疗与一般疾病有不同之处:①肿瘤患者临床治愈不等于真正的生物学上的治愈,因为有相当一部分患者还会复发和转移,需要做好预防复发和定期检查。②现代治疗均为损伤性治疗，如手术会造成患者形体损毁和脏器功能损害，化疗和放疗会造成严重的并发症。因此临床治疗后需要继续做康复治疗，减轻器官伤残的影响，改善功能障碍。③WHO认为肿瘤是一种慢性病，慢性病不仅需要注重治疗，更需要重视康复，可以说康复治疗决定了患者的生活质量和生存周期。

随着大量循证医学证据的问世，现代肿瘤的治疗已经进入了临床多学科综合治疗（MDT）时代，MDT是根据患者的机体情况、肿瘤的病理类型、肿瘤侵犯范围（病期）和发展趋势，有计划地、合理地应用现有的治疗手段，较大幅度地提高了肿瘤治愈率、延长了生存期、提高了患者的生活质量，其最大限度地发挥了各学科的专长。加强学科协作的MDT模式对于肿瘤患者的规范化、个体化治疗具有不可替代的重要作用。MDT的成员一般包括多个学科的专家，如外科、内科、放疗科、医学影像科、检验科、病理科、介入科、护理和心理治疗的专家以及社会工作者等。

肿瘤康复期患者常根据自己病情及治疗手段的不同，与其随访相关的科室也各有特点。下一节将对肿瘤康复期的相关科室进行简单的介绍，为患者科学、客观地认识和选择诊疗方式提供帮助。

第二节　不同科室的不同特点及就医建议

一、肿瘤外科患者康复期指导

目前，外科治疗作为肿瘤治疗的主要手段之一，根据明确诊断、手术治愈的目标，以及依据患者年龄、全身状况而选择的术式来减少肿瘤的增长、提高患者的生活质量等不同目的，临床常有以下多种术式：诊断性手术、治愈性手术、姑息性手术、远处转移癌切除术、激素依赖型肿瘤的内分泌腺切除术、重建与康复术、肿瘤的预防性手术，等等。而外科术后的康复对提高疗效、改善预后意义重大。本节主要介绍肿瘤外科治疗后患者的术后康复活动指导与术后复诊随访指导两个方面。而与其相关的饮食、心理等指导请详见相关章节。

1. 术后康复活动指导

肿瘤患者术后适当的全身活动是非常有必要的，要以适合自身当前的身体状况为前提，因人而异。

（1）术后若无禁忌证，患者应在 1~7 天后下床活动，早期下床活动，可由家属搀扶在病房里走动，以促进身体各部位功能的恢复。

（2）如果手术创伤较重，术后体力较差，不能下床者，可在床上做肢体运动和翻身动作。

（3）如果身体恢复良好，可逐步加大运动量，变换锻炼内容，从散步、气功、打太极拳到做操乃至慢跑等。

2. 术后复诊随访指导

通常来说，临床治愈的含义往往指的是没有肿瘤复发迹象，同时有与未患肿瘤者相同的预期寿命。但对于多数肿瘤患者来说，5 年生存率常被作为肿瘤恢复期的评价指标。而事实上，对于一些侵袭性较强或者恶性程度较高的肿瘤患者来说，常用 3 年生存率来评价是否治愈。正因为任何肿瘤都有复发的可能，而定期复查和早期发现、早期治疗则显得尤为重要。患者应对自己所患肿瘤的特性有所了解，要遵照医生建议定期复查。不同肿瘤复查时因侧重点不同，肿瘤相关指标也不同，因此应定期咨询医生，不能千篇一律。

总之，对于外科术后患者而言，术后康复的意义重大。对于患者术后机体创伤的愈合、脏器功能的恢复、肢体运动功能的锻炼，以及早日回归社会生活和积极预防术后疾病复发等方面均有积极意义，良好的医患配合的积极康复方案，会对患者有重要的指导意义。

二、肿瘤内科患者康复期指导

在肿瘤的治疗过程中，肿瘤内科是大家经常需要接触的科室之一，内科治疗作为肿瘤治疗的主要手段之一，其包含了化疗、药物治疗、减轻药物毒副反应、对症支持、营养支持等多个方面，其中化疗是一种全身治疗性手段，对于全身性癌症（如白血病、淋巴瘤）和临床及亚临床远处转移性癌症或局部晚期癌症，化疗常为唯一可选择的有效治疗手段。肿瘤内科医生的康复指导将会对大家既往治疗的疗效提高、改善体质、减轻毒副反

第二十章　肿瘤康复期患者的就医指导

应及改善预后等起到积极的作用。本部分主要从常见肿瘤内科治疗的内容和意义、常见内科治疗的周期特点、治疗后康复的注意事项三个方面简短介绍。

1. 常见肿瘤内科治疗的内容和意义

在现实生活中，肿瘤患者以中晚期及年老者为主，肿瘤内科治疗更是人类抗击疾病的重要方式之一。肿瘤内科治疗常包括：细胞毒药物治疗（即通常说的化疗）、靶向药物治疗、免疫治疗、药物对症治疗（如提升白细胞数量、对症止吐、改善贫血等）、营养支持治疗（如改善食欲、静脉营养支持等），其康复的主要目的有密切观察毒副反应，评估用药和治疗后长期随访，观察缓解期长短与远期毒性等。

2. 常见内科治疗的周期特点

常见的内科治疗一般包括治疗周期和治疗疗程。治疗周期指的是一个治疗方案做一次治疗所需要的时间，其中包含了用药时间和用药后观察、监测、对症治疗的时间。治疗疗程指的是整个治疗计划所需要的时间，常包括多个治疗周期。

3. 治疗后康复的注意事项

肿瘤内科治疗的康复根据治疗周期和治疗疗程可以分为两个方面。前者，患者在一个治疗周期中完成治疗用药后，其康复主要以减轻治疗药物的毒副反应和缓解患者身体不适为原则。大多数情况下，常见的化疗毒副反应有胃肠道反应、骨髓抑制、神经毒性等，因而用药间隔时期内，给予抑酸护胃、镇吐止呕，促进红细胞、粒细胞、血小板生成及营养神经、改善食欲等治疗。期间配合积极的生活方式、饮食、运动锻炼等合理的康复方案，会使患者降低毒副反应发生率、减轻毒副反应程度、提高治疗依从性和改善生活质量。

在患者已顺利完成治疗疗程计划后，其康复主要以促进患者身体体质恢复、恢复器官正常功能、增强免疫力、更好地引导患者顺利回归正常社会活动为目标。

三、肿瘤放疗科患者康复期指导

肿瘤放疗是一种局部治疗手段，对放射敏感的肿瘤可被根治，常规放疗具有剂量限制性毒性。放疗适应证广，效果确切，广泛应用于综合治疗。根据其适应证分为：根治性放疗，即消灭肿瘤的原发和转移灶，常用于皮肤癌、鼻咽癌、早期喉癌；姑息性放疗，主要用于抑制肿瘤生长、减轻痛苦、提高生活质量、延长生存。

放疗的并发症主要包括放射部位皮肤损伤、骨髓抑制、消化道反应及疲乏、脱发等，其康复内容也相对简单，在治疗过程中，密切与医护人员交流，可以降低其发生的概率。

四、医学影像科室的康复就医指导

随着科技的进步，先进的医学影像设备如同医护人员的"华佗之眼"，借助它们医生可以清楚地看到身体内部器官的构造与发生病变的情况。这为肿瘤的治疗提供了直观、可靠的依据，也是明确诊断、确定分期、指导治疗方案、评价治疗疗效、判断预后、有效预防治疗并发症出现的重要依据。目前主要有X线片、超声、CT、MRI、PET-CT检查等，其成像原理各不相同，因而各有优缺点。合理的应用不同手段，充分发挥它们的优点为我们的治疗获益良多。肿瘤影像学在恶性肿瘤的防治康复中有以下几点意义。

1. 肿瘤筛查

肿瘤筛查是对无症状人群进行检查，以期发现早期恶性肿瘤，提高肿瘤患者治愈率，降低患者死亡率。设备的不断进步使早期癌症的发现越来越多。如今，先进的CT技术可以成像出如同纤维结肠镜效果的动态影像，达到结肠镜的观察效果,称之为CT仿真结肠镜。CT仿真结肠镜对结肠癌的敏感性为100%,对直径大于10毫米的息肉的发现可达到90%以上,准确性与纤维结肠镜相当,对年老体弱者、不能耐受内镜及胃肠道造影的人群,是较好的筛查手段。目前欧美发达国家已在广泛应用。

2. 肿瘤精确分期

现代影像学使肿瘤的临床分期更精确,已经成为肿瘤临床治疗的主要决策依据之一。例如胃肠道双对比造影,明显提高了早期癌症的诊断准确性;CT和MRI在胃肠道肿瘤中的应用,为肿瘤的术前分期和评估提供了更多的影像学信息。

微创医学的快速发展,也使肿瘤的治疗模式逐渐向低损伤方向发展。微创医学要求影像科医生应用先进的影像仪器,为临床医生提供肿瘤准确的空间定位和周围准确的解剖结构信息,尤其对于血管和器官解剖结构变异的检出,对于微创手术的成功至关重要。目前应用先进的影像技术提供模拟手术入路、重建解剖结构、完成复杂的体积和血流动力学的测量等,都为肿瘤的个体化治疗提供了有力的帮助。

3. 肿瘤的监测与疗效评估

通过观察肿瘤体积、径线等形态的变化来监测和评价疗效。灌注成像、扩散加权成像、磁共振波谱、PET等功能成像和分子影像学方法,使肿瘤早期评价和预测疗效成为可能。

五、检验科肿瘤标志物意义解读

肿瘤标志物是肿瘤细胞在癌变过程中由于癌基因的表达而生成的抗原和其他生物活性物质,可在肿瘤患者的体液及排泄物中检出,而在正常组织或良性疾病中不产生或产生极微。绝大多数肿瘤标志物对肿瘤的诊断仅有相关性,而无特异性。所以多种肿瘤标志物联合检测对肿瘤的诊断意义更大。

肿瘤标志物(TM)的检测意义重大,概括如下。

1. 肿瘤筛查

肿瘤筛查是从无症状人群中寻找可疑者。肿瘤标志物检测是肿瘤初筛的有效方法,常用于高危人群筛查。例如,AFP:筛查原发性肝癌;

PSA：50岁以上男性筛查前列腺癌；高危型HPV：筛查宫颈癌；CA125+超声：50岁以上女性筛查卵巢癌。肿瘤标志物异常升高，无明显症状和体征，需进行复查、随访。若持续增高，应及时做进一步检查确诊。

2. 辅助诊断

肿瘤标志物的特异性不够强，不能单纯依据肿瘤标志物确诊肿瘤，但可提供进一步诊断线索。但是肿瘤标志物缺乏组织器官特异性，不能定位诊断。其主要用于辅助和鉴别诊断。如本-周氏蛋白、AFP、HCG、PSA等具有特征性癌谱。另外动态观察肿瘤标志物进行性升高具有明确的诊断意义；良性疾病的标志物升高常为一过性的，而恶性肿瘤的标志物升高多为持续性。

3. 监测病情和疗效

监测疗效、复发转移是肿瘤标志物最重要的临床应用。肿瘤患者经手术、化疗或放疗后，特定的肿瘤标志物含量升降与疗效有良好的相关性，通过动态观察可反映肿瘤有无复发、转移。

六、中医治疗在肿瘤康复期患者中有非常重要的优势

因恶性肿瘤具有复发、转移的特点，经西医住院治疗后的患者属于肿瘤康复期，仍需要长时间的定期随诊、治疗、复查。中医治疗在肿瘤患者的康复阶段能发挥其独特的优势，恰当地应用中医调理能减轻既往治疗对身体造成的不可避免的某些损伤，提高机体的免疫力，并能够"扶正抗癌"，一定程度上预防肿瘤复发、转移，从而起到"已病防变""愈后防复"的目的。

肿瘤康复期患者应在辨病辨证相结合的基础上进行中医辨证论治康复治疗。应在中医肿瘤专科医生的指导下进行治疗。使用中成药时，更要注意中医理论的指导，才能产生更好的疗效，减少不良反应的发生。中医中药调护常在减轻放、化疗后的骨髓抑制、改善化疗药物致手足麻木、防治放疗后溃疡及创口等方面有很大优势。

总之，现代肿瘤的治疗已经进入了临床多学科综合治疗（MDT）的时代，其最大限度地发挥各学科专长、加强学科协作的MDT模式对于肿瘤患者的规范化、个体化治疗具有不可替代的重要作用。肿瘤康复期患者

第二十章　肿瘤康复期患者的就医指导

常根据自己病情及治疗手段的不同，与其随访的相关科室各有特点。笔者简单总结一个顺口溜，也可以帮大家介绍和参考：

肿瘤诊断往往是：症状体征无特异，

肿标检查响警铃，影像检查明有无，

病理穿刺可确诊。

确诊之后常规思路是：

影像检查助分期，分期决定手术否？

临床往往中和晚，全身化疗占大半。

局部治疗技术多，放疗射频氩氦刀，

微波粒子光动力，各有所长有奇效。

骨转移有磷酸盐，核素以及骨水泥，

科学合理搭配好，专科综合疗效好！

中药最能保平安，辨证论治才有效，

围手术期助恢复，化疗前后解毒副，

增强药物的疗效，减轻症状有特长。

康复患者重随访，医患配合保安康！

小问答

1. 肿瘤患者的康复运动有哪些注意事项？

运动有益强身，在肿瘤患者的康复运动中，首先值得推荐的就是散步。古人云："散步者，散而不拘之所谓，且行且立，且立且行，须持一种闲暇自如之态。"古人认为："饭后食物停胃，必缓行数百步，散其气以输于脾，则容易而铁腐化。"睡前散步，可使精神放松，促进睡眠。其他时间，亦可散步，贵在坚持，久必获益。

2. 长期卧床的患者，康复运动有哪些方式和注意事项？

肿瘤患者如果长期卧床，身体处于失用状态，会使关节僵直，肌肉萎缩。卧床时间越长，恢复体力所需的时间也越长。在此种情况下，可以让患者循序渐进地在床上做些适合于自己体力和耐力的保健操。当病情好转并可以下床活动时，则可进行活动量稍大的保健操锻炼。这样可使肌肉不至于萎缩，关节不至于僵硬。还可减轻骨脱钙，防止压疮和血栓形成，并使患者增进食欲,产生健康感。

3. 经常说随访复查,一般情况下患者究竟要多久复查呢?

正如上文所说,患者在一个治疗周期中完成治疗用药后,常在用药后3~5天、7~10天、2周左右,复查血常规、肝肾功等以监测药物治疗的毒副反应,期间根据医嘱规律配合应用对症药物对康复有很大的积极意义。另外,患者完成治疗疗程后,通常每2~3个化疗周期或完成化疗后每3个月复查一次,3年后随着复发可能性的逐渐下降可半年复查一次,5年后则可每年查一次。不同种类及不同分期的肿瘤复查间隔时间和相关项目有所不同,如乳腺癌患者一般来说恢复期开始每2~3个月复查一次,包括血常规、生化功能及肿瘤相关指标(如CEA、CA153),胸片、腹部B超及胸腹部CT、MRI等,而其中部分用内分泌药物治疗的女性患者还要定期到妇科检查子宫内膜增生程度等。3年后随着复发可能性的逐渐下降可半年复查一次,5年后则可每年查一次。而对于恶性程度较高的肿瘤,如纤维肉瘤、小细胞肺癌等复查应更频繁一些。

(米虽才　蔡凌旸　罗建文)